北京中医药大学特色教材

《中药饮片辨识基本技能实训》编委会

主　审　高学敏

主　编　张建军　钟赣生

副主编（按姓氏笔画排序）

　　　　王景霞　闫兴丽　李　伟　武慧超
　　　　欧丽娜

编　委（按姓氏笔画排序）

　　　　王丽丽　冯广旭　吕艳敏　朱映黎
　　　　刘　洋　刘云翔　李一苊　李怡文
　　　　张　晴　张　婷　张　睿　陈振振
　　　　林　清　屈胜胜　洪巧瑜　袁　成
　　　　贾　岚　黄银峰　葛　阳　韩　玉

北京中医药大学特色教材

中药饮片辨识基本技能实训

（第二版）

（供中医药各专业用）

主　审　高学敏
主　编　张建军　钟赣生
副主编（按姓氏笔画排序）

王景霞　闫兴丽

李　伟　武慧超

欧丽娜

全国百佳图书出版单位
中国中医药出版社
·北 京·

图书在版编目（CIP）数据

中药饮片辨识基本技能实训/张建军，钟赣生主编.

2 版 . -- 北京：中国中医药出版社，2024.10. --（北

京中医药大学特色教材）

ISBN 978 - 7 - 5132 - 8921 - 4

Ⅰ. R283.3

中国国家版本馆 CIP 数据核字第 2024G4X339 号

中国中医药出版社出版

北京经济技术开发区科创十三街 31 号院二区 8 号楼

邮政编码　100176

传真　010 - 64405721

天津裕同印刷有限公司印刷

各地新华书店经销

开本 787 × 1092　1/16　印张 18　彩插 1.5　字数 439 千字

2024 年 10 月第 2 版　2024 年 10 月第 1 次印刷

书号　ISBN 978 - 7 - 5132 - 8921 - 4

定价　65.00 元

网址　www. cptcm. com

服 务 热 线　010 - 64405510

购 书 热 线　010 - 89535836

维 权 打 假　010 - 64405753

微信服务号　zgzyycbs

微商城网址　https：//kdt. im/LIdUGr

官 方 微 博　http：//e. weibo. com/cptcm

天猫旗舰店网址　https：//zgzyycbs. tmall. com

如有印装质量问题请与本社出版部联系（010 - 64405510）

前 言

　　为进一步深化教育教学综合改革，依托学校一流学科和一流专业的优势与特色，全面推进适应国家发展战略需求，建设信息技术与教育教学深度融合、多种介质综合运用、表现力丰富的新形态高水平教材，北京中医药大学启动了"特色教材建设项目"。

　　本套特色教材以习近平新时代中国特色社会主义思想为指导，紧密结合高等教育发展和教育教学改革的新形势，按照"立德树人、以文化人"的宗旨，将教材建设与教学、科研相结合，以我校专业建设、课程建设、教育教学改革成果为依托，力争建设一批体现中国立场、中国智慧、中国价值及中医药优秀文化，符合我校人才培养目标和培养模式，代表我校学术水平的高质量精品教材，充分发挥教材在提高人才培养质量中的基础性作用。

　　本套特色教材从最初的立项到书稿的形成都遵循着质量第一、特色突出的原则。每一个申请项目都经过学校教学指导委员会初选，再由校内外专家组成评审委员会对入围项目进行评审，教材书稿形成后又由校内外专家进行审读，严把质量关。根据教学需要，先期推出十余本特色教材，内容涵盖中医学、中药学、中西医临床医学、针灸推拿学、护理学等专业，既有理论阐述，又有临床实践及实验操作。本套特色教材在编写过程中适度融入了课程思政的内容，并在融合出版方面进行了适当探索。

　　本套特色教材的建设凝聚了北京中医药大学多位中医药行业高等教育工作者的集体智慧，体现了他们齐心协力、求真务实、精益求精的工作作风。谨此向全体组织人员和编写人员致以衷心的感谢。尽管所有组织者与编写者竭尽心智，精益求精，本套特色教材仍有进一步提升的空间，敬请广大师生提出宝贵意见和建议，以便不断修订完善。

北京中医药大学

2023 年 11 月

编写说明

  中药饮片辨识是讲授中药饮片的基本特征和辨识要点的课程，是中医学专业基础课《中药学》的实践教学内容。该课程是中药学理论教学的有益补充，是加强医药结合及理论联系实际的重要组成部分。通过本课程的教学，可使学生掌握常用中药的来源、中药饮片的基本特征、辨识方法和技能，强化学生对中药饮片的感性认识，加深学生对常用中药药性功用的理解，为学习中药学课程和中医临床课程奠定基础。

  中药学课程是高等中医药院校中医学、中药学专业的基础课，是联系中医基础理论与临床应用的桥梁，也是医药结合的桥梁。北京中医药大学中药学课程自 1956 年创建以来，经过颜正华、高学敏、钟赣生教授等几代人的努力，现已建设成为教育部国家级本科教育精品课程、教育部国家级网络教育精品课程、教育部国家级本科教育精品资源共享课。在精品课程建设过程中，不仅加强学生对中药学基本理论、基本知识的学习，还加强基本技能的训练。为使教学内容与临床实践更加紧密结合，自 1995 年起，对中医专业五年制、长学制学生在开展中药学理论教学的同时，还开设了 18 学时常用中药饮片辨识的实践教学课程，针对课程特点编写了配套教材。

  本教材包括总论和各论两部分。总论部分介绍了中药饮片的基础知识、中药饮片的鉴别，以及中药饮片的贮藏保管。各论部分参照全国中医药行业高等教育"十四五"规划教材《中药学》（新世纪第五版）的目录，收载了569 味（其中含附药 126 味）临床常用中药饮片，按主要功效分列为二十一章加以介绍。每味药介绍来源（基原及药用部位）、产地加工（产地及加工方法）、炮制品（炮制品种及制法）、饮片辨识（饮片的性状特征、辨识要点及质优佳品描述）。本版教材在上一版 555 味药的基础上增加附药 14 味，在来源之后增加了中药材的产地加工，在饮片辨识中增加了质优佳品的描述，使中药饮片的来源、产地、生产过程、性状描述更加完整，有助于学生理解中药从天然资源到中药材、中药饮片的不同阶段、不同物质形式、不同概念的递进转换，并与理论教材的药性、功效、应用等内容互为补充，更加全面地认识中药饮片。编写内容主要依次参考上述《中药学》教材、《中华人民共和国药典·一部》（2020 年版），以及最新版的《卫生部颁药品标准（中药材）》，各省市自治区中药材、民族药标准及炮制规范等。

饮片"辨识要点"是本教材的原创内容，为本教材的特色与创新之处。其内容是编者深耕中药饮片辨识教学多年，根据教学需求依据中药饮片的性状特征及传统辨识经验总结提炼而成的，饮片性状的主要特点突出，言简意赅、形象生动，采用歌诀的形式字句押韵，便于快速掌握记忆，增强了教材的趣味性和实用性。在中药饮片辨识教学中，"辨识要点"对于教师抓住重点难点指导学生辨识饮片起到了积极效果，对于学生快速掌握饮片辨识要领及辨识饮片技能发挥了促进作用，获得了教师和学生两方面的认可。

本版教材对饮片实物彩照进行了重新拍摄及增加补充，药味、品种、数量更加符合临床实用及教学实际情况，图片色泽形态真实，鉴别特征突出，具有较强的客观性和真实性。所有饮片按照相同比例拍摄，利于学生从饮片的形状、颜色、大小等整体角度进行观察，并与其他饮片对比辨识。又根据编者多年教学经验，对饮片的射线、筋脉、皱纹、叶脉等辨识特征进行局部放大展示，在图注中文字说明，方便学生快速找到辨识特征，也有利于教师有针对性地指导教学。对于饮片的不同炮制品种及一些相似易混药物也在同一张图片展示，利于准确区分辨识。

全国中医药高等教育教学名师、著名中医药专家、北京中医药大学高学敏教授担任本教材主审，在教材的编写与修订过程中给予了极大关注与悉心指导，并提出了许多宝贵意见和建议。本书在编撰过程中参考了《中药炮制学》（全国高等中医药院校规划教材新世纪第二版），以及阎文玫教授等主编的《实用中药饮片鉴别图谱》等书籍，在此一并表示衷心的感谢。

本教材主要供高等中医药院校中医学专业各年制本科生使用，对其他专业学生的中药学实训教学也可提供参考，对从事中医药教学、科研、医疗、生产经营及管理工作者亦有借鉴和实用价值。欢迎大家对不足之处提出宝贵意见，以使教材不断完善、提高。

《中药饮片辨识基本技能实训》编委会
2024 年 6 月

目　录

总　论

绪论 ……………………………………… 1
　一、中药材及中药饮片 ……………… 1
　二、中药饮片辨识课程的主要
　　　内容 …………………………… 2
　三、中药饮片辨识课程的意义 …… 2

第一章　中药饮片的基础知识 …… 3
　第一节　中药的来源 ……………… 3
　　一、中药饮片的基原 …………… 3
　　二、中药资源 …………………… 3
　　三、植物的分类概况 …………… 4
　第二节　中药的药用部位 ………… 8
　　一、植物类药 …………………… 8
　　二、动物类药 …………………… 8
　　三、矿物类药 …………………… 9
　第三节　中药饮片炮制方法及其对
　　　　　性状特征的影响 ………… 9
　　一、净制 ………………………… 9
　　二、切制 ………………………… 9
　　三、炮炙 ………………………… 10
　　四、其他 ………………………… 11

第二章　中药饮片的鉴别 ………… 13
　第一节　中药饮片鉴别的依据 …… 13
　　一、药品标准 …………………… 13

　　二、炮制规范 …………………… 14
　第二节　中药饮片鉴别的方法 …… 14
　　一、来源（原植物、动物和矿物）
　　　　鉴定 ……………………… 14
　　二、性状鉴定 …………………… 14
　　三、显微鉴定 …………………… 17
　　四、理化鉴定 …………………… 18
　第三节　中药饮片经验鉴别术语 … 19
　　一、植物类药的鉴别术语 ……… 19
　　二、动物类药的鉴别术语 ……… 20
　　三、矿物类药的鉴别术语 ……… 20
　第四节　中药饮片的真伪优劣 …… 21
　　一、中药饮片的真伪 …………… 21
　　二、中药饮片的优劣 …………… 24

第三章　中药饮片的贮藏保管 … 26
　　一、影响中药变异的常见外界
　　　　因素 ……………………… 26
　　二、贮藏中常见的中药变异
　　　　现象 ……………………… 26
　　三、常用的中药贮藏与养护
　　　　方法 ……………………… 27

各　论

第一章　解表药 …………………… 29
　第一节　发散风寒药 ……………… 29

麻黄 …………………………………… 29
桂枝 …………………………………… 30
紫苏叶 ………………………………… 30
　紫苏梗 ……………………………… 30
生姜 …………………………………… 31
　生姜皮 ……………………………… 31
　生姜汁 ……………………………… 31
香薷 …………………………………… 31
荆芥 …………………………………… 32
　荆芥炭 ……………………………… 32
防风 …………………………………… 32
羌活 …………………………………… 33
白芷 …………………………………… 33
细辛 …………………………………… 33
藁本 …………………………………… 34
苍耳子 ………………………………… 34
　苍耳草 ……………………………… 34
辛夷 …………………………………… 35
葱白 …………………………………… 35
胡荽 …………………………………… 35
西河柳 ………………………………… 36
第二节　发散风热药 …………………… 36
薄荷 …………………………………… 36
牛蒡子 ………………………………… 36
蝉蜕 …………………………………… 37
桑叶 …………………………………… 37
菊花 …………………………………… 37
蔓荆子 ………………………………… 38
柴胡 …………………………………… 38
升麻 …………………………………… 39
葛根 …………………………………… 39
　葛花 ………………………………… 40
淡豆豉 ………………………………… 40
　大豆黄卷 …………………………… 40
浮萍 …………………………………… 40
木贼 …………………………………… 41
谷精草 ………………………………… 41

第二章　清热药 ………………………… 43
第一节　清热泻火药 …………………… 43
石膏 …………………………………… 43
寒水石 ………………………………… 44
知母 …………………………………… 44
芦根 …………………………………… 44
天花粉 ………………………………… 45
竹叶 …………………………………… 45
淡竹叶 ………………………………… 45
鸭跖草 ………………………………… 46
栀子 …………………………………… 46
夏枯草 ………………………………… 46
决明子 ………………………………… 47
密蒙花 ………………………………… 47
青葙子 ………………………………… 48
第二节　清热燥湿药 …………………… 48
黄芩 …………………………………… 48
黄连 …………………………………… 48
黄柏 …………………………………… 49
龙胆 …………………………………… 50
秦皮 …………………………………… 50
苦参 …………………………………… 50
白鲜皮 ………………………………… 51
第三节　清热解毒药 …………………… 51
金银花 ………………………………… 51
　山银花 ……………………………… 52
　忍冬藤 ……………………………… 52
连翘 …………………………………… 52
穿心莲 ………………………………… 53
大青叶 ………………………………… 53
板蓝根 ………………………………… 53
青黛 …………………………………… 54
贯众 …………………………………… 54
蒲公英 ………………………………… 54
紫花地丁 ……………………………… 55
野菊花 ………………………………… 55
重楼 …………………………………… 56

拳参 ·················· 56
漏芦 ·················· 56
土茯苓 ················ 57
鱼腥草 ················ 57
金荞麦 ················ 57
大血藤 ················ 57
败酱草 ················ 58
　墓头回 ·············· 58
射干 ·················· 59
山豆根 ················ 59
　北豆根 ·············· 59
马勃 ·················· 59
青果 ·················· 60
　西青果 ·············· 60
木蝴蝶 ················ 60
白头翁 ················ 61
马齿苋 ················ 61
鸦胆子 ················ 61
地锦草 ················ 62
半边莲 ················ 62
　半枝莲 ·············· 62
白花蛇舌草 ············ 63
山慈菇 ················ 63
熊胆粉 ················ 64
　猪胆粉 ·············· 64
千里光 ················ 64
白蔹 ·················· 64
四季青 ················ 65
绿豆 ·················· 65
　绿豆衣 ·············· 65
　赤小豆 ·············· 65
　黑豆 ················ 66
第四节　清热凉血药 ······ 66
生地黄 ················ 66
　鲜地黄 ·············· 66
玄参 ·················· 67
牡丹皮 ················ 67

赤芍 ·················· 67
紫草 ·················· 68
　紫草茸 ·············· 68
水牛角 ················ 68
第五节　清虚热药 ········ 69
青蒿 ·················· 69
白薇 ·················· 69
地骨皮 ················ 69
银柴胡 ················ 70
胡黄连 ················ 70

第三章　泻下药 ·········· 71
第一节　攻下药 ·········· 71
大黄 ·················· 71
芒硝 ·················· 72
番泻叶 ················ 72
芦荟 ·················· 73
第二节　润下药 ·········· 73
火麻仁 ················ 73
郁李仁 ················ 74
松子仁 ················ 74
第三节　峻下逐水药 ······ 74
甘遂 ·················· 74
京大戟 ················ 75
　红大戟 ·············· 75
芫花 ·················· 75
　狼毒 ················ 76
商陆 ·················· 76
牵牛子 ················ 77
巴豆霜 ················ 77
　巴豆 ················ 77
　千金子 ·············· 77

第四章　祛风湿药 ········ 79
第一节　祛风寒湿药 ······ 79
独活 ·················· 79
威灵仙 ················ 80
徐长卿 ················ 80

川乌 ················ 80
　草乌 ················ 81
蕲蛇 ················ 81
　金钱白花蛇 ··········· 82
乌梢蛇 ··············· 82
　蛇蜕 ··············· 82
木瓜 ··············· 83
蚕沙 ··············· 83
伸筋草 ·············· 83
油松节 ·············· 84
　松花粉 ············· 84
海风藤 ·············· 84
青风藤 ·············· 84
丁公藤 ·············· 85
昆明山海棠 ··········· 85
路路通 ·············· 85
穿山龙 ·············· 86

第二节　祛风湿热药 ······· 86
秦艽 ··············· 86
防己 ··············· 87
桑枝 ··············· 87
豨莶草 ·············· 87
臭梧桐 ·············· 88
海桐皮 ·············· 88
络石藤 ·············· 88
雷公藤 ·············· 89
老鹳草 ·············· 89
丝瓜络 ·············· 89

第三节　祛风湿强筋骨药 ····· 90
五加皮 ·············· 90
桑寄生 ·············· 90
狗脊 ··············· 91
千年健 ·············· 91
雪莲花 ·············· 91
　天山雪莲 ············ 92

第五章　化湿药 ········ 93

广藿香 ·············· 93
佩兰 ··············· 93
苍术 ··············· 94
厚朴 ··············· 94
　厚朴花 ············· 95
砂仁 ··············· 95
　砂仁壳 ············· 96
豆蔻 ··············· 96
　豆蔻壳 ············· 96
草豆蔻 ·············· 96
草果 ··············· 97

第六章　利水渗湿药 ······· 98
第一节　利水消肿药 ······· 98
茯苓 ··············· 98
　茯苓皮 ············· 99
　茯神 ·············· 99
薏苡仁 ·············· 99
猪苓 ··············· 99
泽泻 ·············· 100
冬瓜皮 ············· 100
　冬瓜子 ············ 100
玉米须 ············· 101
葫芦 ·············· 101
香加皮 ············· 101
枳椇子 ············· 102

第二节　利尿通淋药 ······ 102
车前子 ············· 102
　车前草 ············ 102
滑石 ·············· 103
木通 ·············· 103
　川木通 ············ 103
通草 ·············· 104
　小通草 ············ 104
瞿麦 ·············· 104
萹蓄 ·············· 105
地肤子 ············· 105

海金沙 ···················· 105
　海金沙藤 ················ 106
石韦 ······················ 106
冬葵子 ···················· 106
灯心草 ···················· 107
萆薢 ······················ 107

第三节　利湿退黄药 ········ 108
茵陈 ······················ 108
金钱草 ···················· 108
　连钱草 ·················· 108
　广金钱草 ················ 109
　江西金钱草 ·············· 109
　小金钱草 ················ 109
虎杖 ······················ 110
地耳草 ···················· 110
垂盆草 ···················· 110
鸡骨草 ···················· 110
珍珠草 ···················· 111

第七章　温里药 ············ 112
附子 ······················ 112
干姜 ······················ 113
肉桂 ······················ 113
吴茱萸 ···················· 114
小茴香 ···················· 114
　八角茴香 ················ 114
丁香 ······················ 115
　母丁香 ·················· 115
高良姜 ···················· 115
　红豆蔻 ·················· 116
胡椒 ······················ 116
花椒 ······················ 116
　椒目 ···················· 117
荜茇 ······················ 117
荜澄茄 ···················· 117

第八章　理气药 ············ 119
陈皮 ······················ 119

橘红 ······················ 120
橘核 ······················ 120
橘络 ······················ 120
橘叶 ······················ 120
化橘红 ···················· 121
青皮 ······················ 121
枳实 ······················ 121
　枳壳 ···················· 122
木香 ······················ 122
　川木香 ·················· 123
　土木香 ·················· 123
沉香 ······················ 123
檀香 ······················ 124
川楝子 ···················· 124
乌药 ······················ 124
荔枝核 ···················· 125
香附 ······················ 125
佛手 ······················ 126
香橼 ······················ 126
玫瑰花 ···················· 126
梅花 ······················ 127
娑罗子 ···················· 127
薤白 ······················ 127
大腹皮 ···················· 128
甘松 ······················ 128
九香虫 ···················· 129
刀豆 ······················ 129
柿蒂 ······················ 129

第九章　消食药 ············ 131
山楂 ······················ 131
六神曲 ···················· 131
　建神曲 ·················· 132
麦芽 ······················ 132
稻芽 ······················ 133
　谷芽 ···················· 133
莱菔子 ···················· 133

鸡内金 ······ 134

第十章 驱虫药 ······ 135
使君子 ······ 135
苦楝皮 ······ 136
槟榔 ······ 136
南瓜子 ······ 136
鹤草芽 ······ 137
雷丸 ······ 137
鹤虱 ······ 137
榧子 ······ 138
芜荑 ······ 138

第十一章 止血药 ······ 140
第一节 凉血止血药 ······ 140
小蓟 ······ 140
大蓟 ······ 140
地榆 ······ 141
槐花 ······ 141
槐角 ······ 142
侧柏叶 ······ 142
白茅根 ······ 142
苎麻根 ······ 143
羊蹄 ······ 143
土大黄 ······ 144
第二节 化瘀止血药 ······ 144
三七 ······ 144
菊叶三七 ······ 144
景天三七 ······ 145
茜草 ······ 145
蒲黄 ······ 145
花蕊石 ······ 146
第三节 收敛止血药 ······ 146
白及 ······ 146
仙鹤草 ······ 146
紫珠叶 ······ 147
大叶紫珠 ······ 147
棕榈炭 ······ 147

血余炭 ······ 148
藕节 ······ 148
第四节 温经止血药 ······ 149
艾叶 ······ 149
炮姜 ······ 149
灶心土 ······ 149

第十二章 活血化瘀药 ······ 151
第一节 活血止痛药 ······ 151
川芎 ······ 151
延胡索 ······ 151
郁金 ······ 152
姜黄 ······ 152
片姜黄 ······ 153
乳香 ······ 153
没药 ······ 153
五灵脂 ······ 153
降香 ······ 154
第二节 活血调经药 ······ 154
丹参 ······ 154
红花 ······ 155
西红花 ······ 155
桃仁 ······ 155
益母草 ······ 156
茺蔚子 ······ 156
泽兰 ······ 157
牛膝 ······ 157
川牛膝 ······ 157
土牛膝 ······ 158
鸡血藤 ······ 158
王不留行 ······ 158
月季花 ······ 159
凌霄花 ······ 159
第三节 活血疗伤药 ······ 159
土鳖虫 ······ 159
马钱子 ······ 160
自然铜 ······ 160

苏木 …………………… 161
骨碎补 …………………… 161
血竭 …………………… 161
儿茶 …………………… 162
刘寄奴 …………………… 162
北刘寄奴 …………………… 162

第四节 破血消癥药 …………… 163
莪术 …………………… 163
三棱 …………………… 163
水蛭 …………………… 164
虻虫 …………………… 164
斑蝥 …………………… 165
穿山甲 …………………… 165

第十三章 化痰止咳平喘药 …… 167
第一节 温化寒痰药 …………… 167
半夏 …………………… 167
半夏曲 …………………… 168
水半夏 …………………… 168
天南星 …………………… 169
胆南星 …………………… 169
白附子 …………………… 169
关白附 …………………… 170
芥子 …………………… 170
皂荚 …………………… 171
皂角刺 …………………… 171
旋覆花 …………………… 172
金沸草 …………………… 172
白前 …………………… 172
猫爪草 …………………… 173
第二节 清化热痰药 …………… 173
川贝母 …………………… 173
平贝母 …………………… 174
伊贝母 …………………… 174
浙贝母 …………………… 174
湖北贝母 …………………… 175
土贝母 …………………… 175

瓜蒌 …………………… 175
瓜蒌皮 …………………… 176
瓜蒌子 …………………… 176
竹茹 …………………… 176
竹沥 …………………… 177
天竺黄 …………………… 177
前胡 …………………… 178
桔梗 …………………… 178
胖大海 …………………… 178
罗汉果 …………………… 179
海藻 …………………… 179
昆布 …………………… 179
黄药子 …………………… 180
海蛤壳 …………………… 180
海浮石 …………………… 181
瓦楞子 …………………… 181
礞石 …………………… 182
第三节 止咳平喘药 …………… 182
苦杏仁 …………………… 182
甜杏仁 …………………… 183
紫苏子 …………………… 183
百部 …………………… 184
紫菀 …………………… 184
款冬花 …………………… 184
马兜铃 …………………… 185
青木香 …………………… 185
天仙藤 …………………… 185
枇杷叶 …………………… 186
桑白皮 …………………… 186
葶苈子 …………………… 186
白果 …………………… 187
银杏叶 …………………… 187
矮地茶 …………………… 188
洋金花 …………………… 188

第十四章 安神药 …………… 189
第一节 重镇安神药 …………… 189

朱砂 ……………………… 189
磁石 ……………………… 189
龙骨 ……………………… 190
　龙齿 …………………… 190
琥珀 ……………………… 191
第二节　养心安神药 ……… 191
酸枣仁 …………………… 191
柏子仁 …………………… 191
灵芝 ……………………… 192
首乌藤 …………………… 192
合欢皮 …………………… 193
　合欢花 ………………… 193
远志 ……………………… 193

第十五章　平肝息风药 …… 195
第一节　平抑肝阳药 ……… 195
石决明 …………………… 195
珍珠母 …………………… 196
牡蛎 ……………………… 196
紫贝齿 …………………… 196
代赭石 …………………… 197
刺蒺藜 …………………… 197
罗布麻叶 ………………… 198
第二节　息风止痉药 ……… 198
羚羊角 …………………… 198
　山羊角 ………………… 198
牛黄 ……………………… 199
　体外培育牛黄 ………… 199
　人工牛黄 ……………… 199
珍珠 ……………………… 199
钩藤 ……………………… 200
天麻 ……………………… 200
　蜜环菌 ………………… 201
地龙 ……………………… 201
全蝎 ……………………… 201
蜈蚣 ……………………… 202
僵蚕 ……………………… 202

僵蛹 ……………………… 203
雄蚕蛾 …………………… 203

第十六章　开窍药 ………… 204
麝香 ……………………… 204
　人工麝香 ……………… 204
冰片 ……………………… 204
苏合香 …………………… 205
　安息香 ………………… 205
石菖蒲 …………………… 206
　九节菖蒲 ……………… 206

第十七章　补虚药 ………… 207
第一节　补气药 …………… 207
人参 ……………………… 207
　红参 …………………… 208
　人参叶 ………………… 208
西洋参 …………………… 208
党参 ……………………… 208
　明党参 ………………… 209
太子参 …………………… 209
黄芪 ……………………… 209
　红芪 …………………… 210
白术 ……………………… 210
山药 ……………………… 211
白扁豆 …………………… 211
　扁豆衣 ………………… 212
　扁豆花 ………………… 212
甘草 ……………………… 212
大枣 ……………………… 213
刺五加 …………………… 213
绞股蓝 …………………… 213
红景天 …………………… 214
沙棘 ……………………… 214
饴糖 ……………………… 214
蜂蜜 ……………………… 215
　蜂胶 …………………… 215
第二节　补阳药 …………… 215

鹿茸 ……………………………… 215
　鹿角 ……………………………… 216
　鹿角胶 …………………………… 216
　鹿角霜 …………………………… 217
紫河车 …………………………… 217
　脐带 ……………………………… 217
淫羊藿 …………………………… 217
巴戟天 …………………………… 218
仙茅 ……………………………… 218
杜仲 ……………………………… 219
　杜仲叶 …………………………… 219
续断 ……………………………… 219
肉苁蓉 …………………………… 220
锁阳 ……………………………… 220
补骨脂 …………………………… 221
益智仁 …………………………… 221
菟丝子 …………………………… 222
沙苑子 …………………………… 222
蛤蚧 ……………………………… 222
核桃仁 …………………………… 223
冬虫夏草 ………………………… 223
胡芦巴 …………………………… 224
韭菜子 …………………………… 224
阳起石 …………………………… 224
紫石英 …………………………… 225
海狗肾 …………………………… 225
　黄狗肾 …………………………… 226
海马 ……………………………… 226
　海龙 ……………………………… 226
哈蟆油 …………………………… 227
第三节　补血药 ………………… 227
当归 ……………………………… 227
熟地黄 …………………………… 228
白芍 ……………………………… 228
阿胶 ……………………………… 228
何首乌 …………………………… 229
龙眼肉 …………………………… 229

第四节　补阴药 ………………… 230
北沙参 …………………………… 230
南沙参 …………………………… 230
百合 ……………………………… 231
麦冬 ……………………………… 231
　山麦冬 …………………………… 231
天冬 ……………………………… 232
石斛 ……………………………… 232
　铁皮石斛 ………………………… 232
玉竹 ……………………………… 233
黄精 ……………………………… 233
枸杞子 …………………………… 234
墨旱莲 …………………………… 234
女贞子 …………………………… 234
桑椹 ……………………………… 235
黑芝麻 …………………………… 235
龟甲 ……………………………… 235
　龟甲胶 …………………………… 236
鳖甲 ……………………………… 236

第十八章　收涩药 ……………… 237
第一节　固表止汗药 …………… 237
麻黄根 …………………………… 237
浮小麦 …………………………… 237
　小麦 ……………………………… 238
糯稻根 …………………………… 238
第二节　敛肺涩肠药 …………… 238
五味子 …………………………… 238
乌梅 ……………………………… 239
五倍子 …………………………… 239
罂粟壳 …………………………… 240
诃子 ……………………………… 240
石榴皮 …………………………… 241
肉豆蔻 …………………………… 241
赤石脂 …………………………… 241
禹余粮 …………………………… 242
第三节　固精缩尿止带药 ……… 242

山茱萸 …………………… 242
覆盆子 …………………… 243
桑螵蛸 …………………… 243
金樱子 …………………… 244
海螵蛸 …………………… 244
莲子 ……………………… 244
　　莲须 ………………… 245
　　莲房 ………………… 245
　　莲子心 ……………… 245
　　荷叶 ………………… 245
　　荷梗 ………………… 246
　　石莲子 ……………… 246
芡实 ……………………… 246
刺猬皮 …………………… 246
椿皮 ……………………… 247
鸡冠花 …………………… 247

第十九章　涌吐药 …………… 249
常山 ……………………… 249
　　蜀漆 ………………… 249
甜瓜蒂 …………………… 249
胆矾 ……………………… 250
藜芦 ……………………… 250

第二十章　攻毒杀虫止痒药 …… 251
雄黄 ……………………… 251
硫黄 ……………………… 251
白矾 ……………………… 252

皂矾 ……………………… 252
蛇床子 …………………… 252
土荆皮 …………………… 253
　　木槿皮 ……………… 253
蜂房 ……………………… 253
　　蜂蜡 ………………… 254
樟脑 ……………………… 254
蟾酥 ……………………… 254
　　蟾皮 ………………… 255
　　守宫 ………………… 255
大蒜 ……………………… 255

第二十一章　拔毒化腐生肌药 … 256
红粉 ……………………… 256
轻粉 ……………………… 256
　　水银 ………………… 256
砒石 ……………………… 257
铅丹 ……………………… 257
　　密陀僧 ……………… 257
炉甘石 …………………… 258
硼砂 ……………………… 258

附录一　药名笔画索引 ………… 259

附录二　药名拼音索引 ………… 265

附图 ……………………………… 271

总　论

【实训要求】

1. 掌握： 中药药用部位的具体含义，药物的炮制方法以及炮制对药物性状的影响；中药饮片性状鉴别的具体方法。

2. 熟悉： 药物性状特征术语，常用术语的含义及相关药物。

3. 了解： 中药饮片鉴别的标准与规范；中药饮片贮藏保管。

【重点和疑难点】

1. 结合多媒体教学，通过饮片辨识及课堂讨论，掌握与熟悉中药药用部位的具体含义，药物的炮制方法以及炮制对药物性状的影响；中药饮片性状鉴别的具体方法。药物性状特征术语，常用术语的含义及相关药物。

2. 掌握常用的看、摸、闻、尝、验等中药饮片鉴别方法。

绪　论 ▷▷▷▷

一、中药材及中药饮片

中药是指在中医药理论指导下，用于预防、治疗、诊断疾病并具有康复与保健作用的物质。中药材、中药饮片和中成药是中药的 3 种主要形式。中药材是指在中医药理论指导下，所采集的植物、动物、矿物经产地初加工后形成的原料药材，可供制成中药饮片、提取物。中药饮片是指中药材经过炮制后可直接用于中医临床或制剂生产使用的处方药品。中药材一般不可直接入药，需经净制、切制或炮炙等处理加工成中药饮片方可用于中医临床或制剂生产使用。其切制品有片、段、块、丝等，无论是否切制，常需经过清炒、麸炒、砂炒、酒炙、醋炙、姜炙、炒炭、煅、蒸、煮、煨、水飞、发酵等炮制加工过程。因而中药饮片的直观外在特征，既具有加工来源的中药材的动植物的特征，又具有加工炮制而产生的特征。

二、中药饮片辨识课程的主要内容

中药饮片辨识是学习中药饮片的基本特征和鉴别要点的课程，是中医药专业基础课《中药学》的实践教学内容。本课程内容主要包括中药基原、中药资源、生物分类概况等基础知识，临床常用中药饮片性状鉴别的具体方法，中药药用部位的具体含义；中药饮片性状特征术语，常见术语的含义；中药的炮制方法，中药饮片的贮藏保管的方法；常用中药饮片的基本特征及来源，不同炮制品种的鉴别方法以及相似中药饮片的鉴别方法。

三、中药饮片辨识课程的意义

中药饮片辨识是《中药学》教学的有益补充，通过该技能训练课程，学生掌握常用中药的来源及常用中药饮片的基本特征，强化对中药饮片的感性认识，训练辨药识药基本技能，加深对中药药性功用的理解，为学习中医药各专业课及合理、准确用药奠定基础。

第一章 中药饮片的基础知识 ▷▷▷▷

第一节 中药的来源

一、中药饮片的基原

中药主要来源于天然药及其加工品，包括植物药、动物药、矿物药及部分化学、生物制品类药物。

二、中药资源

中药资源包括植物药资源、动物药资源和矿物药资源。我国幅员辽阔，地跨寒、温、热三带，地形错综复杂，气候条件多种多样，蕴藏着极为丰富的中药天然资源。2011～2022年国家中医药管理局组织开展的第四次全国中药资源普查表明，我国中药资源有18817种，包括药用植物15321种及药用菌物826种，占85.8%；药用动物2517种，占13.4%；药用矿物153种，不足1%。如五味子、穿山龙、麻黄、羌活等都是来源于药用植物；羚羊角、蟾酥、斑蝥、蜈蚣、蝉蜕等都是来源于药用动物；石膏、芒硝、自然铜等都是采自天然矿石。许多药材由于天时、地利的生长条件和多年来劳动人民精心培植，优质而高产，有道地药材之称，正如魏晋南北朝时期的陶弘景所谓"诸药所生，皆有境界"。宋代寇宗奭也强调"凡用药必须择土地所宜者，则药力具，用之有据"。如四川的黄连、附子，云南的三七，甘肃的当归、大黄，宁夏的枸杞子，内蒙古的黄芪，吉林的人参，山西的党参，河南的地黄、牛膝，山东的北沙参、金银花，江苏的薄荷，安徽的牡丹皮，浙江的玄参、浙贝母，福建的泽泻，广西的蛤蚧，辽宁的细辛、五味子等都是历史悠久、闻名全国的常用道地药材。

近年来，我国医药卫生事业迅速发展，中药生产虽然成倍增长，但仍然不能满足国内外的需要。其主要原因有：①长期以来，由于对合理开发利用中药资源认识不足，导致一些地区不同程度地出现对中药资源的掠夺式过度采收或捕猎；另外，环境污染减弱了中药资源的再生，造成了资源下降或枯竭，许多种类趋于衰退或濒临灭绝，一些优良种质正在逐渐消失。如20世纪80年代后期，甘草资源比20世纪50年代减少60%，麝香资源比20世纪50年代减少70%。②一些道地药材由于需要量很大，虽然一再扩增种植面积，还是不时形成缺货现象。对江苏茅苍术 *Atractylodes lancea*（Thunb.）DC. 地道产区的调查表明，如不采取措施，茅苍术商品药材资源耗尽的期限为10～20年。我国特有的中药材明党参 *Changium smyrnioides* Wolff. 由于连年过度采挖，野生资源逐年减少，已成为稀有物种。其他如杜仲、黄柏、麻黄、肉苁蓉、黄连、当归、牛膝、冬虫夏草、蛤蚧、羚羊角等野生资源的破坏也十分严重。③有些药材如牛黄、麝香，本来产量就小，更显得供不应求。④有些药材的原动植物是珍稀濒危动植物，必须加以保护和尽快寻找代用品，如麝香、羚羊角等。因此，保护药用动物、植物资源具有十分重要的意义。要解决上述问题，除发展野生药材之外，还须家种家养，扩大栽培面积，增加圈养头数，以弥补产量不足。同时，要努力寻找新的药源。

三、植物的分类概况

世界上植物种类繁多，仅种子植物就有 300 多科、8000 多属、30 万余种，据调查，仅我国具有药用价值的植物就有 15321 种，约占中药资源总数的 81%。分属于 324 科，2747 属。包括 13973 个物种，1311 个种下等级（包括亚种、变种、变型），37 个栽培变种（品种）。其中被子植物是药用植物资源的主要组成部分，占药用植物总种类数量的 93.70%。这么丰富的中药资源我们如何更好地识别它们、研究它们并更好地利用它们呢？

除亲自参加实践以外，学习药用植物分类知识是很有必要的。植物分类学主要研究植物界不同植物类群的起源、发展进化的规律。依据它们的进化系统和它们之间的亲缘关系，将植物分门别类，以便于研究、识别和利用。

1. 植物分类的等级 植物界的各种类别按其相同点归为若干门，每个门分为若干纲，纲中分为若干目，目中分为若干科，科再分属，属下再分种。

在各级单位之间，有时因范围过大，不能完全包括其特征或系统关系，因而有必要再增设一级时，可在各级前加亚（sub）字，如亚门、亚纲、亚目、亚科、亚属及亚种。对整个植物界分成几个门，在门下设多少纲，就其分类法不同也不一致。

一般植物分类单位用拉丁词表示，其词尾有规定，如：门的拉丁名词尾一般加 – phyta；纲的拉丁名词尾加 – opsida；目的拉丁名词尾加 – ales；科的拉丁名词尾加 – aceae。需要说明的是某些等级的词尾因习用已久，仍可保留其习用名和词尾。科一级单位在必要时也可分亚科。亚科的拉丁名词尾加 – oideae，如豆科分为含羞草亚科 Mimosoideae、云实亚科（苏木亚科）Caesalpinoideae、蝶形花亚科 Papilionoideae 3 个亚科。有时除科以下分亚科外，还有族和亚族，在属以下除亚属以外，还有组和系各单位。

种是生物分类的基本单位，是生物体演变过程中在客观实际中存在的一个环节（阶段）。它们具有许多共同特征，呈现为性质稳定的繁殖群体，占有一定空间（自然分布区），由具有实际或潜在繁殖能力的居群所组成，并与其他这样的群体生殖隔离的物种，称为生物物种。居群是指在特定空间和时间里生活着的自然的或人为的同种个体群，因此说每种物种往往由若干居群所组成。一个居群又由许多个体组成，各个居群总是不连续地分布于一定的居住场所或区域内，不同居群（种群）的生长环境存在着一些差异，因而会产生一些不大的变异。因此，正确地鉴定一个种，其分类鉴别的对象不应仅仅凭个别标本的特征，而是要收集许多份标本，通过统计分析种内的变异幅度，再确定其属哪个分类等级，这样可以避免因分类上的主观性而产生混乱。随着环境因素和遗传基因的变化，种内的各居群会产生比较大的变异，因此出现了种以下分类等级，即亚种（subspecies）、变种（varietas）及变型（forma）。这些等级与种一样有它的定义。亚种（subspecies，缩写为 subsp. 或 ssp.）：一般认为是一个种内的居群（种群），在形态上多少有变异，并具有地理分布、生态或季节上的隔离，这样的居群（种群）即是亚种。变种（varietas，缩写为 var.）：是一个种在形态上多少有变异，而变异比较稳定，它的分布范围（或地区）比亚种小得多，并与种内其他变种有共同的分布区。变型（foma，缩写为 f.）：是一个种内有细小变异，但无一定分布区的居群。有时将栽培植物中的品种也视为变型。

品种：为人工栽培植物的种内变异的居群。通常在于形态上或经济价值上的差异，如色、香、味、形状、大小以及植株高矮和产量等的不同，如菊花的栽培品种有亳菊、滁菊、贡菊等，栽培地黄的品种有金状元、新状元、北京 1 号等。如果品种失去了经济价值，那就没有品种的实际意义，它将被淘汰。药材中一般所称的品种，实际上既指分类学上的"种"，有时又指栽培的药用植物的品种。

现以牡丹为例示其分类等级如下：

界	植物界 Regnumvegtabile
门	种子植物门 Spermatophyta
亚门	被子植物亚门 Angiospermae
纲	双子叶植物纲 Dicotyledoneae
目	毛茛目 Ranales
科	毛茛科 Ranunculaceae
属	芍药属 Paeonia
种	牡丹 Paeonia suffruticosaAndr.

2. 中药饮片原植物拉丁名的命名方法（药用植物学） 世界各国由于语言、文字和生活习惯的不同，同一种植物在不同的国家或地区往往有不同的名称。如中药人参的英、俄、德、法、日名分别为 ginseng、женьшень、ginseng、ginseng、にんじん，我国不同地区不同时代还有棒槌、人衔、鬼盖、土精、神草、玉精、海腴、紫团参、人精、人样等多个名称。另外，同名异物现象又普遍存在，如在药用植物中就有 45 种不同植物均被称为"万年青"，它们隶属于 28 个科。植物名称的混乱给植物分类、资源利用和国内外交流造成了很大的困难。为此，国际上制定了《国际植物命名法规》（International Code of Botanical Nomenclature，简称 ICBN）和《国际栽培植物命名法规》（Inernational Code of Nomenclature for Cultivated Plants，简称 ICNCP）等生物命名法规，给每一个植物分类群制定了世界各国可以统一使用的科学名称，即学名（scientific name），并使植物学名的命名方法统一、合法、有效。

（1）**植物种的名称** 根据《国际植物命名法规》，植物学名必须用拉丁文或其他文字加以拉丁化来书写。种的名称采用了瑞典植物学家林奈（Linnaeus）倡导的"双名法"（Binominal nomenclature），由两个拉丁词组成，前者是属名，第二个是种加词，后附上命名人的姓名，一种植物完整的学名包括以下 3 个部分：

属名	+	种加词	+	命名人
名词主格 （首字母大写）		形容词（性、数、格 同属名）或名词（主 格、属格） （全部字母小写）		姓氏或姓名缩写（每 个词的首字母大写）

属名　植物的属名是各级分类群中最重要的名称，不仅是种加词依附的支柱，也是科级名称构成的基础，还是一些化学成分名称的构成部分。属名使用拉丁名词的单数主格，首字母必须大写。属名来源广泛，如形态特征、生活习性、用途、地方俗名、神话传说等。如：桔梗属 Platycodon 来自希腊语 platys（宽广）＋kodon（钟），因该属植物花冠为宽钟形。石斛属 Dendrobium 来自希腊语 dendron（树木）＋bion（生活），因该属植物多生长于树干上。人参属 Panax 拉丁语的 Panax 是能医治百病的，指本属植物的用途。荔枝属 Litchi 来自荔枝的中国广东俗名 Litchi。芍药属 Paeonia 来自希腊神话中的医生名 paeon。

种加词　植物的种加词（specific epithet）用于区别同属中不同种，多数使用形容词（如植物的形态特征、习性、用途、地名等），也用同格名词或属格名词。种加词全部字母小写。①形容词：形容词作为种加词时，性、数、格要与属名一致。如：掌叶大黄 *Rheum palmatum* L.，种加词来自 *palmatus*（掌状的），表示该植物叶掌状分裂，与属名均为中性、单数、主格。黄花蒿 *Artemisia annua* L，种加词 *annua*（一年生的），表示其生长期为一年，与属名均为阴性、单数、主格。当归 *Angelica sinensis*（Oliv.）Diels，种加词 *sinensis*（中国的）是形容词，表示产于中国，与属名均为阴性、单数、主格。②同格名词：种加词用一个和属名同格的名词，其数、格与属名一致，而性则不必一致。如：薄荷 *Mentha haplocalyx* Briq.，种加词为名词，和属名同为单数主格，但 *haplocalyx* 为阳性，而 *Mentha* 为阴性。樟树 *Cinnamomum camphora*（L.）Presl，种加词为名词，和属名同为单数主格，但 *camphora* 为阴性，而 *Cinnanmomum* 为中性。③属格名词：种加词用名词属格，大多引用人名姓氏。也有用普通名词单数和复数属格作为种加词。用名词属格作种加词不必与属名性别一致。如：掌叶覆盆子 *Rubus chingii* Hu，种加词是纪念蕨类植物学家秦仁昌先生的，姓氏末了是辅音，加 - ii 而成 chingii。三尖杉 *Cephalotaxus fortunei* Hook. f.，种加词是纪念英国植物采集家 Robert Fortune 的，姓氏末了是元音，加 - i 而成 Tortunei。高良姜 *Alpinia offcinrum* Hance，种加词 *officinarum* 为 offcina（药房）的复数属格。

命名人　植物学名中，命名者的引证一般只用其姓，如遇同姓者研究同一门类植物，则加注名字的缩写词，以便区分。引证的命名人的姓名要用拉丁字母拼写，并且每个词的首字母必须大写。我国的人名姓氏现统一用汉语拼音拼写。命名者的姓氏较长时可用缩写，缩写之后加缩略点"."。共同命名的植物用 et 连结不同作者。当某一植物名称为某研究者所创建，但未合格发表，后来的特征描记者在发表该名称时仍把原提出该名称的作者作为该名称的命名者，引证时在两作者之间用 ex（从、自）连接，如缩短引证，正式描记者姓氏应予保留。举例如下：海带 *Laminaria japonica* Aresch.，Aresch. 为瑞典植物学家 J. E. Areschoug 姓氏缩写。银杏 *Ginkgo biloba* L. ，L. 为瑞典著名的植物学家 *Carolus Linnaeus* 的姓氏缩写。紫草 *Lithospermum erythrorhizon* Sieb. et Zucc. 由德国 P. F. von Siebold 和 J. C. Zuccarini 两位植物学家共同命名。延胡索 *Corydalis yanhusuo* W. T. Wang ex Z. Y. Su et C. Y. Wu，该植物名称由我国植物分类学家王文采先生创建，后苏志云和吴征镒两位先生在整理罂粟科紫堇属（Corydalis）植物时描记了特征并合格发表，所以在 W. T. Wang 之后用 ex 相连。

（2）植物种以下等级分类群的名称　植物种以下等级分类群有亚种、变种和变型，其缩写分别为 subsp.（或 ssp.）、var. 和 f.。如：鹿蹄草 *Pyrola rotundifolia* L. subsp. *chinensis* H. Andces.，是圆叶鹿蹄草 *Pyrola rotundifolia* L. 的亚种。山里红 *Crataegus pinnatifida* Bge. var. *major* N. E. Br.，是山楂 *Crataegus pinnatifida* Bge. 的变种。重瓣玫瑰 *Rosa rugosa* Thunb f. *plena*（Regel）Byhonwer，是玫瑰 *Rosa rugosa* Thunb. 的变型。

（3）栽培植物的名称　《国际栽培植物命名法规》处理农业、林业和园艺上使用特殊植物类别的独立的命名，定义了品种，并规定了品种加词的构成和使用。栽培品种名称是在种加词后加栽培品种加词，首字母大写，外加单引号，后不加命名人。如菊花 *Dendranthema morifolium*（Ramat.）Tzvel. 作为药用植物栽培后，培育出不同的品种，形成了不同的道地药材，分别被命名为亳菊 *Dendranthema morifolium* 'Boju'、滁菊 *Dendranthema morifolium* 'Chuju'、贡菊 *Dendranthema morifolium* 'Gongju'、湖菊 *Dendrathema morifolium* 'Huju'、小白菊 *Dendranthema morifolium* 'Xiaobaiju'、小黄菊 *Dendranthema morifolium* 'Xiaohuangju' 等。根据国际植物命名法规所发表的名称的加词，当该类群的地位合适于品种时，可作为国际栽培植物命名法规中的品种加词使用。如日本十大功劳 *Mahonia japonica* DC. 作为品种被命名为 *Mahonia* 'Japonica'；百合 *Lilium brownii* F. E. Brown. var. *wridulun* Backer 作为品种处理时，可命名为 *Lilium brownii* 'Viridulum'。

（4）学名的重新组合　有的植物学名种加词后有一括号，括号内为人名或人名缩写，表示该学名已经重新组合而成。重新组合包括属名的更动，一个亚种转属于另一种等。重新组合时，应保留原命名人，并加括号以示区别。如：紫金牛 *Ardisia japonica*（Hornst.）Blume，原先 C. F. Hornstedt 将其命名为 *Bladhia japonica* Hornst，后经 Karl Ludwig von Blume 研究列入紫金牛属 Ardisia，经重新组合而成现名。射干 *Belamcanda chinensis*（L.）DC，林奈（Linnaeus）最初将射干归于 Iris 属，学名为 *Iris chinensis* L.，后来瑞士康道尔（A. de Candolle）研究认为应归于射干属 Belamcanda 更为合适，经重新组合而成现名。

附：中药饮片拉丁名的命名原则

在《中国药典》中，中药饮片除了中文名，汉语拼音同其原植物或原动物一样，也有拉丁名。《中国药典》（2020 年版）中大部分的饮片拉丁名为属名或属名＋种加词在先，药用部位在后的命名方式。如：来源于同一植物不同部位的药材饮片何首乌与首乌藤的命名，何首乌 *Polygoni Multiflori Radix*，首乌藤 *Polygoni Multiflori Caulis*。饮片经炮制后，《中国药典》（2020 年版）多采用"药材拉丁名后面再加形容词"的命名方法，如：地黄 *Rehmanniae Radix*，熟地黄 *Rehmanniae Radix Praeparata*。

在《中国药典》（2010 年版）之前的各版药典中，饮片的拉丁名命名方式为药用部位在前，属名或属名 + 种加词在后，从 2010 年版开始，依照拉丁名命名的国际惯例，改成了属名或属名 + 种加词在先，药用部位在后的命名方式。

第二节　中药的药用部位

中药饮片多采用生物或矿物的某一部分及其加工产物。因此，鉴别其品质的真伪优劣，必须明确各部位的定义，掌握其特征，免致名实不符、张冠李戴。

同一植物可以不同部位入药，如忍冬科植物忍冬的干燥花蕾入药为金银花，干燥茎枝入药为忍冬藤；蓼科植物何首乌的干燥藤茎入药为首乌藤，块根入药为何首乌；樟科植物肉桂的干燥嫩枝为桂枝，干燥树皮为肉桂；葫芦科植物栝楼或双边栝楼的干燥根入药为天花粉，果皮入药为瓜蒌皮，果仁入药为瓜蒌仁等；这类药物往往性状上有很大差别，而功效有很多相似之处。另外，还有用药部位不同，功效截然相反的，如麻黄的地上部分功能发汗，而麻黄根则敛汗；枸杞的根皮地骨皮，为清热药，而其果实枸杞子为补虚药。

一、植物类药

根：生于地下，没有节和节间，不生叶、叶芽、花芽的部位。

根茎：生于地下，具有节和节间，能生叶、叶芽、花芽的部位。

茎：植物体地上部分的躯干。茎髓也属于茎。

叶：植物单叶、复叶或带枝梢的部位。

花：植物的花蕾、花柱、花托。花粉也属于花。

果实：完整果实或其一部分及整个果穗。

种子：完整的种子。种皮、种仁也属于种子。

皮：以植物周皮、皮部、韧皮部作药用的部位。药物商品有树皮、茎皮和根皮之分。

全草：草本植物的地上部分或全株。

树脂：植物中的树胶、挥发性成分等混合物。

孢子：孢子植物的繁殖器官。

菌核：菌丝体组成的贮有营养物质的硬的休眠体。

二、动物类药

据其所用部位不同有以下类型：

分泌物类：即动物腺体的分泌物。如麝香、蟾酥等。

排泄物类：即动物所排之粪便。如蚕沙、五灵脂等。

病理产物类：即动物因患某种疾病的产物。如猴枣、牛黄等。

骨骼类：即动物的干燥骨骼或骨状内壳。如龟甲、海螵蛸等。

贝壳类：即动物的贝壳。如珍珠母、瓦楞子等。

整体类：即动物整体或除去内脏的整体。如蜈蚣、全蝎、蛤蚧等。

甲壳类：即覆盖动物体表的鳞甲或皮壳。如穿山甲、刺猬皮、蝉蜕等。

内脏类：即动物内脏的某一部分。如鸡内金、熊胆、哈蟆油等。

角类：即动物成熟或幼嫩的角。如水牛角、鹿茸等。

加工品类：即动物某一部位的加工产物。如阿胶、龟甲胶等。

三、矿物类药

按其来源不同分为以下几类：

原矿物类：指药用部位直接系原矿物的药物。如石膏、代赭石、阳起石等。

动物化石类：指药用部位为动物的化石。如龙骨、龙齿等。

矿物制品类：指以矿物为原料加工制成的药物。如白矾、硼砂、轻粉等。

第三节 中药饮片炮制方法及其对性状特征的影响

中药炮制是按照中医药理论，根据药材自身性质以及调剂、制剂和临床应用的需要，所采取的一项独特的制药技术。药材凡经净制、切制或炮炙等处理后，均称为"饮片"；药材必须净制后方可进行切制或炮炙等处理。饮片是供中医临床调剂及中成药生产的配方原料。炮制用水，应为饮用水。

一、净制

净制即净选加工。可根据具体情况，分别使用挑选、筛选、风选、水选、剪、切、刮、削、剔除、酶法、剥离、挤压、燀、刷、擦、火燎、烫、撞等方法，以达到净度要求。

二、切制

切制时，除鲜切、干切外，均须进行软化处理，其方法有：喷淋、抢水洗、浸泡、润、漂、蒸、煮等。亦可使用回转式减压浸润罐、气相置换式润药箱等软化设备。软化处理应按药材的大小、粗细、质地等分别处理，分别规定温度、水量、时间等条件，应少泡多润，防止有效成分流失；切后应及时干燥，以保证质量。切制品有片、段、块、丝等。其规格厚度通常为：

片：极薄片0.5mm以下，薄片1~2mm，厚片2~4mm。

段：短段5~10mm，长段10~15mm。

块：8~12mm的方块。

丝：细丝2~3mm，宽丝5~10mm。

其他不宜切制者，一般应捣碎或碾碎使用。

三、炮炙

除另有规定外，常用的炮炙方法和要求如下：

1. 炒 炒制分单炒（清炒）和加辅料炒。需炒制者应为干燥品，且大小分档。炒时火力应均匀，不断翻动。应掌握加热温度、炒制时间及程度要求。

单炒（清炒）：取待炮制品，置炒制容器内，用文火加热至规定程度时，取出，放凉。需炒焦者，一般用中火炒至表面焦褐色，断面焦黄色为度，取出，放凉。炒焦时易燃者，可喷淋清水少许，再炒干。

麸炒：先将炒制容器加热，至撒入麸皮即刻烟起，随即投入待炮制品，迅速翻动，炒至表面呈黄色或深黄色时，取出，筛去麸皮，放凉。每100kg待炮制品，用麸皮10～15kg。

砂炒：取洁净河砂置炒制容器内，用武火加热至滑利状态时，投入待炮制品，不断翻动，炒至表面鼓起、酥脆或至规定的程度时，取出，筛去河砂，放凉。河砂以掩埋待炮制品为度。如需醋淬时，筛去辅料后，趁热投入醋液中淬酥。

蛤粉炒：取碾细过筛后的净蛤粉，置锅内，用中火加热至翻动较滑利时，投入待炮制品，翻炒至鼓起或成珠、内部疏松、外表呈黄色时迅速取出，筛去蛤粉，放凉。每100kg待炮制品，用蛤粉30～50kg。

滑石粉炒：取滑石粉置炒制容器内，用中火加热至灵活状态时，投入待炮制品，翻炒至鼓起、酥脆、表面黄色或至规定程度时，迅速取出，筛去滑石粉，放凉。每100kg待炮制品，用滑石粉40～50kg。

2. 炙法 是待炮制品与液体辅料共同拌润，并炒至一定程度的方法。

酒炙：取待炮制品，加黄酒拌匀，闷透，置炒制容器内，用文火炒至规定的程度时，取出，放凉。酒炙一般用黄酒。除另有规定外，每100kg待炮制品用黄酒10～20kg。

醋炙：取待炮制品，加醋拌匀，闷透，置炒制容器内，炒至规定的程度时，取出，放凉。醋炙一般用米醋。每100kg待炮制品，用米醋20kg。

盐炙：取待炮制品，加盐水拌匀，闷透，置炒制容器内，以文火加热，炒至规定的程度时，取出，放凉。盐炙一般用食盐。应先加适量水溶解后，滤过，备用，每100kg待炮制品用食盐2kg。

姜炙：姜炙时，应先将生姜洗净，捣烂，加水适量，压榨取汁，姜渣再加水适量重复压一次，合并汁液，即为"姜汁"，姜汁与生姜的比例为1∶1（mL∶g）。取待炮制品，加姜汁拌匀，置锅内，用文火炒至姜汁被吸尽或至规定的程度时，取出，晾干。每100kg待炮制品用生姜10kg。

蜜炙：蜜炙时，应先将炼蜜加适量沸水稀释后，加入待炮制品中拌匀，闷透，置炒制容器内，用文火炒至规定程度时取出，放凉。蜜炙一般用炼蜜。除另有规定外，每100kg待炮制品用炼蜜25kg。

油炙：羊脂油炙时，先将羊脂油置锅内加热溶化后去渣，加入待炮制品拌匀，用文火炒至油被吸尽表面光亮时，摊开，放凉。

3. 制炭 制炭时应"存性"，并防止灰化，更要避免复燃。

炒炭：取待炮制品，置热锅内，用武火炒至表面焦黑色、内部焦褐色或至规定程度时，喷淋清水少许，熄灭火星，取出，晾干。

煅炭：取待炮制品，置煅锅内，密封，加热至所需程度，放凉，取出。

4. 煅 煅制时应注意煅透，使酥脆易碎。

明煅：药物煅制时不隔绝空气的方法称明煅法。取待炮制品，砸成小块。置适宜的容器内，煅至酥脆或红透时，取出，放凉，碾碎。含有结晶水的盐类药材，不要求煅红，但需使结晶水蒸发至尽，或全部形成蜂窝状的块状固体。

煅淬：将待炮制品按明煅法煅烧至红透时，立即投入规定的液体辅料中骤然冷却的方法称煅淬。煅后的操作程序称为淬，所用的液体辅料称为淬液。常用的淬液有醋、酒、药汁等。

闷煅：药物在高温缺氧条件下煅烧成炭的方法称闷煅，也称扣锅煅、闭煅、暗煅。

5. 蒸 取待炮制品，大小分档，按各品种炮制项下的规定，加清水或液体辅料拌匀，润透，置适宜的蒸制容器内，用蒸汽加热至规定程度，取出，稍晾，拌回蒸液，再晾至六成干，切片或段，干燥。

6. 煮 取待炮制品大小分档，按各品种炮制项下的规定，加清水或规定的辅料共煮透，至切开内无白心时，取出，晾至六成干，切片，干燥。

7. 炖 取待炮制品按各种炮制项下的规定，加入液体辅料，置适宜的容器内，密闭，隔水或用蒸汽加热炖透，或炖至辅料完全被吸尽时，放凉，取出，晾至六成干，切片，干燥。蒸，煮、炖时，一般每100kg待炮制品，用水或规定的辅料20~30kg。

8. 煨 取待炮制品用面皮或湿纸包裹，或用吸油纸均匀地隔层分放，进行加热处理；或将其与麸皮同置炒制容器内，用文火炒至规定程度取出，放凉。每100kg待炮制品用麸皮50kg。

四、其他

1. 燀 取待炮制品投入沸水中，翻动片刻，捞出。有的种子类药材，燀至种皮由皱缩至舒展、易搓去时，捞出，放入冷水中，除去种皮，晒干。

2. 制霜（去油成霜） 除另有规定外，取待炮制品碾碎如泥，经微热，压榨除去大部分油脂，含油量符合要求后，取残渣研制成符合规定的松散粉末。

3. 水飞 取待炮制品，置容器内，加适量水共研成糊状，再加水，搅拌，倾出混悬液。残渣再按上法反复操作数次，合并混悬液，静置，分取沉淀，干燥，研散。

4. 发芽 取待炮制品，置容器内，加适量水浸泡后，取出，在适宜的湿度和温度下使其发芽至规定程度，晒干或低温干燥。注意避免带入油腻，以防烂芽。一般芽位不超过1cm。

5. 发酵 取待炮制品，加规定的辅料拌匀后制成一定形状，置适宜的湿度和温度下，使微生物生长至其中酶含量达到规定程度，晒干或低温干燥。注意发酵过程中如发现有黄曲霉菌，应禁用。

临床应用的中药饮片，大多经过了不同的炮制加工，功效会有所不同，而且表现出的性状特征也有所不同，因此不同炮制品种的辨识，也成为鉴别的内容之一。

例如，传统的麻黄饮片主要分为生麻黄和蜜炙麻黄，其中生麻黄的饮片特征为表面黄绿色，有细纵脊线，手感粗糙，质脆，断面粉性，气微香，味涩，微苦。而蜜炙麻黄的饮片特征为表面黄色至深黄绿色，略滋润，微显光泽，有蜜糖香气，味微甜。通过炮制加工，麻黄的性状发生了改变，临床应用上也有一定的差别，生麻黄偏于发汗解表，蜜炙麻黄偏于宣肺平喘。现代医学认为，麻黄含麻黄碱、伪麻黄碱和少量挥发油，它们分别主要具有平喘和发汗的功效，这与中医学对麻黄生用的认识是基本一致的。蜜炙时由于加热使麻黄所含挥发油挥发，含量下降到原来的二分之一以下，而麻黄碱却减少甚微，故炙麻黄发汗作用缓和而止咳平喘作用较强。

药材通过炮制还可产生不同的功效，扩大临床应用范围。如人参饮片的特征为片面平坦，白色或灰白色，显放射状裂隙，粉性，体轻，质脆；而其炮制品红参的特征为片面红棕色或深红色，质硬而脆，角质样。与人参相比，红参经过高温处理后，其不仅外观特征发生变化，化学成分如人参皂苷、氨基酸等的含量降低，但精氨酸双糖苷含量增高，新产生了麦芽酚等成分，因此抗氧化、抗衰老、增强免疫力、扩张血管等作用更强。同时，红参药性偏温，更长于大补元气，益气摄血，适宜极度气虚、脉搏微弱及心力衰竭、心源性休克的病人。

药材通过炮制还可减小毒性，保证临床用药的安全。如姜矾水制南星、半夏，胆巴水制附子等，均能降低毒副作用。生半夏药材呈扁圆形、类圆形或偏斜形，表面类白色或浅黄色，顶端有凹陷的茎痕，周围密布麻点状根痕，质坚实，断面洁白，富粉性。而姜半夏为淡黄棕色片状或不规则的颗粒状，质硬脆，具角质样光泽，较生品毒性大大降低，更善于温中化痰，降逆止呕。

因此，必须熟悉各种炮制方法的操作过程及其对饮片性状特征的影响，才能鉴别准确。

思考与练习

1. 中药的应用（物质）形式有哪些？
2. 药用植物的药用部位有哪些植物器官？作用是什么？
3. 中药炮制的主要方法有哪三种？
4. 举例说明常用中药特征术语。
5. 描述中药饮片的主要内容有哪些？

第二章　中药饮片的鉴别 ▷▷▷▷

第一节　中药饮片鉴别的依据

中药标准是指国家对药品的质量规格及检验方法所做的技术规定，是药品的生产、流通、使用及检验、监督管理部门共同遵循的法定依据，法定的药品质量标准具有法律的效力。《中华人民共和国药品管理法》（2019 年修订）规定："药品应当符合国家药品标准……国务院药品监督管理部门颁布的《中华人民共和国药典》和药品标准为国家药品标准……中药饮片应当按照国家药品标准炮制；国家药品标准没有规定的，应当按照省、自治区、直辖市人民政府药品监督管理部门制定的炮制规范炮制。"因此，中药饮片鉴别的依据应包括国家药品标准、各级地方标准。中药饮片的炮制应遵从国家和各级地方炮制规范，因此也可以作为中药饮片鉴别的依据。

一、药品标准

国家标准，即《中华人民共和国药典》（简称《中国药典》）收载的品种为疗效确切、被广泛应用、能批量生产、质量水平较高并有合理的质量监控手段的药品。《中国药典》由一部、二部、三部及四部组成，内容分别包括凡例、正文和附录。《中国药典》一部收载中药品种，品种项下收载的内容称为正文，用以检测药品质量是否达到用药要求并衡量其是否稳定均一的技术规定。每味中药正文项下按顺序分别列有：①品名；②来源；③性状；④鉴别；⑤检查；⑥浸出物；⑦含量测定；⑧炮制；⑨性味归经；⑩功能主治；⑪用法用量；⑫贮藏。2010 年版《中国药典·一部》首次单独列出了中药饮片的标准，规定了中药饮片的来源、炮制、鉴别、检查、浸出物、含量测定等方法，成为中药饮片的法定标准之一。

我国中药资源丰富，品种繁多，在鉴定时一定有许多品种不是《中国药典》所收载的，为了确定其品质，还可以根据其他有关国家标准和地方标准进行鉴定。

部颁标准，即国务院药品监督管理部门颁布的药品标准，是指《中华人民共和国卫生部药品标准》（简称《部颁药品标准》），包括：①中药材部颁标准；②进口药材部颁标准。

地方标准，即各省（市、自治区）卫生厅根据本省区的药物资源和实际情况制定的药品标准（中药材或民族药材质量标准）。如《甘肃省中药材标准》（2020 年版），《四川省藏药材标准》（2020 年版），《新疆维吾尔自治区维吾尔药材标准》（2010 年版）等，都是本辖区内由药品生产、供应、使用和检验等部门控制药品质量的依据。对其他省区只能作为参考标准。地方标准收载的品种和内容与国家标准或部颁标准重复或矛盾时，应按国家标准和部颁标准执行。

二、炮制规范

中药饮片是中药材加工炮制后，直接配方或制剂的药品，其品种真伪、质量优劣的鉴别依据，除上述药品标准外，国家和地方中药炮制规范中规定的性状、检查等与饮片鉴别有关的内容，也是中药饮片鉴别的依据之一。

1988 年中华人民共和国卫生部药政管理局编制了《全国中药炮制规范》，载常用中药 554 种及其不同规格的炮制品（饮片），是国家级中药饮片炮制标准。各药以处方用名、来源、炮制方法、成品性状、性味与归经、功能与主治、用法与用量、贮藏、注意事项等叙述。成品性状项下详述性状鉴别、理化鉴别的特征。2023 年国家药监局组织国家药典委员会制定的《国家中药饮片炮制规范》正式陆续颁布，收载项目主要包括来源、炮制、性状、贮藏项。

地方中药炮制规范即各省（市、自治区）卫生厅根据本省区药物生产、使用的实际情况，制定的辖区内中药饮片加工炮制、医疗配方和质量检查的法定依据。如《河北省中药炮制规范》（1975 年版），《四川省中药饮片炮制规范》（1984 年版）等。地方中药饮片炮制规范所载药物品种与国家规范重复或矛盾时，应按国家标准执行。

第二节　中药饮片鉴别的方法

中药鉴定的样品非常复杂，有完整的药材，也有饮片、碎块或粉末。因此，中药鉴定的方法也是多种多样的。常用的鉴定方法有：来源（原植物、动物和矿物）鉴定、性状鉴定、显微鉴定和理化鉴定等方法。各种方法有其特点和适用对象，有时还需要几种方法配合使用。中药饮片鉴别，要了解中药的来源，主要采用性状鉴别的方法，有时还要用到显微鉴定和理化鉴定的方法。

一、来源（原植物、动物和矿物）鉴定

来源鉴定又称"基原鉴定"，是应用植（动、矿）物的分类学知识，对中药的来源进行鉴定研究，确定其正确的学名，以保证应用品种准确无误。这是中药鉴定的根本，也是中药生产、资源开发及新药研究工作的基础。以原植物鉴定为例，其步骤如下：①观察植物形态；②核对文献；③核对标本。

二、性状鉴定

性状鉴定就是通过眼观、手摸、鼻闻、口尝、水试、火试等十分简便的鉴定方法，来鉴别药材的外观性状。性状鉴定和来源鉴定一样，除仔细观察样品外，有时亦需核对标本和文献。对一些地区性或新增的品种，鉴定时常缺乏有关资料和标准样品，可寄送

生产该药材的省、自治区药检部门了解情况或协助鉴定。必要时可到产地调查，采集实物标本，了解生产、加工、销售和使用等情况。

中药饮片性状鉴别的具体方法是看、摸、闻、尝、验。性状鉴定内容，一般包括形状、大小、颜色、表面特征、质地、断面、气、味、水试、火试。

1. 看 即用眼睛直观中药饮片的形状与颜色、切面、周边与表面及断面等特征。

（1）看形状与颜色 指看饮片固有的外形特征及其色泽。如人参、生晒参的灰白色圆形或类圆形的薄片，红参红棕色或深红色的圆形或类圆形薄片；糖参淡黄白色类圆柱形的根；陈皮长条形的丝片，外表面红黄色或橘红色，内表面浅黄色、黄白色或黑褐色的陈皮炭丝片；茯苓白色的四方形或长方形块片；朱茯苓朱红色的四方形或长方形块片；薄荷四棱形绿色的茎片和不规则的、卷曲的叶片；苏木不规则形状的薄片或碎块，红黄色或黄棕色，有时可见黄白色闪亮星的髓；长卵形并密被灰白色或黄白色茸毛、形似毛笔头的辛夷；棕黄色或浅棕黄色，呈粉末状的海金沙等。

观察全草类、叶类、花类和某些动物类饮片时，需先将其用水浸湿，使其展平后观察。

观察饮片色泽应在自然光下。关于色泽的描述，要确切、简明。用两种颜色复合描述时，以后种色调为主，如棕黄色以黄色为主，黄棕色以棕色为主。同等颜色有深浅不同时，要具体说明，如绿色、深绿色、浅绿色、红色、浅红色、深红色等。

矿物类饮片色泽的观察，要注意假色与本色的分别描述，不可含糊不清。

（2）看切面 指看饮片切面的形状、颜色、质地和纹理等特征。如山柰切面类白色，富粉性，中央略凸起，边缘稍向内翻，习称"缩皮凸肉"；何首乌切面浅黄棕色或浅红棕色，有4~11个类圆形异型维管束环列呈云锦花纹状；槟榔切面棕红色与乳白色相间的大理石样花纹；秦皮切面黄白色纤维性，具"井"字形纹理；鸡血藤切面木部浅棕色或棕色，有多数导管孔，韧皮部有红褐色或黑棕色树脂状分泌物，二者相间排列呈3~8个偏心性半圆形的环等。看切面要注意横切片、斜切片与纵切片的区别。如黄芪横切片为圆形，呈黄白色，中间具菊花心；斜切片呈椭圆形；纵切片呈长条形，韧皮部呈类白色、木质部呈淡黄色。香橼横切片呈圆形，边缘油点明显、中果皮呈黄白色，有不规则网状凸起的维管束，瓤囊9~17室，棕色或淡红棕色，呈橘子瓣状辐射排列；纵切片呈弧形或半椭圆形，瓤囊呈单橘瓣状。同时还要注意形成层的有无及形状与切片中心的特征。如威灵仙形成层环明显，中心（木部）呈四方形，而其易混品铁皮威灵仙则无形成层环，只有一圈排列均匀的导管。

（3）看周边与表面 即看切片周边与表面的形状、颜色、光泽和纹理等特征。看周边是指切制饮片而言，看表面是指整体的未切制饮片及切制饮片的外表面而言。如木香周边呈棕黄色或灰棕色，有明显的网状皱纹及纵皱纹；知母周边稍粗糙，呈黄棕色至棕色，密生黄棕色细绒毛，其肉周边较光洁，呈黄白色或浅黄棕色，有纵沟纹；白芷周边灰棕色或黄棕色，有纵皱纹及凸出表面的菱形皮孔，习称"疙瘩丁"；柴胡周边灰棕色或黑褐色，有纵皱纹、支根痕及横向凸起的皮孔，其伪品大叶柴胡周边黄褐色，有密集的环节；山楂周边微有光泽，呈深红色，满布灰白色小点；青蒿周边黄绿色或黄棕色，有明显的纵棱线；通草周边洁白色或浅黄色，有浅纵沟纹。又如紫苏子表面灰棕色或灰褐色，有网状纹理；覆盆子表面黄绿色或浅黄棕色，上端钝圆，底部扁平，中央凹入；枳壳外表面黑绿色、墨绿色或棕褐色，有众多颗粒状凸起与凹下的油点，果顶有花柱残基，基部有果梗痕，其易混品香圆枳壳外表面黄棕色或棕褐色，略粗糙，散有多数油点，果柄周围有一圆圈式环纹，习称"金钱环"；番泻叶上表面黄绿色或浅黄绿色，下表面浅黄绿色或灰绿色；丁香表面红棕色或紫棕色，有细皱纹；厚朴外表面棕褐色、灰褐色或紫褐色，内表面紫棕色或紫褐色，平滑，具油性，并可见多数白色亮星；哈蟆油表面黄白色，显脂肪样光泽；海浮石表面粗糙，呈白色或灰黄色，有多数细孔等。

（4）看断面　指看饮片破折面、碎断面或用刀削平后断面的质地及花纹等特征。如土茯苓、粉草薢破折面的粉性；大黄、木瓜破折面的颗粒性；虎杖、黄柏破折面的纤维性；阿胶碎断面光亮并呈角质状，阿胶珠碎断面中空，略呈海绵状；人参伪品商陆水略浸润后的刀削面呈角质性，有明显的数层同心形环纹等。

2. 摸　即用手捻拭饮片质地情况和用尺量度饮片大小的程度。

（1）捻拭质地　指用手捻拭饮片质地的软硬柔韧程度和疏松、黏性等特征。如黄芪软而绵韧；其伪品蜀葵则硬而较脆；当归软而柔，欧当归则糯而糙；滑石润滑而细腻；海桐皮有钉而顶手；灯心草质轻而具弹性；鹿角霜质酥，具蜂窝状小孔；天仙子手握具有黏性等。

（2）量度大小　指用测量工具量度饮片的长短、厚薄和直径的大小。测量多用游标卡尺或具毫米刻度的量尺。饮片量值大于 1cm 时以"cm"为单位，小于 1cm 时，以"mm"为单位。测量厚度时，要以饮片中间为准。测量细小个体饮片（如车前子等）时，可将其置于有毫米方格线的纸上，每 10 粒种子紧密排成一行进行测量，求其平均值即可。

3. 闻　也称嗅，即用鼻的嗅觉闻饮片特有的气味。有多数饮片气味特殊，在熟悉其味的前提下，一嗅即可辨出真伪。如信石、阿魏的大蒜气；细辛、零陵香的清香气；牡丹皮、香加皮的芳香气；防风、秦艽的类胡萝卜气；丁香、金银花的浓香气；乌梢蛇、金钱白花蛇的腥臭气及伏龙肝的土腥气等。嗅闻饮片气味，多直接嗅闻，必要时，可在折断、破碎或揉搓及热水湿润后进行。

4. 尝　即用口舌尝试饮片的味道及黏舌度。在口中咀嚼 1 分钟左右，使舌头各部位均接触到药液后，再吐出来。如五味子，酸、苦、甘、辛、咸、五味俱全，一尝即知；胡椒，味辛而辣；乌梅，味酸而倒牙；胆南星，味腥而苦；石斛，味淡而黏滑；龙骨黏舌；熊胆，清凉回甜而黏舌等。

5. 验　即用水或火对饮片进行简单的试验，观察其形状、颜色变化等特征。

（1）水试　也称入水，意指饮片入水或与水接触后，观察其形状特征变化及理化反应现象，鉴别饮片真伪优劣的方法。水试所用的水一般指蒸馏水。常用的水试法如下：

用水浸渍：将饮片置入水中，浸渍一定时间，观察其形状和水溶液颜色的变化。如苏木热水浸液呈鲜桃红色；天竺黄用水浸泡，由象牙色变为浅绿色或天蓝色；天仙子易混品水蓑衣子水渍后，表皮鼓胀竖立，互相黏结成团；胖大海、哈蟆油用水渍浸，吸水膨胀、体积胀大数倍；煅石膏水浸渍，很快黏结成团等。

投入水中：将整个或少许饮片投入水中，观察其沉浮或旋转现象。如上等沉香，相对密度>1，入水则沉；三棱质地紧实而重，入水也沉，而其伪品荆三棱质地疏松，入水不沉而浮于水上；熊胆粉少许投入水中，在水面旋转并有黄线下沉而不散；麝香少许入刚沸而静的水中，粉末急速旋转如飞而逐渐沸翻溶化。

与水共研或用水调和：将饮片加水适量研磨或用水少量调和，观察水溶液或饮片表面的变化。如乳香加水共研，呈白色或黄白色乳浊液，没药加水共研，则呈黄棕色至棕褐色乳浊液；藤黄加水共研，呈黄色或黄绿色乳浊液；牛黄少许加水调和，涂于指甲上，可将指甲染色且具清凉透甲之感；蟾酥表面滴水少许有乳白色泡沫产生；小通草沾水后，手摸有滑腻感等。

水煮或水溶：将饮片用水煮或加水溶化，观察其形状与水溶液的变化等。如菟丝子用水煮沸，露出白色卷旋状的胚，形如吐丝；羚羊丝用水煮沸，具清香气而不发软；琥珀加水煮沸变软而不溶化；血竭加水煮沸软化发黏，水溶液不应有色；阿胶加水煮沸，逐渐溶化，溶液澄明；大青盐、白矾加水溶化等。

（2）火试　指将饮片用火烧或煅，观察其形状、颜色、气味、声音和渗出物等反应现象以鉴别饮片真伪优劣的方法。常用的火试方法如下：

直接火烧：将饮片直接置于火上烧灼，以嗅其气味，观其光焰、色泽、爆鸣等的方法。如沉香、降香火烧，有浓香气；琥珀火烧有松香气；安息香火烧有苯甲酸气；雄黄火烧有大蒜气；炉甘石燃烧为黄色，冷后变为白色；阳起石燃烧时为红色，冷后变为黑色；青黛火烧产生蓝紫色烟雾；海金沙火烧有黄色火星及爆鸣声等。

隔物火烧：将饮片置于纸上或容器中，隔火烧灼，观察其形状、颜色及气味等现象。如将血竭少许放在白纸片上，于火上烧烤，血竭熔化成片，色泽鲜红如血，伴有呛鼻香气，无油迹扩散。将麝香少许放在坩埚中，置火上烧灼，迸裂跳跃，有轻微爆鸣声，随即鼓胀成珠，香气浓烈四溢，灰为白色或灰白色，呈点状散在而极少。将硼砂少许置坩埚中，于火上烧灼，即迅速聚集成质松、臌大的海绵状体，继续加热则熔化成透明的玻璃球状。将胆矾粉末少许，置玻璃试管中，于火上烧灼，则失水变为白色，冷后又渐吸水恢复蓝色等。

铂金丝蘸药火烧：根据矿物类药所含金属离子在无色火焰中产生的相应颜色。取铂金丝，用盐酸湿润后，蘸取药物粉末少许，置无色火焰（酒精灯）中燃烧，由火焰颜色的不同，鉴别其真伪的方法。如含钠离子的药物（如大青盐、紫硇砂）显持久的亮黄色火焰；含钾离子的药物（白矾、硝石）显紫色火焰；含钙离子的药物（钟乳石、石膏）显砖红色火焰；含铜离子的药物（自然铜、胆矾）显翠绿色火焰。

试验时需注意，先用盐酸润湿铂丝，在无色火焰中燃烧，观察火焰是否有颜色。若火焰显色，应重复上述操作，直至火焰不再显色，然后，蘸取药物置无色火焰中燃烧。

三、显微鉴定

显微鉴定是利用显微技术对中药进行显微分析，以确定其品种和质量的一种鉴定方法。显微鉴定主要包括组织鉴定和粉末鉴定。组织鉴定是通过观察药材的切片或磨片鉴别其组织构造特征，适合于完整的药材或粉末特征相似的同属药材的鉴别。粉末鉴定是通过观察药材的粉末制片或解离片鉴别其细胞分子及内含物的特征，适合于破碎、粉末状药材或中成药的鉴别。鉴定时，首先要根据观察的对象和目的，选择具有代表性的药材，制备不同的显微制片，然后依法进行鉴别。

四、理化鉴定

理化鉴定是利用某些物理的、化学的或仪器分析方法，鉴定中药的真实性、纯度和品质优劣程度的一种鉴定方法。通过理化鉴定，分析中药中所含的主要化学成分或有效成分的有无与含量的多少，以及有害物质的有无等。中药理化鉴定的实验方法，一般是用少量的药材粗粉、切片、浸出液或经初步提取分离后进行定性定量分析。当今中药的理化鉴定发展很快，新的分析手段和方法不断出现，已成为确定中药真伪优劣、新资源开发利用、指导中药栽培加工、扩大药用部分、中药和中成药质量标准制定等不可缺少的重要内容。现将常用的理化鉴定方法介绍如下：

1. 物理常数的测定　包括相对密度、旋光度、折光率、硬度、黏稠度、沸点、凝固点、熔点等的测定。这对挥发油、油脂类、树脂类、液体类药（如蜂蜜等）和加工品类（如阿胶等）药材的真实性和纯度的鉴定，具有特别重要的意义。

2. 常规检查　包括水分测定、灰分测定、膨胀度检查、酸败度检查、色度检查、有害物质的检查等。在中药品质鉴定和研究中，有害物质的检查是一项重要内容。对中药中无机成分和有害、有毒成分的分析鉴定已引起药物工作者的极大重视。中药的有效成分和有害物质的研究同样重要。主要包括：①有机农药的检测；②黄曲霉毒素的检查；③重金属检查；④砷盐检查。

3. 一般理化鉴别

（1）**呈色反应**　利用药材的某些化学成分能与某些试剂产生特殊的颜色反应来鉴识。这是最常用的鉴定方法，一般在试管中进行，亦有直接在药材饮片或粉末上滴加各种试液，观察呈现的颜色以了解某成分所存在的部位。

（2）**沉淀反应**　利用药材的某些化学成分能与某些试剂产生特殊的沉淀反应来鉴别。

（3）**泡沫反应和溶血指数的测定**　利用皂苷的水溶液振摇后能产生持久性的泡沫和溶解红细胞的性质，可测定含皂苷类成分药材的泡沫指数或溶血指数作为质量指标。通常如有标准皂苷同时进行比较，则更有意义。

（4）**微量升华**　是利用中药中所含的某些化学成分，在一定温度下能升华的性质，获得升华物，在显微镜下观察其结晶形状、颜色及化学反应作为鉴别特征。

（5）**显微化学反应**　是将中药粉末、切片或浸出液置于载玻片上，滴加某些化学试剂使产生沉淀、结晶或特殊颜色，在显微镜下观察进行鉴定的一种方法。

（6）**荧光分析**　利用中药中所含的某些化学成分，在紫外线或自然光下能产生一定颜色的荧光性质进行鉴别。

4. 色谱法　又称层析法，是一种物理或物理化学分离分析方法，也是中药化学成分分离和鉴别的重要方法之一。其基本原理是利用物质在流动相与固定相两相中的分配系数差异而被分离，当两相相对运动时，样品中的各组分将在两相中多次分配，分配系数大的组分迁移速度慢，反之迁移速度快而被分离。根据色谱分离原理，可分为吸附色谱、分配色谱、离子交换色谱、空间排阻色谱等。根据流动相与固定相的分子聚集状态及操作形式进行分类，可分为纸色谱法、柱色谱法、薄层色谱法、气相色谱法、高效液相色谱法等。

第三节　中药饮片经验鉴别术语

中药饮片鉴别有很多言简意赅、针对性强的鉴别用语，往往一语道出药物的主要性状特征，如对海马的特征概括为"马头、蛇尾、瓦楞身"，对何首乌切面异型维管束的特征概括为"云锦花纹"等，这些就是药物特征的鉴别术语。现将各类药物饮片常用的鉴别术语简述于下：

一、植物类药的鉴别术语

菊花心：饮片横切面上形如菊花开放似的纹理。如防己、甘草等。

云锦花纹：饮片横切面上正常维管束与异型维管束交织而成，形如云朵状的花纹。如何首乌等。

筋脉点：饮片横切面纤维或维管束呈点状的部分。如山药、牛膝的筋脉点。

星点：根茎饮片横切面上由髓部细胞产生的呈心芒状射出的异型维管束。如大黄、何首乌的星点。

朱砂点：饮片横切面上散在的黄橙色油点。如苍术的朱砂点。

罗盘纹：饮片横切面上因凹凸不平的纤维或维管束形成的数个同心形的环轮。如商陆的罗盘纹。

亮银星：饮片切面在光照下可察见的点状亮星，多为饮片成分的结晶。如厚朴、苏木等。

环纹：饮片周边的横向纹理，也称横纹或横环纹。如人参、羌活等。

皱纹：饮片周边的皱褶状纹理，也称沟纹。通常将纹理凹凸较浅、弯曲不甚规则者称"皱纹"，凹入较深呈横或直者称"沟纹"。如麦冬、人参等饮片的皱纹，桔梗、百部等饮片的沟纹。

皮孔：饮片周边多呈凸起的圆形、椭圆形、裂隙形或菱形的小孔。如防风、桔梗、白芷等饮片的皮孔。

根痕：饮片周边须根脱落或折断后的根茎残端。如升麻、柴胡等饮片的根痕。

蚯蚓头：根头部饮片周边密集的环纹。如防风、前胡等。

疣点：饮片周边呈圆点状的皮孔或茎痕、根痕的残迹。如山银柴胡等。

狮子头：根茎部饮片周边密集的疣点状凸起的茎痕及芽痕。如党参、银柴胡等。

疙瘩丁：饮片周边横向凸起的大型皮孔。如白芷等。

毛茸：饮片表面的茸毛。如马钱子、辛夷等。

绒毛：饮片外表面纤细的短毛。如墨旱莲、乌梅等。

腺点：饮片表面呈点状的分泌结构。如金银花、过路黄等。

粉性：饮片质地细腻，折断时有粉尘飞扬的性质。如山药、粉草薢等。

黏性：含有黏液质的饮片，用水润化后手握或口嚼感到发黏的性质。如大黄、天南星等。

纤维性：饮片质地韧性较强，折断后，断面呈不整齐的裂片或纤维状。如甘草、虎杖等。

颗粒性：饮片切面或破折面不平坦，呈颗粒状。如厚朴、地枫皮等。

角质：含淀粉及多糖类成分的饮片，加热蒸煮后，质地紧实，呈半透明状的性质，如天麻、清半夏等。

二、动物类药的鉴别术语

乌金衣：牛黄饮片外表面挂有的一层黑色光亮的薄膜。

挂甲：牛黄粉末加清水调和，涂于指甲上，能将指甲染成黄色的性质。

珠光：珍珠饮片半透明，具浅粉红色、浅黄绿色或浅蓝色等特有的彩色光泽。

珍珠层：贝壳类饮片，表面光滑，呈珍珠样光彩的一层。

棱柱层：贝壳类饮片，呈类白色而较厚的一层。

角质层：贝壳类饮片，呈黑褐色而较薄的一层。

放射肋：贝壳类饮片表面的放射状凸起。

芝麻点：犀牛角片对光透视可见的芝麻花点或短线纹。

生长线：贝壳类药材外表面以壳顶为中心的同心圆线。如蛤壳、石决明等。

吸盘：动物类药材的吸附器官，多为中间凹陷的圆盘状。如水蛭、蛤蚧等。

铰合部：贝壳类药材两壳互相连接的部位。如珍珠母、牡蛎等。

方胜纹：蕲蛇背部两侧黑褐色与浅棕色相间组成的菱形斑纹。

骨脉：动物骨骼类饮片骨髓腔内部呈丝瓜络状的网纹。

骨钉：鹿角或鹿茸药材基部表面因老化所致的尖锐骨质凸起。形如疣状的凸起也称"骨豆"，形如纵棱状的也称"起筋"。

当门子：麝香仁中的颗粒状分泌物。

三、矿物类药的鉴别术语

晶体：矿物类药物饮片在三维空间有规律排列的结构。

条痕：矿物类药物饮片在无釉瓷板上划过后新留痕迹的颜色。

光泽：矿物类药物饮片表面对自然光的反射量。据其反光的强弱不同而有金属光泽、半金属光泽和非金属光泽之分。

颜色：矿物类药物饮片的表面色泽。据其产生色泽的不同有自色、他色、假色之分。自色：即矿物本身固有的颜色；他色：即矿物药因外来带色杂质所染的颜色；假色：矿物药表面因氧化膜、内部解理面、细小裂隙或有色物表面的反射等原因造成的与本质无关的颜色。

解理：矿物药饮片在外力作用下，碎裂时沿一定方向有规律开裂的性质。解理依照强弱程度不同分为极完全解理、完全解理、清楚解理和不清楚解理4个等级。

解理面：矿物类饮片受力后，沿一定结晶方向裂开的表面。

解理纹：解理面未分裂前，在结晶体上现出的裂纹。如方解石等。

放射状：由一个或数个中心向外呈放射状排列的晶体集合体。如阳起石等。

断面：矿物药受力后产生的不规则破裂面。如白矾、赤石脂等。

韧性：矿物药饮片受力不易碎裂的性质。

脆性：矿物药饮片受力易碎裂的性质。

延展性：矿物药饮片可以锤击成薄片，抽伸成细丝的性质。

弹性：矿物药饮片受力折曲后，解除外力可恢复原样的性质。

硬度：矿物药饮片抵抗外来机械作用的程度。通常以下列矿物作为硬度等级的标准：滑石1、石膏2、方解石3、萤石4、磷灰石5、长石6、石英7、黄玉石8、钢玉石9、金刚石10。

钉头：赭石一面的乳状凸起。

第四节　中药饮片的真伪优劣

中药的真伪优劣，即中药的品种和质量。国家对中药质量的基本要求是"安全和有效"，即在常规用法和用量时，应具有确实的预防和治疗疾病的作用；同时不应损坏人体的正常组织和生理功能。中药的真伪优劣直接关系着中药饮片质量、中医临床疗效及人民生命健康安全，关系到中医药事业的发展。

一、中药饮片的真伪

判断中药饮片真伪优劣的依据是《中华人民共和国药品管理法》（2019年修订，以下简称《药品管理法》）和国家药品标准、地方药品标准。

1. 正品的定义　凡是《中国药典》和《中华人民共和国卫生部药品标准》（简称《部颁药品标准》）所收载的品种来源即为该中药的正品。

对于《中国药典》和《部颁药品标准》未收载，而某省、市、自治区又长久使用的中药，且制订了地方标准的应以该地区标准所规定的中药来源作为该地区的正品。如《中国药典》规定的白芍来源为毛茛科植物芍药 *Paeonia lactiflora* Pall. 的干燥根，即为白芍的正品，而不是其他品种。《甘肃省中药材标准》中收载的铁丝威灵仙来源为百合科植物短梗菝葜 *Smilax scobinicaulis* C. H. Wright、华东菝葜 *Smilax sieboldii* Miq. 的干燥根及根茎，此即为甘肃省范围内的铁丝威灵仙正品，而不能是其他来源。

2. 伪品的定义　《药品管理法》第28条规定："药品应当符合国家药品标准。"符合药品标准的药材和饮片就是真药,习称"正品"。

第98条规定:禁止生产(包括配制)、销售、使用假药、劣药,并指出,有下列情形之一的,为假药:①药品所含成份与国家药品标准规定的成份不符;②以非药品冒充药品或者以他种药品冒充此种药品;③变质的药品;④药品所标明的适应证或者功能主治超出规定范围。目前市面上的饮片假药以情形②较为常见。

在中药领域,伪品可以归纳为:不符合国家药品标准规定的品种以及以非药品冒充或者以他种药材冒充正品的均为伪品。

表2-1 三七与伪品的鉴别

名称	来源	形状	表面	颜色	质地	断面	气味	备注
三七	为五加科植物三七 Panax notoginseng (Burk.) F. H. Chen 的干燥根	类圆锥形	有瘤状突起及纵皱纹	表面灰褐色或灰黄色	体重,质坚实,难折断,破碎后皮部与木部易分离	灰绿色、黄绿色或灰白色,木部微呈放射状	气微,味先苦而后微甜	正品
菊三七	为菊科植物菊三七 Gynura segetum (Lour.) Merr. 的块根	呈拳形团块	有瘤状突起及细根痕	表面灰棕色或棕黄色	质坚实,破碎后皮部与木部不分离	灰黄色	气微,味甘淡后微苦	伪品
藤三七	为落葵科植物藤三七 Anredera cordifolia (Tenore) Steenis 的块茎	不规则纺锤形或圆柱形	有瘤状突起及折断后的圆形疤痕和弯曲的纵皱纹	表面灰褐色	质硬而脆,破碎后皮部与木部不分离	类白色,颗粒状,或呈黄棕色,角质	气微,嚼之有黏滑感	伪品
木薯加工仿制品	为大戟科植物木薯 Manihot esculenta Crantz 的淀粉与楝科植物苦楝 Melia azedarach L. 树叶加工的伪制品	圆锥形	有伪造的假茎痕或瘤状突起	表面棕褐色	质坚硬	无环纹	气微、味苦,嚼之粘牙	伪制品
莪术仿制品	为姜科植物蓬莪术 Curcuma phaeocaulis Val. 的根茎雕刻而成	圆锥形或纺锤形	有雕刻而成的皱纹或瘤状突起	表面黄褐色至棕褐色	体重而坚实,破碎后皮部与木部不分离	棕褐色或黄绿色	气微香,味微苦而辛	伪制品

3. 伪品产生的原因

(1)误种、误采、误收 鉴别人员的鉴别知识匮乏,在采集、收购时,误将非药品当成正品,使假药进入药品行列,如将党参误栽成迷果芹,金钱草(过路黄)错采成风寒草(聚花过路黄),将薯蓣科植物参薯块茎的切片误当作山药收购等。

（2）故意作假 人为掺入异物或非药用部位，如名贵药材中冬虫夏草体内插入铁丝增重；西红花中掺入花丝；谷精草掺入叶，龙胆、细辛、柴胡掺入地上部分，形成了全草入药等。经过人为非法加工的某种中药材的仿制品称为伪制品，此类实属无可争议的伪品。一些假药经过加工，外形酷似正品，如虎掌南星的侧芽冒充半夏，薯蓣的珠芽（余零子）加工品冒充延胡索。

（3）药品标准没有收载 药材在此地标准收载而他地未收载，则常在此地为正品，而在他地被认为是假药。有些药材虽然有使用习惯，但暂时未载入药品标准。但将来一旦载入药典标准，就成为正品，如 2010 年版《中国药典》川贝母项下新增太白贝母 *Fritillaria taipaiensis* P. Y. Li 和瓦布贝母 *Fritillaria unibracteata* Hsiao et K. C. Hsia var. *wabuensis*（S. Y. Tang et S. C. Yue）Z. D. Liu，S. Wang et S. C. chen 作为川贝母的栽培品。反之《中国药典》记载的正品被官方禁用，也有可能成为假药。马兜铃酸事件后，我国药品监督管理部门不断加强对含有马兜铃酸成分的药物的限制。2005 年版《中国药典》开始，关木通、广防己、青木香三个含有马兜铃酸的中药被禁用。2008年，国家食品药品监督管理局制定了《含毒性药材及其他安全性问题中药品种的处理原则》，要求加强对相关药物的研究和管理，含马兜铃、寻骨风、天仙藤和朱砂莲 4 个药材的中成药品种按处方药管理。至今，2020 年版《中国药典》在 2015 年版的基础上删去了马兜铃和天仙藤这 2 种含有马兜铃酸的中药。

（4）混淆品众多 据统计，目前市场流通的药材共 3000 余种，常用药材 1200 余种，绝大多数在历代本草中已有记载。常用药材中，地方标准与国家标准约有 20% 的同名异物、同物异名现象，如湖南、山东、北京地方药品标准中，分别收载长裂苦苣菜 *Sonchus brachyotus* DC.、苦菜 *Ixeris chinensis*（Thunb.）Nakai、苣荬菜 *Sonchus wightianus* DC. 的干燥全草用作北败酱。因此，中药在商品流通过程中，常会有混淆品出现。混淆品是指收载于国家、地方中药材标准或有药用记载，常由于中药材品种的混乱、名称相同或外形相似等原因引起真假混淆的药材。常见混淆品见下表 2 - 2。

表 2 - 2 常见混淆品列表

品名	混淆品	与正品区别点	收载标准	备注
土茯苓	白土茯苓	切面类白色	《贵州省中药民族药材标准》	性状、名称相似
紫苏子	白苏子	表面灰黄白色，辛味稍淡	《江苏省中药材标准》	性状、名称相似
山慈菇	光慈菇	表面光滑，顶端尖，基部圆平而凹陷，一侧有纵沟，自基部伸向顶端	《河南省中药材标准》	名称相似
大黄	山大黄	切面韧皮部窄，具细密的红棕色放射状纹理，有的具同心环纹。气浊	《中国兽药典》二部	性状、名称相似
	土大黄	饮片具同心环纹和细密的红棕色放射状纹理。质坚硬	《北京市中药材标准》	性状、名称相似
谷精草	谷精珠	半球形或圆柱形，较正品谷精草大，总苞片黄棕色。质硬	《四川省中药材标准》	性状、名称相似

续表

品名	混淆品	与正品区别点	收载标准	备注
川贝母	平贝母	扁球形	《中国药典》	性状、名称相似
拳参	草血竭	外表紫褐色，切面红棕色	云南、四川、贵州省中药材标准	性状相似
	珠芽蓼	表面棕褐色，切面紫红色	《部颁药品标准》藏药分册	性状相似
秦皮	核桃楸皮	厚2~4mm。外表面灰棕色。质坚韧，不易折断，易纵向撕裂	吉林、辽宁省中药材标准	性状相似
白及	水白及	为不规则的薄片，无爪状分枝	云南地方习用品种	性状、名称相似
木瓜	光皮木瓜	月牙形，表面平滑无皱褶	湖南、四川省中药材标准	性状、名称相似
栀子	水栀	与栀子相似而较长大，6条翅状纵棱突起较高，果皮较厚	一般多作染料用，药用大多作外伤敷料	性状、名称相似
紫花地丁	苦地丁	完整叶片三至四回羽状全裂。蒴果扁长椭圆形，呈荚果状	《部颁药品标准》蒙药分册	名称相似
	甜地丁	完整小叶片展开后呈长椭圆形，灰绿色，有白色茸毛。荚果圆柱形，棕色，有茸毛	湖南、甘肃省中药材标准	名称相似
苍术	关苍术	外表面类白色，切面黄白色	黑龙江省中药材标准	性状、名称相似
青葙子	鸡冠子	偏圆肾形，较青葙子稍大。偶见鸡冠花黄白色帽状果壳，顶端残留丝状花柱	《中药大辞典》《中华本草》	性状相似
枳实	青皮	切面果皮厚0.1~0.2cm，较枳实薄。瓤囊8~10瓣，不规则絮状，无车轮纹	《中国药典》	性状相似
人参	西洋参	饮片中心不松泡，形成层边缘略呈角质样	《中国药典》	性状相似
冬葵子	苘麻子	三角状肾形	《中国药典》	名称混用

混淆品中，有的品种为地方习用品种或少数民族用药，使用普遍性不高，缺乏统一的用法用量和质量评价标准；有的为农副产品，缺乏一定的化学成分、药理作用、临床疗效等研究资料；还有为了严格规范名称，力求一药一名，在药典上分开，但临床仍在混用的品种，如2000年版《中国药典》分开的五味子与南五味子，2005年版《中国药典》分开的葛根与粉葛，黄柏与关黄柏，金银花与山银花。

面对混淆品，一方面要厘清中药品种，这就要求临床专业人士掌握一定的看、闻、摸、尝的饮片辨识技能，不但要掌握正品饮片的特点，还要了解时下常见混淆品的种类和特点，避免误用、混用，影响临床疗效。另一方面，面对多品种基原的中药，可以加强临床研究，以临床疗效作为评价指标，以期开发新药源，实现中药资源的扩大与可持续利用。

二、中药饮片的优劣

中药的品种明确后，必须注意检查质量，如果药材品种使用正确，但质量不符合标准要求，同样不能入药。影响中药质量的因素有中药的道地性，中药栽培，采收季节、时间，以及原料选择、加工、储藏等。

1. 优质药材的代表——道地药材 道地药材主要指某些地区生产的优质药材，由于品质优良，在国内外具有很高的信誉，已成为"货真价实，质优可靠"的代名词。一些药材为了说明是优质品，常在药名前冠以道地产区，如云茯苓、建泽泻。据统计，传统道地药材有200余种，生产数量和产值均占80%以上。

表2-3 道地药材特征

中药名	产区	药材特征
细辛	关药	气味浓烈、辛香
防风	关药	主根发达，色棕黄，根头部有蚯蚓头
酸枣仁	北药	粒大、饱满、油润、外皮色红棕
知母	北药	肥大、柔润、质坚、色白、嚼之发黏
广藿香	广药	主茎矮，叶大柔软，气清香

2. 劣药的定义 《药品管理法》第98条规定："禁止生产（包括配制）、销售、使用假药、劣药"，同时还规定：有下列情形之一的，为劣药：①药品成份的含量不符合国家药品标准；②被污染的药品；③未标明或者更改有效期的药品；④未注明或者更改产品批号的药品；⑤超过有效期的药品；⑥擅自添加防腐剂、辅料的药品；⑦其他不符合药品标准的药品。目前药品标准尚没有规定饮片的有效期。中药饮片中的劣药主要指上述情形①、②、④、⑥、⑦。我国药品标准在中药的"含量测定"项规定了成分含量，可以据此判断是否为劣药，如规定白芍药材含芍药苷不得少于1.6%，白芍饮片不得少于1.2%。在中药领域，劣药可以归纳为不符合国家药品标准规定的各项指标的中药。

表2-4 常见劣药

品名	劣品原因	性状特点
劣防风	一年生栽培品	无"蚯蚓头""红眼圈"等特征，主根多分枝，木质部占断面的比例明显大于1/2
劣白及	不适时采收	多瘦瘪，外皮棕褐色，断面淡棕褐色或黄褐色，味微苦，黏性差
劣淡豆豉	发酵不到位	表面覆盖一层白霜，断面色浅，质硬，无香气
劣清半夏	加白矾量超标	表面有灰白色细小颗粒状物，味涩
劣桔梗	久贮变色	断面皮部浅棕色，形成层环棕褐色，木部淡棕色，近中心部色较淡
劣独活	久贮或干燥不当泛油	皮部暗棕褐色，木部暗棕色，略带败油气
劣丹参	提取后染色丹参	外表皮、切面多为棕红色。水浸，水即刻呈淡红色。味淡

历来鉴别中药材的正品、地方习用品、伪品、混淆品、劣品无统一明确的划分界限，参考中国药品生物制品检定所、广东省药品检验所编著的《中国中药材真伪鉴别图典》可将以上分为三大类：正品、非正品、伪制品。其中非正品泛指中药材的劣品、地方习用品和各种原因导致的中药材混淆品。

掌握中药饮片辨识基本技能，区别中药饮片的正品、非正品、伪制品，有利于掌握中药的真伪优劣，从而保证中药安全和有效这一基本属性。

第三章　中药饮片的贮藏保管 ▷▷▷▷
....

　　中药（包括中药材、中药饮片及中成药）在运输、贮藏过程中，如果管理不当，养护不善，在外界条件和自身性质相互作用下，就会逐渐发生物理、化学或生理生化变化，出现发霉、虫蛀、变色、变味、泛油、风化等变化，直接影响药物的质量与疗效，这种现象称为中药的变异现象。中药的变异现象不仅取决于中药自身的性质（包括所含化学成分及其性质、含水量等），而且和外界的环境密切相关。掌握中药各种变异现象及特色，了解发生变异的原因，才能有效地进行防治，从而保证临床用药的安全有效。

一、影响中药变异的常见外界因素

　　主要的影响因素包括温度、湿度、空气、日光、微生物、虫害及鼠害。

　　1. 温度　中药材在常温下成分基本稳定，利于贮藏，但当温度升至34℃以上时，某些中药就会发生变异，如含油脂较多的杏仁、柏子仁等油分外溢，含糖类较多的黄精、玉竹粘连、变味等。而温度低于0℃时，某些含水量较高的中药材（如鲜地黄、鲜石斛等）所含水分就会结冰，细胞壁及原生质受损，从而导致中药疗效降低。

　　2. 湿度　湿度可影响中药的含水量，直接引起中药的潮解、溶化、糖质分解、霉变、风化、干裂等各种变化。

　　3. 空气　空气中的氧和臭氧也对中药的质变起着关键作用。害虫的生长发育及繁殖都离不开氧，因此，改变空气成分的组成比例是防治仓虫的有效途径之一。

　　4. 日光　长时间的日光照射会促使中药成分发生氧化、分解、聚合等光化反应，日光中的紫外线和热还可使含蛋白质的中药材变性、色素分解、加速鞣质产生沉淀。

　　5. 微生物　微生物是中药材发霉、腐烂的主要因素，中药材中的营养物质，包括脂肪、蛋白质、碳水化合物和水分等有利于微生物的生长繁殖，其中霉菌类是造成中药发霉变质的主要微生物。

　　6. 害虫　由于中药来源广泛，受采收、加工、运输、贮藏、包装等多种传播途径的影响，加之害虫生物学特性多样，容易构成对药物不同程度的污染和危害。在常用的中药饮片中，易被虫蛀的占40%以上。

　　7. 鼠害　鼠类易破坏中药的包装，造成药物窃食，同时还可造成排泄物污染、病毒及致病菌传播等危害，尤其是死鼠对中药材危害更大。

二、贮藏中常见的中药变异现象

　　1. 虫蛀　虫蛀是指害虫侵入中药内部所引起的破坏性作用。中药材（饮片）及其制剂大都含有淀粉、脂肪、糖、氨基酸等，营养丰富，当温度在 25 ~ 32℃、空气相对湿度在 70% ~ 80%，中药材及饮片含水量在 15% 以上时，极易滋生害虫，发生虫蛀。中药经虫蛀后，会形成蛀孔，产生蛀粉，成分损耗，且会受排泄物污染，造成疗效降低，甚至完全失效。如泽泻、莲子、甘草、党参等最易受虫蛀蚀心。

2. 发霉　发霉是指在适当温度（20 ~ 35℃）和湿度（相对湿度 75% 以上或中药含水量超过 15%）和足够的营养条件下，中药表面附着或内部寄生的霉菌繁殖滋生的现象。它能够侵蚀药材内部组织，使其成分变质，以致失效。

3. 变色　变色是指中药在采收、加工、贮藏过程中，由于受到温度和空气、日光的影响而引起中药自身原有色泽改变的现象。变色的原因主要是中药所含化学成分不稳定，或由于酶的作用而发生氧化、聚合、水解等反应而产生新的有色物质。例如花类药材，光线直射过久，就会褪色。颜色的变化不仅影响外观，更重要的是可能发生有效成分的变化。

4. 走油　又叫"泛油"，是指含有脂肪油、挥发油、黏液质、糖类等成分较多的中药，在温度和湿度较高的条件下，出现的油润、返软、发黏、颜色变深等现象。因此，贮藏这类中药，必须放于阴凉干燥处。

此外，常见的变异现象还包括中药的气味散失、风化、潮解、粘连融化、升华、腐烂等。因此，要恰当地贮藏中药，以避免上述常见中药变异现象的发生。

三、常用的中药贮藏与养护方法

1. 干燥养护　干燥是保存中药的最基本条件，因为没有水分，许多化学变化就不会发生，微生物也不易生长。常用的干燥方法有晒干法、阴干法、烘干法、木炭干燥法、生石灰干燥法、通风干燥法、密封吸湿干燥法、微波干燥和远红外干燥、太阳能集热器干燥等方法。如酸枣仁、知母宜阴干；大黄、山药可以烘干；人参、鹿茸采用石灰干燥法；款冬花、红花运输时常采用木炭干燥法。

2. 冷藏养护　采用低温（0 ~ 10℃）贮存方法，可以有效防止不宜烘、晾中药的生虫、发霉、变色等变异现象发生。低温冷藏不仅可以防止中药的有效成分变化或散失，还可以防止菌类孢子和虫卵的繁殖。如人参、哈蟆油等常用此法。

3. 密封养护　密封或密闭贮藏可以避免外界空气、光线、温度、湿度、微生物、害虫等影响中药质量。可在密闭容器中添加石灰、沙子、糠壳、木炭等吸湿剂或贮藏于地下室。如刺猬皮、蜣螂虫等动物类药材可以采用生石灰埋藏贮存，熟地、桂圆等可用薄膜材料密封于密闭容器贮藏等。

4. 化学药剂养护　本法主要适用于储存大量药材的仓库。但由于化学杀虫剂往往对人体也有不良影响，因此适用于中药防霉杀虫剂很少，以选择毒性小的为宜，常选用不易残留的化学熏蒸法来灭菌杀虫。常用磷化铝或硫黄熏蒸。需注意熏蒸后通风排毒。

5. 对抗同贮养护　利用不同性能的中药和特殊物质同贮具有相互制约，抑制虫蛀、霉变、泛油现象的传统贮藏养护方法。如泽泻、山药等与丹皮同贮防虫保色，藏红花与冬虫夏草同贮防虫蛀，花椒与地龙、蕲蛇、全蝎及白花蛇同贮防变质等。此外，乙醇或高浓度白酒是良好的杀菌剂，某些药物与乙醇或白酒密封贮存，也是较好的养护方法。

6. 气调养护 气调即空气组成的调整，简称"CA"贮藏，系指通过采用一定的技术措施调节或控制密封容器内的气体组成成分，降低氧的浓度以防中药变质的方法。是一种无毒、无污染、科学而经济的技术。

此外，近年来还出现^{60}Co 射线辐射技术、气幕防潮技术、气体灭菌技术、无菌包装技术、埃－京氏杀虫技术、高频介质电热杀虫技术等。应根据中药的品种、特性、季节气温的变化采取不同措施，对特殊中药重点保护，做到科学养护，保证质量，降低损耗。

对毒性药材也应有相应的贮藏和保存方法。毒性药材具体包括国务院、原卫生部列入剧毒药管理的 28 种中药材、中国药典一部记载的有毒药材（包括大毒、有毒和小毒药材）、其他法定标准中记载的有毒药材（雷公藤、昆明山海棠、秋水仙等）以及近几年新发现的毒性药材（如含马兜铃酸的广防己等）。剧毒药材，应写明"剧毒药"标签，设置专人、专处妥善保管，加强责任心，杜绝事故发生。

思考与练习

1. 贮藏不当对中药的疗效有影响吗？
2. 贮藏中有哪些变异现象？
3. 为什么要鉴别中药的真伪优劣？
4. 如何控制中药的质量？
5. 什么是药品标准？

各 论

第一章 解表药 ▷▷▷▷

【实训要求】

1. 掌握： 麻黄、桂枝、防风、羌活、白芷、薄荷、牛蒡子、菊花、葛根、柴胡的不同炮制品、用药部位及饮片的基本特征。

2. 熟悉： 细辛、苍耳子、升麻、蔓荆子的用药部位及饮片的基本特征。

3. 了解： 紫苏、荆芥、桑叶的饮片基本特征。

【重点和疑难点】

1. 结合多媒体教学，通过饮片辨识及课堂讨论，掌握与熟悉麻黄、桂枝、防风、羌活、白芷、薄荷、牛蒡子、菊花、葛根、柴胡、细辛、苍耳子、升麻、蔓荆子的鉴别。

2. 掌握相似中药（麻黄与细辛，羌活与升麻，防风与柴胡，粉葛与野葛，荆芥、紫苏叶与薄荷）的鉴别。

第一节 发散风寒药

麻 黄

[来源] 本品为麻黄科植物草麻黄 *Ephedra sinica* Stapf、中麻黄 *Ephedra intermedia* Schrenk et C. A. Mey. 或木贼麻黄 *Ephedra equisetina* Bge. 的干燥草质茎。

[产地加工] 主产于山西、河北、甘肃、内蒙古、新疆。秋季采割绿色的草质茎，晒干，除去木质茎、残根及杂质，切段。

[炮制品] 麻黄：除去木质茎、残根及杂质，切段。

蜜麻黄：取麻黄段，按蜜炙法炒至不粘手。每100kg麻黄，用炼蜜20kg。

[饮片辨识]

1. 麻黄：本品呈圆柱形的段。表面淡黄绿色至黄绿色，粗糙，有细纵脊线，节上有膜质鳞叶。体轻，质脆，切面中心显红棕色。气微香，味涩、微苦。（图 1 - 1）

辨识要点：节间纵棱节上膜，髓红棕色味苦涩。

2. 蜜麻黄：本品形如麻黄段。表面深黄色，微有光泽，略具黏性。有蜜香气，味甜。（图 1 - 1）

本品以干燥、茎粗、淡绿色、内心充实、味苦涩者为佳。

桂 枝

[来源] 本品为樟科植物肉桂 *Cinnamomum cassia* Presl 的干燥嫩枝。

[产地加工] 主产于广东、广西。春、夏二季采收，除去叶，晒干或切片晒干。

[炮制品] 桂枝：除去杂质，洗净，润透，切厚片，干燥。

[饮片辨识]

桂枝：本品呈类圆形或椭圆形厚片。表面红棕色至棕色，有时可见点状皮孔或纵棱线。切面皮部红棕色，木部黄白色或浅黄棕色，髓部类圆形或略呈方形，有特异香气，味甜、微辛。（图 1 - 2）

辨识要点：外皮棕红木部黄，香气特异髓略方。

本品以质嫩、色红棕、香气浓者为佳。

紫 苏 叶

[来源] 本品为唇形科植物紫苏 *Perilla frutescens* （L.）Britt. 的干燥叶（或带嫩枝）。

[产地加工] 主产于江苏、浙江、河北。夏季枝叶茂盛时采收。除去杂质，晒干，切碎。

[炮制品] 紫苏叶：除去杂质和老梗；或喷淋清水，切碎，干燥。

[饮片辨识]

紫苏叶：本品呈不规则的段或未切叶，叶多皱缩卷曲、破碎，完整者展平后呈卵圆形，边缘具圆锯齿；两面紫色，或上表面绿色，下表面紫色，疏生灰白色毛；叶柄紫色或紫绿色；嫩枝紫绿色，切面中部有髓；气清香，味微辛。（图 1 - 3）

辨识要点：叶背紫，气清香。

本品以色紫、香气浓者为佳。

附药：紫苏梗

[来源] 本品为唇形科植物紫苏 *Perilla frutescens* （L.）Britt. 的干燥茎。

[炮制品] 紫苏梗：除去杂质，稍浸，润透，切厚片，干燥。

[饮片辨识]

紫苏梗：本品呈类方形的厚片。表面紫棕色或暗紫色，有的可见对生的枝痕和叶痕。切面木部黄白色，有细密的放射状纹理，髓部白色，疏松或脱落。气微香，味淡。

辨识要点：茎四棱形色紫棕，髓部白色气微香。（图1-3）

生 姜

[来源] 本品为姜科植物姜 *Zingiber officinale* Rosc. 的新鲜根茎。

[产地加工] 主产于四川、贵州、湖北、广东、广西。秋、冬二季采挖，除去须根和泥沙。

[炮制品] 生姜：除去杂质，洗净。用时切厚片。

[饮片辨识]

生姜：本品呈不规则的厚片，可见指状分枝。切面淡黄色，内皮层环纹明显，维管束散在。气香特异，味辛辣。

辨识要点：切面淡黄色，环状内皮层，散在维管束，辛辣姜香气。

本品以质嫩者为佳。

附药：生姜皮

[来源] 本品为姜科植物姜 *Zingiber officinale* Rosc. 的根茎切下的外表皮。

[炮制品] 生姜皮：取净生姜，削取外皮。

[饮片辨识]

生姜皮：本品呈不规则的卷缩碎片。外表面灰黄色，有细皱纹，有的有线状的环节痕迹。内表面不平滑，可见黄色油点。体轻、质软。有生姜的特异香气，味微辛辣。

辨识要点：卷缩薄碎片，线状环节痕，皮呈灰黄色，体轻质地软。

附药：生姜汁

[来源] 本品系用生姜捣汁入药。

香 薷

[来源] 本品为唇形科植物石香薷 *Mosla chinensis* Maxim. 或江香薷 *Mosla chinensis* 'Jiangxiangru' 的干燥地上部分。前者习称"青香薷"，后者习称"江香薷"。

[产地加工] 青香薷主产于广东、广西、福建；江香薷主产于江西。夏季茎叶茂盛、花盛开时择晴天采割，除去杂质，阴干。

[炮制品] 香薷：除去残根及杂质，切段。

[饮片辨识]

1. 青香薷：本品基部紫红色，上部黄绿色或淡黄色，全体密被白色茸毛。茎方柱形，基部类圆形，节明显；质脆，易折断。叶对生，多皱缩或脱落，叶片展平后呈长卵形或披针形，暗绿色或黄绿色，边缘有3~5疏浅锯齿。穗状花序顶生及腋生，苞片圆卵形或圆倒卵形，脱落或残存；花萼宿存，钟状，淡紫红色或灰绿色，密被茸毛。小坚果4枚，近圆球形，有网纹。气清香而浓，味微辛而凉。（图1-4）

2. 江香薷: 本品表面黄绿色,质较柔软。叶片边缘有 5～9 疏浅锯齿。

香薷的辨识要点:白茸毛,茎四方,气清香,味辛凉。

本品以穗多、质嫩、叶青绿色、香气浓者为佳。

荆 芥

[来源] 本品为唇形科植物荆芥 *Schizonepeta tenuifolia* Briq. 的干燥地上部分。

[产地加工] 主产于江苏、浙江、江西、河北、湖北。多为栽培。夏、秋两季花开到顶、穗绿时采割,除去杂质,晒干。切段。

[炮制品] 荆芥:除去杂质,喷淋清水,洗净,润透,于 50℃ 烘 1 小时,切段,干燥。

[饮片辨识]

荆芥:本品呈不规则的段,茎呈方柱形,表面淡黄绿色或淡紫红色,被短柔毛。切面类白色,叶多已脱落。穗状轮伞花序。气芳香,味微涩而辛凉。(图 1－5)

辨识要点:茎方柱形皮紫红,穗状花序叶多落。

本品以茎细、色紫、穗多、香气浓者为佳。

附药:荆芥炭

[来源] 本品为唇形科植物荆芥 *Schizonepeta tenuifolia* Briq. 的干燥地上部分的炮制加工品。

[炮制品] 荆芥炭:取荆芥段,按炒炭法炒至表面焦黑色,内部焦黄色,喷淋清水少许,熄灭火星,取出,晾干。

[饮片辨识]

荆芥炭:本品呈不规则段。全体黑褐色。茎方柱形,体轻,质脆,断面焦褐色。叶对生,多已脱落。花冠多脱落,宿萼钟状。略具焦香气,味苦而辛。

防 风

[来源] 本品为伞形科植物防风 *Saposhnikovia divaricata*(Turcz.) Schischk. 的干燥根。

[产地加工] 主产于黑龙江、内蒙古、吉林、辽宁。春、秋两季采挖未抽花茎植株的根,除去须根及泥沙,晒干。切厚片。

[炮制品] 防风:除去杂质,洗净,润透,切厚片,干燥。

[饮片辨识]

防风:本品为圆形或椭圆形的厚片。外表皮灰棕色,有纵皱纹,有的可见横长皮孔样凸起、密集的环纹或残存的毛状叶基(俗称"蚯蚓头")。切面皮部浅棕色,有裂隙,木部浅黄色,有放射状纹理(俗称"红眼圈")。气特异,味微甘。

辨识要点:根头形似"蚯蚓头",切面状如"红眼圈"。

本品以切面皮部色浅棕、木部色黄者为佳。

羌 活

[来源] 本品为伞形科植物羌活 *Notopterygium incisum* Ting ex H. T. Chang 或宽叶羌活 *Notopterygium forbesii* H. de Boiss. 的干燥根茎及根。

[产地加工] 主产于四川、甘肃、青海。春、秋两季采挖，除去须根及泥沙，晒干。切片。

[炮制品] 羌活：除去杂质，洗净，润透，切厚片，晒干。

[饮片辨识]

羌活：本品呈厚片。表面棕褐色至黑褐色，外皮脱落处呈黄色，常见紧密环节，节上有多数点状或瘤状凸起的根痕及棕色破碎鳞片。断面皮部黄棕色至暗棕色，有棕色油点，木部黄白色，射线明显，髓部黄色至黄棕色。体轻，质脆。气香，味微苦而辛。（图1-6）

辨识要点：**层次分明油点棕，射线明显香气浓。**

本品以外表面皮色棕褐、切面油点多、气味浓者为佳。

白 芷

[来源] 本品为伞形科植物白芷 *Angelica dahurica* (Fisch. ex Hoffm.) Benth. et Hook. f. 或杭白芷 *Angelica dahurica* (Fisch. ex Hoffm.) Benth. et Hook. f. var. *formosana* (Boiss.) Shan et Yuan 的干燥根。

[产地加工] 主产于浙江、四川、河南、河北。夏、秋间叶黄时采挖，除去须根和泥沙，晒干或低温干燥。切厚片。

[炮制品] 白芷：除去杂质，分开大小个，略浸，润透，切厚片，干燥。

[饮片辨识]

白芷：本品呈类圆形的厚片，外表皮灰棕色或黄棕色，切面白色或灰白色，有粉性，形成层环棕色，近方形或近圆形，皮部散有多数棕色油点。气芳香，味辛，微苦。（图1-7，图对比辨识-1）

辨识要点：**色白粉性环明显，环外油点嗅之香。**

本品以粉性足、棕色油点多、香气浓郁者为佳。

细 辛

[来源] 本品为马兜铃科植物北细辛 *Asarum heterotropoides* Fr. Schmidt var. *mandshuricum* (Maxim.) Kitag.、汉城细辛 *Asarum sieboldii* Miq. var. *seoulense* Nakai 或华细辛 *Asarum sieboldii* Miq. 的干燥根和根茎。

[产地加工] 前两种习称"辽细辛"，主产于辽宁、吉林、黑龙江；后一种习称"华细辛"，主产于陕西。夏季果熟期或初秋采挖，除净地上部分和泥沙，阴干。切段。

[炮制品] 细辛：除去杂质，喷淋清水，稍润，切段，阴干。

[饮片辨识]

细辛：本品呈不规则的段，根茎呈不规则圆形，外表皮灰棕色，有时可见环形的

节。根细，表面灰黄色，平滑或有纵皱纹，切面黄白色或白色。气辛香，味辛辣、麻舌。（图对比辨识-4）

辨识要点：根细气香，味辛麻舌。

本品以根灰黄、干燥、味辛辣而麻舌者为佳。

藁 本

[来源] 本品为伞形科植物藁本 *Ligusticum sinense* Oliv. 或辽藁本 *Ligusticum jeholense* Nakai et Kitag. 的干燥根茎和根。

[产地加工] 藁本主产于四川、湖北、陕西。辽藁本主产于辽宁。秋季茎叶枯萎或次春出苗时采挖，除去泥沙，晒干或烘干。切厚片。

[炮制品] 藁本：除去杂质，洗净，润透，切厚片，晒干。

[饮片辨识]

1. 藁本片：本品呈不规则的厚片，外表皮棕褐色至黑褐色，粗糙。切面黄白色至浅黄褐色，具裂隙或孔洞，纤维性。气浓香，味辛、苦、微麻。（图1-8）

2. 辽藁本片：本品外表皮可见根痕和残根凸起呈毛刺状，或有呈枯朽空洞的老茎残基。切面木部有放射状纹理和裂隙。

藁本的辨识要点：老茎残基留空洞，纤维性强多裂缝。

本品以外表皮色棕褐、切面黄色、香气浓者为佳。

苍 耳 子

[来源] 本品为菊科植物苍耳 *Xanthium sibiricum* Patr. 的干燥成熟带总苞的果实。

[产地加工] 主产于山东、江苏、湖北。秋季果实成熟时采收，干燥，除去梗、叶等杂质。

[炮制品] 苍耳子：除去杂质。

炒苍耳子：取净苍耳子，按清炒法炒至黄褐色，去刺，筛净。

[饮片辨识]

1. 苍耳子：本品呈纺锤形或卵圆形，表面黄棕色或黄绿色，密被钩刺或刺痕，顶端有2枚较粗的刺，分离或相连，基部有果梗痕。质硬而韧。气微，味微苦。

辨识要点：果实椭圆形，表面钩刺生。

2. 炒苍耳子：本品形如苍耳子，表面黄褐色，有刺痕。微有香气。（图1-9）

辨识要点：炒后气微香，刺去色褐黄。

本品以粒大、饱满、色黄绿者为佳。

附药：苍耳草

[来源] 本品为菊科植物苍耳 *Xanthium sibiricum* Patr. 的茎叶。

[炮制品] 苍耳草：除去杂质及老梗；或喷淋清水，切碎，干燥。

[饮片辨识]

苍耳草：本品茎呈稍扁的圆柱形。表面棕黄或棕褐色，散有黑褐色斑点，有纵纹，被白色短毛，上部有分枝。质脆，断面髓部疏松，类白色。叶互生，叶片多皱缩，展平后呈卵状三角形，先端尖，基部浅，心形，有不规则粗锯齿，上表面灰绿色，下表面色较淡，均被疏毛。气微，味微苦。

辨识要点：叶面灰绿叶背淡，茎有纵纹黑褐斑。

辛 夷

[来源] 本品为木兰科植物望春花 *Magnolia biondii* Pamp.、玉兰 *Magnolia denudata* Desr. 或武当玉兰 *Magnolia sprengeri* Pamp. 的干燥花蕾。

[产地加工] 主产于河南、四川、山西、湖北、安徽。玉兰多为庭园栽培。冬末春初花未开放时采收，除去枝梗，阴干。

[炮制品] 辛夷：拣净枝梗杂质，干燥。

[饮片辨识]

辛夷：本品呈长卵形，似毛笔头，基部常具短梗。外表面密被灰白色或灰绿色茸毛，略有光泽。内表面类棕色，无毛。体轻，质脆。气芳香，味辛凉、稍苦。(图1-10)

辨识要点：花蕾形似毛笔头，密被茸毛气芳香。

本品以完整、花蕾未开放、色黄绿者为佳。

葱 白

[来源] 本品为百合科植物葱 *Allium fistulosum* Linnaeus 和分葱 *Allium fistulosum* L. var. *caespitosum* Makino 的新鲜鳞茎。

[产地加工] 全国各地均有种植。随时可采，采挖后，切去须根及叶，剥去外膜。

[炮制品] 葱白：剥去外膜，洗净。

[饮片辨识]

葱白：本品为类圆柱形鳞茎，由多层膜质鳞片合裹而成。表面类白色，光滑，具纵纹。有葱臭气，味辛辣。

辨识要点：多层鳞茎圆柱形，色白光滑葱气冲。

胡 荽

[来源] 本品为伞形科芫荽 *Coriandrum sativum* L. 的全草。

[产地加工] 全国各地均有种植。八月果实成熟时连根挖起，去净泥土。

[饮片辨识]

胡荽：本品为干燥的全草，叶多卷缩脱落，呈草黄色。茎亦枯萎。根须卷曲，有浓烈的特殊香味。

辨识要点：绿色皱缩叶，气香名香菜。

本品以色带青、香气浓厚者为佳。

西河柳

[来源] 本品为柽柳科植物柽柳 *Tamarix chinensis* Lour. 的干燥细嫩枝叶。

[产地加工] 全国大部分地区均产。夏季花未开时割取细嫩枝叶，阴干。切段。

[炮制品] 西河柳：除去老枝及杂质，洗净，稍润，切段，干燥。

[饮片辨识]

西河柳：本品呈圆柱形的段。表面灰绿色或红褐色，叶片常脱落而残留凸起的叶基。切面黄白色，中心有髓。气微，味淡。

辨识要点：茎圆灰绿或红褐，叶基残留叶片脱。

本品以色绿、枝叶细嫩者为佳。

第二节　发散风热药

薄　荷

[来源] 本品为唇形科植物薄荷 *Mentha haplocalyx* Briq. 的干燥地上部分。

[产地加工] 主产于江苏、浙江。夏、秋二季茎叶茂盛或花开至三轮时，选晴天，分次采割，晒干或阴干。切段。

[炮制品] 薄荷：除去老茎及杂质，略喷清水，稍润，切短段，及时低温干燥。

[饮片辨识]

薄荷：本品呈不规则的段，茎方柱形。表面紫棕色或淡绿色，有纵棱线，棱角处具茸毛。切面白色，中空。叶多破碎，上表面深绿色，下表面灰绿色，稀被茸毛。轮状花序腋生，花萼钟状，先端5齿裂，花冠淡紫色。揉搓后有特殊清凉香气，味辛凉。（图1-11）

辨识要点：茎有纵棱形四方，轮状花序气清凉。

本品以叶多、色绿、气味浓者为佳。

牛　蒡　子

[来源] 本品为菊科植物牛蒡 *Arctium lappa* L. 的干燥成熟果实。

[产地加工] 主产于河北、吉林、辽宁、浙江。秋季果实成熟时采收果序，晒干，打下果实，除去杂质，再晒干。

[炮制品] 牛蒡子：除去杂质，洗净，干燥。用时捣碎。

炒牛蒡子：取净牛蒡子，按照清炒法炒至略鼓起、微有香气。用时捣碎。

[饮片辨识]

1. 牛蒡子：本品呈长倒卵形，略扁，微弯曲。表面灰褐色，带紫黑色斑点，有数条纵棱，通常中间1~2条较明显。顶端钝圆，稍宽，顶面有圆环，中间具点状花柱残迹。果皮较硬。气微，味苦后微辛而稍麻舌。（图1-12）

辨识要点：灰褐果实倒卵形，紫黑斑点有纵棱。

2. 炒牛蒡子： 形似牛蒡子，色泽加深，略鼓起，微有香气。

本品以粒大、饱满、色灰褐者为佳。

蝉　蜕

[**来源**] 本品为蝉科昆虫黑蚱 *Cryptotympana pustulata* Fabricius 的若虫羽化时脱落的皮壳。

[**产地加工**] 主产于山东、河北、河南、江苏、浙江。夏、秋二季采集，除去泥沙，晒干。

[**炮制品**] 蝉蜕：除去杂质，洗净，干燥。

[**饮片辨识**]

蝉蜕：本品略呈椭圆形而弯曲。表面黄棕色，半透明，有光泽。额部先端突出，口吻发达。胸部背面呈十字形裂开，裂口向内卷曲。腹面有足3对，被黄棕色细毛。腹部钝圆。体轻，中空，易碎。气微，味淡。

辨识要点：蝉脱皮壳半透明，皮薄易碎体中空。

本品以体轻、色黄亮者为佳。

桑　叶

[**来源**] 本品为桑科植物桑 *Morus alba* L. 的干燥叶。

[**产地加工**] 全国大部分地区均产。初霜后采收，除去杂质，晒干。

[**炮制品**] 桑叶：除去杂质，搓碎，去柄，筛去灰屑。

[**饮片辨识**]

桑叶：本品多皱缩、破碎。完整者有柄，叶片展平后呈卵形或宽卵形，先端渐尖，基部截形、圆形或心形，边缘有锯齿或钝锯齿，有的不规则分裂。上表面黄绿色或浅黄棕色，有的有小疣状凸起；下表面颜色稍浅，叶脉突出，小脉网状，脉上被疏毛，脉基具簇毛。质脆。气微，味淡、微苦涩。（图1-13）

辨识要点：叶大卵形多皱缩，叶脉网状质地脆。

本品以色黄绿者为佳。

菊　花

[**来源**] 本品为菊科植物菊 *Chrysanthemum morifolium* Ramat. 的干燥头状花序。

[**产地加工**] 主产于浙江、安徽、河南、四川。9~11月花盛开时分批采收，阴干或焙干，或熏、蒸后晒干。药材按产地和加工方法的不同，分为"亳菊""滁菊""贡菊""杭菊"，以亳菊和滁菊品质最优。

[**炮制品**] 菊花：除去杂质，干燥。

[**饮片辨识**]

1. 亳菊： 本品呈倒圆锥形或圆筒形，有时稍压扁呈扇形，离散。总苞碟状；总苞片3~4层，卵形或椭圆形，草质，黄绿色或褐绿色，外面被柔毛，边缘膜质。花托半球形，无托片或托毛。舌状花数层，雌性，位于外围，类白色，直立，上举，纵向折缩，散生金黄色腺点；管状花多数，两性，位于中央，为舌状花所隐藏，黄色，顶端 5 齿裂。瘦果不发育，无冠毛。体轻，质柔润，干时松脆。气清香，味甘、微苦。（图 1－14）

2. 滁菊：本品呈不规则球形或扁球形。舌状花类白色，不规则扭曲，内卷，边缘皱缩，有时可见淡褐色腺点；管状花大多隐藏。

3. 贡菊：本品呈扁球形或不规则球形。舌状花白色或类白色，斜升，上部反折，边缘稍内卷而皱缩，通常无腺点；管状花少，外露。

4. 杭菊：本品呈碟形或扁球形，常数个相连成片。舌状花类白色或黄色，平展或微折叠，彼此粘连，通常无腺点；管状花多数，外露。（图 1－14）

菊花的辨识要点：头状花序分白黄，体轻微苦气清香。

本品以花朵完整、色鲜艳、香气浓郁者为佳。

蔓 荆 子

[来源] 本品为马鞭草科植物单叶蔓荆 *Vitex trifolia* L. var. *simplicifolia* Cham. 或蔓荆 *Vitex trifolia* L. 的干燥成熟果实。

[产地加工] 主产于山东、浙江、福建、江西。秋季果实成熟时采收，除去杂质，晒干。

[炮制品] 蔓荆子：除去杂质。

炒蔓荆子：取净蔓荆子，按清炒法微炒。用时捣碎。

[饮片辨识]

1. 蔓荆子：本品呈球形。表面灰黑色或黑褐色，被灰白色粉霜状茸毛，有纵向浅沟 4 条。顶端微凹，基部有灰白色宿萼及短果梗。体轻，质坚韧，不易破碎。气特异而芳香，味淡、微辛。（图 1－15）

辨识要点：黑褐球形白粉霜，质韧体轻有宿萼。

2. 炒蔓荆子：形似蔓荆子，表面黑色或黑褐色。

本品以粒大、饱满、气味浓者为佳。

柴 胡

[来源] 本品为伞形科植物柴胡 *Bupleurum chinense* DC. 或狭叶柴胡 *Bupleurum scorzonerifolium* Willd. 的干燥根。按性状不同，分别习称"北柴胡"和"南柴胡"。

[产地加工] 北柴胡主产于河北、河南、辽宁；南柴胡主产于湖北、江苏、四川。春、秋二季采挖，除去茎叶及泥沙，干燥。切段。

[炮制品] 柴胡：除去杂质及残茎，洗净，润透，切厚片，干燥。

醋柴胡：取柴胡片，按醋炙法炒干。

[饮片辨识]

1. 北柴胡：本品呈不规则厚片，外表皮黑褐色或浅棕色，有纵皱纹和支根痕。切面淡黄色，纤维性，质硬。气微香，味微苦。（图 1－16）

2. 南柴胡：本品呈类圆形或不规则片，外表皮红棕色或黑褐色，有时可见根头处

有细密环纹或有细毛状枯叶纤维，切面黄白色，平坦，有败油气。（图1-16）

柴胡的辨识要点：柴胡分南北，似柴多纤维。

3. 醋柴胡：形似柴胡，微有醋香气。

本品以外表皮黑褐、切面黄白色者为佳。

升 麻

[来源] 本品为毛茛科植物大三叶升麻 *Cimicifuga heracleifolia* Kom.、兴安升麻 *Cimicifuga dahurica*（Turcz.）Maxim. 或升麻 *Cimicifuga foetida* L. 的干燥根茎。

[产地加工] 主产于辽宁、黑龙江、河北、山西、四川。秋季采挖，除去泥沙，晒至须根干时，燎去或除去须根，晒干。切片。

[炮制品] 升麻：除去杂质，略泡，洗净，润透，切厚片，干燥。

[饮片辨识]

升麻：本品为不规则厚片。表面黑褐色或棕褐色，粗糙不平，有坚硬的细须根残留，上面有数个圆形空洞的茎基痕，洞内壁显网状沟纹；下面凹凸不平，有须根痕。体轻，质坚硬，不易折断，断面不平坦，有裂隙，纤维性，黄绿色或淡黄白色。气微，味微苦而涩。

辨识要点：切面裂隙有网纹，"鬼脸升麻"纤维性。

本品以外表皮黑褐、切面黄绿色者为佳。

葛 根

[来源] 本品为豆科植物野葛 *Pueraria lobata*（Willd.）Ohwi 的干燥根，药典称"葛根"；或为豆科植物甘葛藤 *Pueraria thomsonii* Benth. 的干燥根，药典称"粉葛"。

[产地加工] 野葛主产于河南、湖南、浙江、四川；甘葛藤主产于广西、广东。野葛在秋、冬二季采挖，多趁鲜切成厚片或小块，干燥；甘葛藤在秋、冬二季采挖，多除去外皮，稍干，截段或再纵切两半或斜切成厚片，干燥。

[炮制品] 葛根：除去杂质，洗净，润透，切厚片，晒干。

[饮片辨识]

1. 葛根：本品呈不规则的厚片、粗丝或方块；切面浅黄棕色至棕黄色；质韧，纤维性强，气微，味微甜。（图1-17）

辨识要点：纤维性强质地韧，色黄撕裂有粉尘。

2. 粉葛：本品呈不规则的厚片或立方块状。外表面黄白色或淡棕色。切面黄白色，横切面有时可见由纤维形成的浅棕色同心性环纹，纵切面可见由纤维形成的数条纵纹。体重，质硬，富粉性。气微，味微甜。（图1-17）

辨识要点：粉性体重质地硬，色白折断有纤维。

野葛以质疏松、切面纤维性强者为佳；粉葛以块大、质坚实、色白、粉性足、纤维少者为佳。

附药：葛花

[来源] 本品为豆科植物野葛 *Pueraria lobata*（Willd.）Ohwi 或甘葛藤 *Pueraria thomsonii* Benth. 的未开放的花蕾。

[炮制品] 葛花：拣去柄及杂质，晒干。

[饮片辨识]

葛花：本品呈扁肾形或长卵形。萼片灰绿色，基部连合，先端 5 裂，裂片长披针形，不等长，上部两片连合，下部一片较狭长。面密被黄白色毛茸。基部有两片披针钻形的小苞片。花冠紫色或浅棕色，5 枚，包于花萼内或伸出萼外。雄蕊 10，其中 9 枚连合。雄蕊近等长，子房线性，外被黄白色毛茸，花柱弯曲。气微弱，味淡。

辨识要点：扁肾花瓣蓝紫色，基部绿萼有毛茸。

淡 豆 豉

[来源] 本品为豆科植物大豆 *Glycine max*（L.）Merr. 的干燥成熟种子（黑豆）的发酵加工品。

[产地加工] 全国大部分地区均产。

[炮制品] 淡豆豉：取桑叶、青蒿各 70～100g，加水煎煮，滤过，煎液拌入净大豆 1000g 中，俟吸尽后，蒸透，取出，稍凉，再置容器内，用煎过的桑叶、青蒿渣覆盖，闷使发酵至黄衣上遍时，取出，除去药渣，洗净，置容器内再闷 15～20 天，至充分发酵、香气溢出时，取出，略蒸，干燥，即得。

[饮片辨识]

淡豆豉：本品呈椭圆形，略扁。表面黑色，皱缩不平。质柔软，断面棕黑色。气香，味微甘。（图 1–18）

辨识要点：表面皱缩质柔软，断面棕黑气味香。

本品以色黑、质柔、气香者为佳。

附药：大豆黄卷

[来源] 本品为豆科植物大豆 *Glycine max*（L.）Merr. 的成熟种子经发芽干燥的炮制加工品。

[炮制品] 大豆黄卷：取净大豆，用水浸泡至膨胀，放去水，用湿布覆盖，每日淋水 2 次，待芽长至 0.5～1cm 时，取出，干燥。

[饮片辨识]

大豆黄卷：本品略呈肾形；表面黄色或黄棕色，微皱缩，一侧有明显的脐点；一端有一弯曲的胚根；外皮质脆，多破裂或脱落，子叶 2，黄色，气微，味淡，嚼之有豆腥味。

辨识要点：黄色肾形有脐点，胚根弯曲豆腥味。

浮 萍

[来源] 本品为浮萍科植物紫萍 *Spirodela polyrrhiza*（L.）Schleid. 的干燥全草。

［产地加工］全国大部分地区均产。6～9月采收，洗净，除去杂质，晒干。

［炮制品］浮萍：洗净，除去杂质，晒干。

［饮片辨识］

浮萍：本品呈扁平叶状体，呈卵形或卵圆形。上表面淡绿色至灰绿色，偏侧有一小凹陷，边缘整齐或微卷曲。下表面紫绿色至紫棕色，着生数条须根。体轻，手捻易碎。气微，味淡。

辨识要点：上绿下紫叶状体，叶片下面生须根。

本品以色绿、背紫者为佳。

木 贼

［来源］本品为木贼科植物木贼 *Equisetum hiemale* L. 的干燥地上部分。

［产地加工］主产于黑龙江、吉林、辽宁、陕西、湖北。夏、秋二季采割，除去杂质，晒干或阴干。切段。

［炮制品］木贼：除去枯茎及残根，喷淋清水，稍润，切段，干燥。

［饮片辨识］

木贼：本品呈管状的段，表面灰绿色或黄绿色，有纵棱，棱上有多数细小光亮的疣状凸起。节明显，节上着生筒状鳞叶，叶鞘基部和鞘齿黑棕色，中部淡棕黄色。切面中空，周边有多数圆形的小空腔。气微，味甘淡、微涩，嚼之有沙粒感。

辨识要点：长管状，有纵棱，筒状鳞叶髓中空。

本品以茎粗长、色绿、质厚、不脱节者为佳。

谷 精 草

［来源］本品为谷精草科植物谷精草 *Eriocaulon buergerianum* Koern. 的干燥带花茎的头状花序。

［产地加工］主产于江苏、浙江、湖北。秋季采收，将花序连同花茎拔出，晒干。切段。

［炮制品］谷精草：取原药材，除去杂质，切段。

［饮片辨识］

谷精草：本品头状花序呈半球形，底部有苞片层层紧密排列，苞片淡黄绿色，有光泽，上部边缘密生白色短毛。花序顶部灰白色。揉碎花序，可见多数黑色花药及细小黄绿色未成熟的果实。花茎纤细，长短不一，淡黄绿色，有数条扭曲的棱线。质柔软。气微，味淡。

辨识要点：头状花序半球形，花茎纤细扭曲棱。

本品以花序大而紧密、色灰白、花茎短者为佳。

思考与练习

1. 简述麻黄主要炮制品及主要炮制方法。

2. 麻黄和桂枝的药用部位都是茎，有什么相同点和不同点？

3. 南柴胡、北柴胡的区别点是什么？

4. 柴葛和粉葛的异同点是什么？

5. 淡豆豉的炮制工艺是什么？简述过程。

6. 来源于唇形科、伞形科、豆科、菊科、毛茛科的解表药分别有哪些？各科的植物学特点是什么？

第二章　　清热药　▷▷▷▷

【实训要求】

1. 掌握： 石膏、知母、栀子、夏枯草、黄芩、黄连、黄柏、金银花、连翘、白头翁、牡丹皮、赤芍、地骨皮的不同炮制品、用药部位及饮片的基本特征。

2. 熟悉： 天花粉、芦根、竹叶、决明子、紫草、胡黄连的用药部位及饮片的基本特征。

3. 了解： 苦参、板蓝根、蒲公英、鱼腥草、射干、生地黄、玄参、青蒿、银柴胡的饮片基本特征。

【重点和疑难点】

1. 结合多媒体教学，通过饮片辨识及课堂讨论，掌握与熟悉石膏、知母、栀子、夏枯草、黄芩、黄连、黄柏、金银花、连翘、白头翁、牡丹皮、赤芍、地骨皮、天花粉、芦根、竹叶、决明子、紫草、胡黄连的鉴别。

2. 掌握相似中药（黄芩与黄连，胡黄连与黄连，天花粉与白芷）的鉴别。

第一节　　清热泻火药

石　膏

[来源] 本品为硫酸盐类矿物石膏族石膏，主含含水硫酸钙（$CaSO_4 \cdot 2H_2O$）。

[产地加工] 主产于湖北、安徽、山东，以湖北应城产者最佳。全年可采，采挖后，除去泥沙及杂石。

[炮制品] 生石膏：取原药材，洗净，干燥，打碎，除去杂石，粉碎成粗粉。

煅石膏：取石膏，照明煅法煅至酥松。

[饮片辨识]

1. 生石膏： 本品呈纤维状的集合体，呈长块状、板块状或不规则块状。白色、灰白色或淡黄色，有的半透明。体重，质软，纵断面具绢丝样光泽。气微，味淡。（图2-1）

辨识要点：白色块状半透明，体重质软绢丝样。

2. 煅石膏： 本品为白色的粉末或酥松块状物，表面透出微红色的光泽，不透明。体较轻，质软，易碎，捏之成粉。气微，味淡。

辨识要点：**白色微红不透明，捏之成粉质酥松。**

本品以白色、块大、半透明、纵断面如丝者为佳。

寒 水 石

[来源] 本品为硫酸盐类石膏族矿物石膏或为碳酸盐类方解石族矿物方解石，前者称"北寒水石"，后者称"南寒水石"。

[产地加工] 南寒水石主产于河南、安徽、江苏，北寒水石主产于辽宁、吉林、内蒙古。全年可采，采挖后，除去泥沙及杂石，打碎。

[炮制品] 寒水石：取原药材，除去杂质，洗净，干燥，用时打碎。

[饮片辨识]

1. 北寒水石：本品为纤维状集合体，呈扁平块状或厚板状。大小不一。淡红色，有的为白色。条痕白色。表面凹凸不平，侧面呈纵细纹理，具丝绢光泽。质较软，指甲可刻划成痕。易砸碎，断面显直立纤维状，粉红色。气微，味淡。

辨识要点：**质为石膏色淡红，药材习称"红石膏"。**

2. 南寒水石：本品主为菱面体集合体，呈斜方扁块状、斜方柱状。白色，有的稍带浅黄或浅红色调。表面光滑，有棱。透明至半透明。玻璃光泽，用小刀可刻划成痕。体较重，质硬而脆，易砸碎，碎片多呈斜方形或斜长方形。无臭，无味。

辨识要点：**打碎成方块，俗称"方解石"。**

南寒水石以色白、有光泽、击碎后呈方形、具棱角者为佳；北寒水石以纯净、片状、肉红色、有细丝纹、具光泽者为佳。

知 母

[来源] 本品为百合科植物知母 *Anemarrhena asphodeloides* Bge. 的干燥根茎。

[产地加工] 主产于河北、山西、陕西、内蒙古。春、秋二季采挖，除去须根及泥沙，晒干，习称"毛知母"；或除去外皮，晒干。切片。

[炮制品] 知母：除去杂质，洗净，润透，切厚片，干燥，去毛屑。

盐知母：取知母片，按照盐水炙法炒干。

[饮片辨识]

1. 知母：本品呈不规则类圆形的厚片；外表皮黄棕色或棕色；可见少量残存的黄棕色叶基纤维和凹陷或凸起的点状根痕。切面黄白色至黄色。气微，味微甜、略苦，嚼之带黏性。（图2-2）

辨识要点：**切面黄白为厚片，散在筋脉嚼之黏。**

2. 盐知母：形似知母，色黄或微带焦斑。味微咸。（图2-2）

本品以切面色黄白者为佳。

芦 根

[来源] 本品为禾本科植物芦苇 *Phragmites communis* Trin. 的新鲜或干燥根茎。

［产地加工］全国大部分地区均产。全年均可采挖，除去芽、须根及膜状叶，除去杂质，洗净，切段。

［炮制品］鲜芦根：取原药材，除去杂质，洗净，切段。

芦根：取鲜芦根，晒干。

［饮片辨识］

1. 鲜芦根：本品呈长圆柱形段，表面黄白色，有光泽，节呈环状。切面黄白色，中空，有小孔排列成环。气微，味甘。

辨识要点：表面光泽环状节，切面中空孔成环。

2. 芦根：本品呈扁圆柱形段，表面黄白色，节间有纵皱纹。切面中空，有小孔排列成环。

本品以条粗均匀、色黄白、有光泽、无须根者为佳。

天 花 粉

［来源］本品为葫芦科植物栝楼 *Trichosanthes kirilowii* Maxim. 或双边栝楼 *Trichosanthes rosthornii* Harms 的干燥根。

［产地加工］主产于山东、河南、安徽、四川。秋、冬二季采挖，洗净，除去外皮，切段或纵剖成瓣，干燥。

［炮制品］天花粉：洗净，润透，切厚片，干燥。

［饮片辨识］

天花粉：本品呈类圆形、半圆形或不规则厚片，外表皮黄白色或淡棕黄色，切面可见黄色木质部小孔，略呈放射状排列。气微，味微苦。（图2-3，图对比辨识-1）

辨识要点：黄白粉性折有筋，小孔排列放射状。

本品以块大、色白、粉性足、质坚细腻、筋脉少者为佳。

竹 叶

［来源］本品为禾本科植物淡竹 *Phyllostachys nigra*（Lodd.）Monro var. *henonis*（Mitf.）Stapf ex Rendle. 的叶。

［产地加工］主产于长江流域各省。全年均可采收。晒干。

［炮制品］竹叶：除去杂质，切段。

［饮片辨识］

竹叶：本品为狭披针形，先端渐尖，基部钝形，叶柄长约5mm，钝形边缘一侧较光滑，另一侧具小锯齿而粗糙。平行脉，小横脉甚显著。叶面深绿色，无毛，背面色较淡，基部有微毛。质薄而较脆。气弱，味淡。

辨识要点：叶薄而脆有叶柄。

本品以叶嫩、色绿、呈卷状者为佳。

淡 竹 叶

［来源］本品为禾本科植物淡竹叶 *Lophatherum gracile* Brongn. 的干燥茎叶。

[产地加工] 主产于浙江、江苏。夏季末抽花穗前采割，晒干。除去杂质，切段。

[炮制品] 淡竹叶：除去杂质，切段。

[饮片辨识]

淡竹叶：本品茎呈圆柱形，有节，表面淡黄绿色，断面中空。叶鞘开裂。叶片披针形，有的皱缩卷曲；表面浅绿色或黄绿色。叶脉平行，有横行小脉，形成长方形的网格状，下表面尤为明显。体轻，质柔韧。气微，味淡。（图2-4）

辨识要点：茎叶体轻质柔韧。

本品以叶多、色绿者为佳。

鸭跖草

[来源] 本品为鸭跖草科植物鸭跖草 *Commelina communis* L. 的干燥地上部分。

[产地加工] 全国大部分地区均产。夏、秋二季采收，晒干，切段。

[炮制品] 鸭跖草：除去杂质，洗净，切段，干燥。

[饮片辨识]

鸭跖草：本品呈不规则的段。茎有纵棱，节稍膨大。切面中心有髓。叶互生，多皱缩、破碎，完整叶片展平后呈卵状披针形或披针形，全缘，基部下延成膜质叶鞘，抱茎，叶脉平行。总苞佛焰苞状，心形。花瓣皱缩，蓝色。气微，味淡。

辨识要点：总苞心形花蓝色，叶披针形脉平行。

本品以色黄绿者为佳。

栀 子

[来源] 本品为茜草科植物栀子 *Gardenia jasminoides* Ellis. 的干燥成熟果实。

[产地加工] 主产于江西、湖南、湖北、浙江。9~11月果实成熟呈红黄色时采收，除去果梗及杂质，蒸至上气或置沸水中略烫，取出，干燥。

[炮制品] 栀子：除去杂质，碾碎。

炒栀子：取净栀子，按清炒法炒至黄褐色。

[饮片辨识]

1. 栀子：本品呈不规则的碎块。果皮表面红黄色或棕红色，有的可见翅状纵棱。种子多数，扁卵圆形，深红色或红黄色。气微，味微酸而苦。（图2-5）

辨识要点：颜色红黄翅状棱，种子多数扁圆形。

2. 炒栀子：形似栀子，黄褐色，有焦香气。

本品以皮薄、饱满、色黄、完整者为佳。

夏枯草

[来源] 本品为唇形科植物夏枯草 *Prunella vulgaris* L. 的干燥果穗。

[产地加工] 主产于江苏、浙江、安徽、河南、湖北。夏季果穗呈红棕色时采收，除去杂质。晒干。

［炮制品］夏枯草：除去杂质。

［饮片辨识］

夏枯草： 本品呈圆柱形，略扁；淡棕色至棕红色。全穗由数轮至数十轮宿萼与苞片组成，每轮有对生苞片 2 片，呈扇形，先端尖尾状，脉纹明显，外表面有白毛。每一苞片内有花 3 朵，花冠多已脱落，宿萼 2，唇形，内有小坚果 4 枚，卵圆形，棕色，尖端有白色凸起。体轻。气微，味淡。（图 2 - 6）

辨识要点：体轻棕色像麦穗，数轮宿萼与苞片。

本品以穗大、色棕红者为佳。

决 明 子

［来源］本品为豆科植物钝叶决明 *Cassia obtusifolia* L. 或决明（小决明）*Cassia tora* L. 的干燥成熟种子。

［产地加工］主产于安徽、广西、四川。秋季采收成熟果实，晒干，打下种子，除去杂质。

［炮制品］决明子：取原药材，除去杂质，洗净，干燥。用时捣碎。

炒决明子：取原药材，按清炒法炒至微鼓起，有香气。用时捣碎。

［饮片辨识］

1. 决明子： 本品略呈菱形或短圆柱形，两端平行倾斜；表面绿棕色或暗棕色，平滑有光泽。一端较平坦，另端斜尖，背腹面各有 1 条凸起的棱线，棱线两侧各有 1 条斜向对称而色较浅的线形凹纹。质坚硬，不易破碎。气微，味微苦。

辨识要点：两端平行菱方形，背腹起棱质坚硬。

2. 炒决明子： 形似决明子，微鼓起，表面绿褐色或暗棕色，偶见焦斑。微有香气。

本品以颗粒均匀、饱满、色绿棕者为佳。

密 蒙 花

［来源］本品为马钱科植物密蒙花 *Buddleja officinalis* Maxim. 的干燥花蕾和花序。

［产地加工］主产于湖北、四川、陕西、河南。春季花未开放时采收，除去杂质，干燥。

［炮制品］密蒙花：取原药材，除去杂质，干燥。

［饮片辨识］

密蒙花： 本品多为花蕾密聚的花序小分枝，呈不规则圆锥状。表面灰黄色或棕黄色，密被茸毛。花蕾呈短棒状，上端略大；花萼钟状，先端 4 齿裂；花冠筒状，与萼等长或稍长，先端 4 裂，裂片卵形；雄蕊 4，着生在花冠管中部。质柔软。气微香，味微苦、辛。

辨识要点：密蒙茸毛花密集，花蕾棒状色棕黄。

本品以色灰黄、花蕾密聚、茸毛多者为佳。

青 葙 子

[来源] 本品为苋科植物青葙 *Celosia argentea* L. 的干燥成熟种子。

[产地加工] 全国大部分地区均产。秋季果实成熟时采割植株或摘取果穗，晒干，收集种子，除去杂质。

[炮制品] 青葙子：取原药材，收集种子，除去杂质。

[饮片辨识]

青葙子：本品呈扁圆形，少数呈圆肾形，直径 1～1.5mm，表面黑色或红黑色，光亮，中间微隆起，侧边微凹处有种脐。种皮薄而脆。气微，味淡。（图 2-7）

辨识要点：又黑又亮小种子。

本品以颗粒饱满、色黑、光亮者为佳。

第二节　清热燥湿药

黄 芩

[来源] 本品为唇形科植物黄芩 *Scutellaria baicalensis* Georgi 的干燥根。

[产地加工] 主产于河北、山西、内蒙古、陕西。春、秋二季采挖，除去须根和泥沙，晒后撞去粗皮，晒干。

[炮制品] 黄芩片：除去杂质，置沸水中煮 10 分钟，取出，闷透，切薄片，干燥；或蒸半小时，取出，切薄片，干燥（注意避免暴晒）。

酒黄芩：取黄芩片，按酒炙法炒干。

[饮片辨识]

1. 黄芩片：本品呈类圆形或不规则形薄片。外表皮黄棕色或棕褐色。切面黄棕色或黄绿色，有放射状纹理。新根中央坚实，皮光而呈黄色，称为"子芩"或"条芩"；老根中间呈棕黑色枯朽状或已成空洞，称为"枯芩"。气微，味苦。（图 2-8）

辨识要点：切面色黄车轮纹，中央坚实或枯心。

2. 酒黄芩：形如黄芩片。略带炒焦斑，微有酒香气。

本品以外表皮棕黄色、切面色黄者为佳。

黄 连

[来源] 本品为毛茛科植物黄连 *Coptis chinensis* Franch.、三角叶黄连 *Coptis deltoidea* C. Y. Cheng et Hsiao 或云连 *Coptis teeta* Wall. 的干燥根茎。以上 3 种分别习称"味连""雅连""云连"。

[产地加工] 味连、雅连主产于四川、湖北。云连主产于云南。秋季采挖，除去须根和泥沙，干燥，撞去残留须根。

[炮制品] 黄连片：取原药材，除去杂质，润透后切薄片，晾干，或用时捣碎。

酒黄连：取净黄连，按酒炙法炒干。

姜黄连：取净黄连，按姜汁炙法炒干。

萸黄连：取吴茱萸加适量水煎煮，煎液与净黄连拌匀，待液吸尽，炒干。

[饮片辨识]

1. 黄连片：本品呈不规则的薄片，外表皮灰黄色或黄褐色，粗糙，有细小的须根。切面或碎断面鲜黄色或红黄色，具有放射状纹理。气微，味极苦。（图2－9）

辨识要点：切面鲜黄或红黄，味道极苦不敢尝。

2. 酒黄连：形似黄连片，色泽加深。略有酒香气。

3. 姜黄连：形似黄连片，表面棕黄色。有姜的辛辣味。

4. 萸黄连：形似黄连片，表面棕黄色。有吴茱萸辛辣香气。

本品以切面鲜黄、味极苦者为佳。

黄　柏

[来源] 本品为芸香科植物黄皮树 *Phellodendron chinense* Schneid. 的干燥树皮，《中国药典》称"黄柏"，习称"川黄柏"；或为芸香科植物黄檗 *Phellodendron amurense* Rupr. 的干燥树皮，《中国药典》称"关黄柏"。

[产地加工] 川黄柏主产于四川、贵州，关黄柏主产于辽宁、吉林、河北。剥取粗皮，晒干；润透，切片或切丝。

[炮制品] 黄柏：取原药材，除去杂质，喷淋清水，润透，切丝，干燥。

关黄柏：除去杂质，喷淋清水，润透，切丝，干燥。

盐黄柏：取黄柏丝，按盐水炙法炒干。

盐关黄柏：取关黄柏丝，按盐水炙法炒干。

黄柏炭：取黄柏丝，按炒炭法炒至表面焦黑色。

关黄柏炭：取关黄柏丝，按炒炭法炒至表面焦黑色。

[饮片辨识]

1. 黄柏：本品呈丝条状，外表面黄褐色或黄棕色，内表面暗黄色或淡棕色，有纵棱纹；切面纤维性，呈裂片状分层，深黄色；味极苦，嚼之有黏性。（图2－10）

辨识要点：味道极苦丝条状，切面深黄纤维性。

2. 关黄柏：本品呈丝状。外表面黄绿色或淡棕黄色，较平坦。内表面黄色或黄棕色。切面鲜黄色或黄绿色，有的呈片状分层。气微，味极苦。

辨识要点：味道极苦丝条状，切面黄绿纤维性。

3. 盐黄柏：本品形如黄柏丝，表面深黄色，偶有焦斑。味极苦，微咸。

4. 盐关黄柏：本品形如关黄柏丝，深黄色，偶有焦斑。略具咸味。

5. 黄柏炭：本品形如黄柏丝，表面焦黑色，内部深褐色或棕黑色。体轻，质脆，易折断。味苦涩。

6. 关黄柏炭：本品形如关黄柏丝，表面焦黑色，断面焦褐色。质轻而脆。味微苦、涩。

本品以皮厚、色鲜黄、味极苦者为佳。

龙 胆

[来源] 本品为龙胆科植物条叶龙胆 *Gentiana manshurica* Kitag.、龙胆 *Gentiana scabra* Bge.、三花龙胆 *Gentiana triflora* Pall. 或坚龙胆 *Gentiana rigescens* Franch. 的干燥根和根茎。前三种习称"龙胆",后一种习称"坚龙胆"。

[产地加工] 龙胆主产于吉林、辽宁、黑龙江、内蒙古,因以东北产量最大,故习称"关龙胆"。坚龙胆主产于云南。春、秋二季采挖,洗净,干燥,切段。

[炮制品] 龙胆:取原药材,除去杂质,洗净,润透,切段,干燥。

[饮片辨识]

1. 龙胆:本品呈不规则形的段。根茎呈不规则块片,表面暗灰棕色或深棕色。根圆柱形,表面淡黄色至黄棕色,有纵皱纹,有的有横皱纹。切面皮部黄白色至棕黄色,木部色较浅。气微,味甚苦。(图2-11,图对比辨识-4)

辨识要点:须根纵皱有横纹,名叫龙胆味极苦。

2. 坚龙胆:本品呈不规则形的段。根表面无横皱纹,膜质外皮已脱落,表面黄棕色至深棕色。切面皮部黄棕色,木部色较浅。

辨识要点:质地角质透明状,膜质外皮易脱落。

本品以色黄或色黄棕色者为佳。

秦 皮

[来源] 本品为木犀科植物苦枥白蜡树 *Fraxinus rhynchophylla* Hance、白蜡树 *Fraxinus chinensis* Roxb.、尖叶白蜡树 *Fraxinus szaboana* Lingelsh. 或宿柱白蜡树 *Fraxinus stylosa* Lingelsh. 的干燥枝皮或干皮。

[产地加工] 主产于陕西、河北、吉林、辽宁。春、秋二季剥取,晒干。

[炮制品] 秦皮:取原药材,除去杂质,洗净,润透,切丝,干燥。

[饮片辨识]

秦皮:本品呈长短不一的丝条状。外表面灰白色、灰棕色至黑棕色。内表面黄白色或棕色,平滑。切面纤维性。质硬。气微,味苦。

辨识要点:切面纤维丝条状,水泡会现蓝荧光。

本品以外表皮色灰白、味苦者为佳。

苦 参

[来源] 本品为豆科植物苦参 *Sophora flavescens* Ait. 的干燥根。

[产地加工] 我国大部分地区均产。春、秋二季采挖,除去根头及小支根,洗净,干燥;或趁鲜切片,干燥。

[炮制品] 苦参:取原药材,除去残留根头,大小分开,洗净,浸泡至约六成透

时，润透，切厚片，干燥。

[饮片辨识]

苦参：本品呈类圆形或不规则形的厚片。外表皮灰棕色或棕黄色，有时可见横长皮孔样凸起，外皮薄，常破裂反卷或脱落，脱落处显黄色或棕黄色，光滑。切面黄白色，纤维性，有放射状纹理及裂隙，有的可见同心性环纹。气微，味极苦。（图对比辨识-2）

辨识要点：外皮薄，常反卷，切面纤维味极苦。

本品以切面色黄白、味极苦者为佳。

白鲜皮

[来源] 本品为芸香科植物白鲜 *Dictamnus dasycarpus* Turcz. 的干燥根皮。

[产地加工] 主产于辽宁、河北、四川、江苏。春、秋二季采挖根部，除去泥沙及粗皮，剥取根皮，切片，干燥。

[炮制品] 白鲜皮：取根皮，除去杂质，洗净，稍润，切厚片，干燥。

[饮片辨识]

白鲜皮：本品呈不规则的厚片。外表皮灰白色或淡灰黄色，具细纵皱纹及细根痕，常有凸起的颗粒状小点；内表面类白色，有细纵纹。切面类白色，略呈层片状，有羊膻气，味微苦。（图2-12）

辨识要点：外皮凸起颗粒点，切面类白羊膻气。

本品以皮厚、色灰白、羊膻气浓者为佳。

第三节 清热解毒药

金银花

[来源] 本品为忍冬科植物忍冬 *Lonicera japonica* Thunb. 的干燥花蕾或带初开的花。

[产地加工] 主产于河南、山东。夏初花开放前采收，干燥。

[炮制品] 金银花：去除杂质。

[饮片辨识]

金银花：本品呈棒状，上粗下细，略弯曲，长2~3cm，上部直径约3mm，下部直径约1.5mm。表面黄白色或绿白色（贮久色渐深），密被短柔毛。偶见叶状苞片。花萼绿色，先端5裂，裂片有毛；开放者花冠筒状，先端2裂，唇形；雄蕊5，附于筒壁，黄色；雌蕊1，子房无毛。气清香，味淡、微苦。（图2-13）

辨识要点：密披柔毛棒球棒，色绿或黄气清香。

本品以花蕾多、色黄白、气清香者为佳。

附药：山银花

[来源]本品为忍冬科植物灰毡毛忍冬 *Lonicera macranthoides* Hand. – Mazz.、红腺忍冬 *Lonicera hypoglauca* Miq.、华南忍冬 *Lonicera confusa* DC.、成黄褐毛忍冬 *Lonicera fulvotomentosa* Hsu et S. C. Cheng 的干燥花蕾或带初开的花。

[炮制品]山银花：干燥，除去杂质。

[饮片辨识]

1. 灰毡毛忍冬：本品呈棒状而稍弯曲，长 3 ~ 4.5cm，上部直径约 2mm，下部直径约 1mm。表面绿棕色至黄白色。总花梗集结成簇，开放者花冠裂片不及全长之半。质稍硬，手捏之稍有弹性。气清香。味微苦甘。

2. 红腺忍冬：本品长 2.5 ~ 4.5cm，直径 0.8 ~ 2mm。表面黄白至黄棕色，无毛或疏被毛，萼筒无毛，先端 5 裂，裂片长三角形，被毛，开放者花冠下唇反转，花柱无毛。

3. 华南忍冬：本品长 1.6 ~ 3.5cm，直径 0.5 ~ 2mm。萼筒和花冠密被灰白色毛，子房有毛。

4. 黄褐毛忍冬：长 1 ~ 3.4cm，直径 1.5 ~ 2mm。花冠表面淡黄棕色或黄棕色，密被黄色茸毛。（图 2 – 13）

附药：忍冬藤

[来源] 为忍冬科植物忍冬 *Lonicera japonica* Thunb. 的干燥茎枝。

[炮制品]忍冬藤：除去杂质，洗净，闷润，切段，干燥。

[饮片辨识]

忍冬藤：本品呈不规则的段。表面棕红色（嫩枝），有的灰绿色，光滑或被茸毛；外皮易脱落。切面黄白色，中空。偶有残叶，暗绿色，略有茸毛。气微，老枝味微苦，嫩枝味淡。

辨识要点：老枝灰绿嫩棕红，切面黄白多中空。

连 翘

[来源]本品为木犀科植物连翘 *Forsythia suspensa*（Thunb.）Vahl 的干燥果实。

[产地加工]主产于山西、河南、陕西、湖北、山东。秋季果实初熟尚带绿色时采收，除去杂质，蒸熟，晒干，习称"青翘"；果实熟透时采收，晒干，除去杂质，习称"老翘"或"黄翘"。青翘采得后即蒸熟晒干，筛取籽实作"连翘心"用。

[炮制品]青翘：秋季果实初熟尚带绿色时采收，除去杂质，蒸熟，晒干。

老翘：果实熟透时采收，晒干，除去杂质。

[饮片辨识]

连翘：本品呈长卵形至卵形，稍扁。表面有不规则的纵皱纹及多数凸起的小斑点，两面各有 1 条明显的纵沟。顶端锐尖，基部有小果梗或已脱落。青翘多不开裂，表面绿褐色，凸起的灰白色小斑点较少；质硬；种子多数，黄绿色，细长，一侧有翅。老翘自顶端开裂或裂成两瓣，表面黄棕色或红棕色，内表面多为浅黄棕色，平滑，有一纵隔；

质脆；种子棕色，多已脱落。气微香，味苦。（图 2－14）

辨识要点：基部连合顶端翘，青翘绿褐老翘棕。

青翘以色较绿、不开裂者为佳；老翘以色较黄、瓣大、壳厚者为佳。

穿 心 莲

[来源] 本品为爵床科植物穿心莲 *Andrographis paniculata*（Burm. f.） Nees 的干燥地上部分。

[产地加工] 主产于广东、广西。秋初茎叶茂盛时采割，晒干。

[炮制品] 穿心莲：取原药材，除去杂质，洗净，切段，干燥。

[饮片辨识]

穿心莲：本品呈不规则的段。茎方柱形，节稍膨大，切面不平坦，有类白色髓。叶片多皱缩或破碎，完整者展平后呈披针形或卵状披针形。先端渐尖，基部楔形下延，全缘或波状；上表面绿色，下表面灰绿色，两面光滑。气微，味极苦。

辨识要点：茎方形，节膨大，颜色绿，味道苦。

本品以色绿、叶多者为佳。

大 青 叶

[来源] 本品为十字花科植物菘蓝 *Isatis indigotica* Fort. 的干燥叶。

[产地加工] 主产于江苏、河北、安徽、河南。夏、秋二季分 2~3 次采收，除去杂质，晒干。

[炮制品] 大青叶：取原药材，除去杂质，抢水洗，切碎，干燥。

[饮片辨识]

大青叶：本品呈不规则的碎段。叶片暗灰绿色，叶上表面有的可见色较深稍凸起的小点；叶柄碎片淡棕黄色。质脆。气微，味微酸、苦、涩。

辨识要点：叶暗灰绿色，质脆易碎裂。

本品以叶大完整、色暗灰绿者为佳。

板 蓝 根

[来源] 本品为十字花科植物菘蓝 *Isatis indigotica* Fort. 的干燥根。

[产地加工] 主产于江苏、河北。秋季采挖，除去泥沙，晒干。切片。

[炮制品] 板蓝根：取原药材，除去杂质，洗净，润透，切厚片，干燥。

[饮片辨识]

板蓝根：本品呈圆形的厚片。外表皮淡灰黄色至淡棕黄色，有纵皱纹。切面皮部黄白色，木部黄色。气微，味微甜后苦涩。（图 2－15，图对比辨识－2）

辨识要点：圆形厚片皮黄棕，金井玉栏见切面。

本品以片大均匀、体实、粉性大者为佳。

青　黛

〔来源〕本品为爵床科植物马蓝 *Baphicacanthus cusia*（Nees）Bremek.、蓼科植物蓼蓝 *Polygonum tinctorium* Ait. 或十字花科植物菘蓝 *Isatis indigotica* Fort. 的叶或茎叶经加工制得的干燥粉末、团块或颗粒。

〔产地加工〕主产于福建、广东、江苏、河北。福建所产品质最优，称"建青黛"。秋季采收以上植物落叶，加水浸泡，至叶腐烂，叶落脱皮时，捞去落叶，加适量石灰乳，充分搅拌至浸液由乌绿色转为深红色时，捞取液面泡沫，晒干而成。

〔炮制品〕青黛：取原药材，加工制成干燥粉末、团块或颗粒。

〔饮片辨识〕

青黛：本品呈深蓝色的粉末，体轻，易飞扬。或呈不规则多孔性的团块、颗粒，用手搓捻即成细末。微有草腥气，味淡。

辨识要点：**体轻深蓝草腥气，青出于蓝胜于蓝。**

本品以粉细、色蓝、质轻而松、能浮于水面，以火烧之呈紫红色火焰者为佳。

贯　众

〔来源〕本品为鳞毛蕨科植物粗茎鳞毛蕨 *Dryopteris crassirhizoma* Nakai 的干燥根茎和叶柄残基，药典称"绵马贯众"。紫萁科植物紫萁 *Osmunda japonica* Thunb.、球子蕨科植物荚果蕨 *Matteuccia struthiopteris*（L.）Todaro、乌毛蕨科植物乌毛蕨 *Blechnum orientale* L.、狗脊蕨 *Woodwardia japonica*（L. f.）Sm.、苏铁蕨 *Brainea insignis*（Hook.）J. Sm.、蹄盖蕨科植物蛾眉蕨 *Lunathyrium acrostichoides*（Sw.）Ching 等的带叶柄残基的根茎在不同地区亦作贯众入药。

〔产地加工〕主产于黑龙江、辽宁、吉林，习称"东北贯众"或"绵马贯众"。秋季采挖，削去叶柄、须根，除去泥沙，晒干。切片。

〔炮制品〕贯众：除去杂质，喷淋清水，洗净，润透，切厚片，干燥，筛去灰屑，即得。

贯众炭：取绵马贯众片，按炒炭法炒至表面焦黑色时，喷淋清水少许，熄灭火星，取出，晾干。

〔饮片辨识〕

1. 贯众：本品呈不规则的厚片或碎块，根茎外表面黄棕色至黑褐色，多被有叶柄残基，有的可见棕色鳞片，切面淡棕色至红棕色，有黄白色维管束小点，环状排列。气特异，味初淡而微涩，后渐苦、辛。

辨识要点：**其茎一本众枝贯，维管束点环状排。**

2. 贯众炭：本品为不规则的厚片或碎片，表面焦黑色，内部焦褐色，味涩。

本品以切面棕色、须根少者为佳。

蒲 公 英

〔来源〕本品为菊科植物蒲公英 *Taraxacum mongolicum* Hand. – Mazz.、碱地蒲公英

Taraxacum borealisinense Kitam. 或同属数种植物的干燥全草。

［产地加工］全国大部分地区均产。春至秋季花初开时采挖，除去杂质，洗净，晒干。

［炮制品］蒲公英：取原药材，除去杂质，洗净，切段，干燥。

［饮片辨识］

蒲公英：本品呈不规则的段。根表面棕褐色，抽皱；根头部有棕褐色或黄白色的茸毛，有的已脱落。叶多皱缩破碎，绿褐色或暗灰绿色，完整者展平后呈倒披针形，先端尖或钝，边缘浅裂或羽状分裂，基部渐狭，下延呈柄状。头状花序，总苞片多层，花冠黄褐色或淡黄白色，有时可见有白色冠毛的长椭圆形瘦果。气微，味微苦。（图2-16）

辨识要点：有花有果白冠毛，有叶有根一团草。

本品以叶多、色灰绿、带根者为佳。

紫花地丁

［来源］本品为堇菜科植物紫花地丁 *Viola yedoensis* Makino 的干燥全草。

［产地加工］主产于江苏、浙江、安徽、福建、河南。春、秋二季采收，除去杂质，晒干。

［炮制品］紫花地丁：除去杂质，洗净，切碎，干燥。

［饮片辨识］

紫花地丁：本品多皱缩成团。主根长圆锥形，淡黄棕色，有细纵皱纹。叶基生，灰绿色，展平后叶片呈披针形或卵状披针形。先端钝，基部截形或稍心形，边缘具钝锯齿，两面有毛。叶柄细，上部具有明显狭翅。花茎纤细，花瓣5枚，紫色或淡棕色；花距细管状。蒴果椭圆形或3裂，种子多数，淡棕色。气微，味微苦而稍黏。

辨识要点：主根圆锥叶柄细，蒴果三瓣如稻壳。

本品以完整、主根圆锥形、叶灰绿色、叶柄具明显狭翅、花紫色者为佳。

野 菊 花

［来源］本品为菊科植物野菊 *Chrysanthemum indicum* L. 的干燥头状花序。

［产地加工］主产于广西、湖南、江苏。秋、冬二季花初开放时采摘，晒干，或蒸后晒干。

［炮制品］野菊花：去除杂质晒干，或蒸后晒干。

［饮片辨识］

野菊花：本品呈类球形，棕黄色。总苞由4~5层苞片组成，外层苞片卵形或条形，外表面中部灰绿色或浅棕色，通常被白毛，边缘膜质；内层苞片长椭圆形，膜质，外表面无毛；总苞基部有的残留总花梗。舌状花1轮，黄色至棕黄色，皱缩卷曲。管状花多数，深黄色。体轻。气芳香，味苦。

辨识要点：类球形，被白毛，头状花序气芳香。（图1-14）

本品以完整、色黄、香气浓者为佳。

重 楼

[来源] 本品为百合科植物云南重楼 *Paris polyphylla* Smith var. *yunnanensis* (Franch.) Hand. – Mazz. 或七叶一枝花 *Paris polyphylla* Smith var. *chinensis* (Franch.) Hara 的干燥根茎。

[产地加工] 主产于云南、广西。秋季采挖，除去须根，洗净，晒干。

[炮制品] 重楼：取原药材，除去杂质，洗净，润透，切薄片，晒干。

[饮片辨识]

重楼：本品呈圆形薄片。表面黄棕色或灰棕色，外皮脱落处呈白色。密具层状凸起的粗环纹，一面结节明显，结节上有椭圆形凹陷茎痕，另一面有疏生的须根或疣状须根痕。顶端有鳞叶及茎的残基。质坚实，断面平坦，白色至浅棕色，粉性或角质。气微，味微苦、麻。

辨识要点：表面环节和根痕，切面黄白有小点。

本品以片大、坚实、断面色白、粉性足者为佳。

拳 参

[来源] 本品为蓼科植物拳参 *Polygonum bistorta* L. 的干燥根茎。

[产地加工] 主产于河北、山西、甘肃、山东、江苏。春初发芽时或秋季茎叶将枯萎时采挖，除去泥沙，晒干，去须根。

[炮制品] 拳参：取原药材，除去杂质，洗净，略泡，润透，切薄片，干燥。

[饮片辨识]

拳参：本品呈类圆形或近肾形的薄片。表面紫褐色或紫黑色。切面棕红色或浅棕红色，平坦，近边缘有一圈黄白色小点（维管束），气微，味苦、涩。

辨识要点：类圆形，棕红色，切面小点排成环。

本品以个大、质硬、断面浅红棕色者为佳。

漏 芦

[来源] 本品为菊科植物祁州漏芦 *Rhaponticum uniflorum* (L.) DC. 的干燥根。

[产地加工] 主产于河北、山东、陕西。春、秋二季采挖，除去须根和泥沙，晒干。

[炮制品] 漏芦：取原药材，除去杂质，洗净，润透，切厚片，晒干。

[饮片辨识]

漏芦：本品呈类圆形或不规则的厚片，外表皮暗棕色至黑褐色，粗糙，有网状裂纹，切面黄白色至灰黄色，有放射状裂隙；气特异，味微苦。

辨识要点：质轻易碎网状纹，切面裂隙放射状。

本品以切面具裂隙、色灰黑者为佳。

土茯苓

[来源] 本品为百合科植物光叶菝葜 *Smilax glabra* Roxb. 的干燥根茎。

[产地加工] 主产于广东、河南、湖北、浙江、安徽。夏、秋二季采挖，除去须根，洗净，干燥；或趁鲜切成薄片，干燥。

[炮制品] 土茯苓：取原药材，除去杂质，浸泡，洗净，润透，切薄片，干燥。

[饮片辨识]

土茯苓：本品呈类长圆形或不规则的薄片，边缘不整齐。切面类白色至淡红棕色，粉性，可见点状维管束及多数小亮点；以水湿润后有黏滑感。气微，味微甘、涩。

辨识要点：淡红棕，小亮点，沾水黏滑质略韧。

本品以粉性大、筋脉少、切面淡棕色者为佳。

鱼腥草

[来源] 本品为三白草科植物蕺菜 *Houttuynia cordata* Thunb. 的新鲜全草或干燥地上部分。

[产地加工] 主产于浙江、江苏、安徽、湖北。鲜品全年均可采割；干品夏季茎叶茂盛花穗多时采割，除去杂质，晒干。

[炮制品] 鲜鱼腥草：取原药材，除去杂质。

干鱼腥草：除去杂质，迅速洗净，切段，干燥。

[饮片辨识]

鱼腥草：本品呈不规则的段，茎呈扁圆柱形，表面淡红棕色至黄棕色，有纵棱；叶片多破碎，黄棕色至暗棕色；穗状花序黄棕色；搓碎有鱼腥气，味涩。（图2-17）

辨识要点：叶心性，花穗状，茎扁圆柱有纵棱，鱼腥气味颜色棕。

本品以叶多、色灰绿、有花穗、鱼腥气浓者为佳。

金荞麦

[来源] 本品为蓼科植物金荞麦 *Fagopyrum dibotrys* (D. Don) Hara 的干燥根茎。

[产地加工] 主产于陕西、江苏、江西、浙江。冬季采挖，除去茎和须根，洗净，晒干，切成厚片。

[炮制品] 金荞麦：取原药材，除去杂质，洗净，润透，切厚片干燥。

[饮片辨识]

金荞麦：本品呈不规则的厚片。外表皮棕褐色，或有时脱落。切面淡黄白色或淡棕红色；有放射状纹理，有的可见髓部，颜色较深。气微，味微涩。

辨识要点：粗外皮，棕褐色，切面纹理放射状。

本品以片大、断面黄白或黄棕色、质坚硬者为佳。

大血藤

[来源] 本品为木通科植物大血藤 *Sargentodoxa cuneata* (Oliv.) Rehd. et Wils. 的干

燥藤茎。

[产地加工] 主产于江西、湖北、湖南、江苏。秋、冬二季采收，除去侧枝，截段，干燥，切厚片。

[炮制品] 大血藤：取原药材除去杂质，洗净润透，晒干，切厚片干燥。

[饮片辨识]

大血藤：本品呈类椭圆形的厚片。外表皮灰棕色，粗糙。切面皮部红棕色，有数处向内嵌入木部，木部黄白色，有多数导管孔，射线呈放射状排列。气微，味微涩。（图2－18）

辨识要点：木部黄白车轮纹，皮部红棕有内嵌。

本品以片大、质坚、纹理清晰者为佳。

败 酱 草

[来源] 本品为败酱科植物败酱 *Patrinia scabiosifolia* Fisch. 或者白花败酱 *Patrinia villosa* Juss. 的干燥全草。

[产地加工] 全国大部分地区均产。夏、秋二季采收，全株拔起，除去泥沙，洗净，阴干或晒干。

[炮制品] 败酱：除去杂质，喷淋清水，稍润，切段，干燥。

[饮片辨识]

1. 黄花败酱：本品根茎表面暗棕色至紫棕色，节上有细根。茎圆柱形，表面黄绿色至黄棕色。节明显，稍膨大，常有倒粗毛。质脆，断面髓部呈海绵状或空洞。叶对生，叶片薄，多卷缩或破碎，两面疏生白毛。叶柄短或近无柄，基部略抱茎，茎上部叶较小。有的枝端带有花序。气特异，味微苦。

2. 白花败酱：本品根茎着生粗壮的根，表面有倒生白色长毛及纵向纹理，断面中空。茎生叶多不分裂，叶柄有翼。

败酱草的辨识要点：叶片棕色易破碎，根茎圆柱气特臭。

本品以叶多色绿、气浓者为佳。

附药：墓头回

[来源] 本品为败酱科植物糙叶败酱 *Patrinia scabra* Bunge 或异叶败酱 *Patrinia heterophylla* Bunge 的干燥根。

[炮制品] 墓头回：除去杂质，用清水洗净，润透，切厚片，干燥。

[饮片辨识]

1. 糙叶败酱：本品呈不规则圆形厚片，表面灰褐色或黑褐色，较粗糙，皱缩，栓皮易剥落后呈棕黄色。折断面纤维性，有放射状裂隙。体轻，质松。有特异臭气，味微苦。

2. 异叶败酱：本品呈圆形厚片，表面黄褐色，可见细纵及点状支根痕，有的具有瘤状凸起。质较硬，易折断，断面不平坦，木部黄白色，呈破裂状。

辨识要点：圆形厚片纤维性，表面粗糙气特异。

射 干

[来源] 本品为鸢尾科植物射干 *Belamcanda chinensis*（L.）DC. 的干燥根茎。

[产地加工] 主产于湖北、江苏、河南、安徽。春初刚发芽或秋末茎叶枯萎时采挖，除去须根和泥沙，干燥，切片。

[炮制品] 射干：取原药材，除去杂质，洗净，润透，切薄片，干燥。

[饮片辨识]

射干：本品呈不规则形或长条形的薄片。外表皮黄褐色、棕褐色或黑褐色，皱缩，可见残留的须根及须根痕，有的可见环纹。切面淡黄色至鲜黄色，有散在的筋脉小点或筋脉纹，有的可见环纹。质坚硬，折断面颗粒性。气微，味苦、微辛。（图2-19）

辨识要点：切面鲜黄有筋脉，质地坚硬颗粒性。

本品以断面色黄、苦味浓者为佳。

山 豆 根

[来源] 本品为豆科植物越南槐 *Sophora tonkinensis* Gagnep. 的干燥根和根茎。

[产地加工] 主产于广西。秋季采挖，除去杂质，洗净，干燥，切片。

[炮制品] 山豆根：取原药材，除去残茎及杂质，浸泡，洗净，润透，切厚片，干燥。

[饮片辨识]

山豆根：不规则的类圆形厚片，外表皮棕色至棕褐色。切面皮部浅棕色，木部淡黄色，有豆腥气，味极苦。（图2-20）

辨识要点：类圆厚片有纵皱，有豆腥气味极苦。

本品以味苦者为佳。

附药：北豆根

[来源] 本品为防己科植物蝙蝠葛 *Menispermum dauricum* DC. 的干燥根茎。

[炮制品] 北豆根：取原药材，除去杂质，洗净，润透，切厚片，干燥。

[饮片辨识]

北豆根：本品呈圆柱形厚片，表面黄棕色至暗棕色，可见凸起的根痕及纵皱纹，外皮易剥落。质韧，不易折断，断面不整齐，纤维细，木部淡黄色，呈放射状排列，中心有髓。气微，味苦。（图2-20）

辨识要点：外皮棕色纵皱纹，中心有髓味道苦。

马 勃

[来源] 本品为灰包科真菌脱皮马勃 *Lasiosphaera fenzlii* Reich.、大马勃 *Calvatia gigantea*（Batsch ex Pers.）Lloyd 或紫色马勃 *Calvatia lilacina*（Mont. et Berk.）Lloyd 的干燥子实体。

[产地加工] 主产于内蒙古、甘肃、吉林、湖北。夏、秋二季子实体成熟时及时采

收，除去泥沙，干燥，除去外层硬皮，切成方块，或研成粉。

[炮制品] 马勃：取原药材，除去杂质，剪成小块。

[饮片辨识]

1. 脱皮马勃： 本品呈扁球形或类球形，无不孕基部。包被灰棕色至黄褐色，纸质，常破碎呈块片状，或已全部脱落。孢体灰褐色或浅褐色，紧密，有弹性，用手撕之，内有灰褐色棉絮状的丝状物。触之则孢子呈尘土样飞扬，手捻有细腻感。臭似尘土，无味。（图2-21）

2. 大马勃： 本品不孕基部小或无。残留的包被由黄棕色的膜状外包被和较厚的灰黄色的内包被所组成，光滑，质硬而脆，成块脱落。孢体浅青褐色，手捻有润滑感。

3. 紫色马勃： 本品呈陀螺形，或已压扁呈扁圆形，不孕基部发达。包被薄，两层，紫褐色，粗皱，有圆形凹陷，外翻，上部常裂成小块或已部分脱落。孢体紫色。

马勃的辨识要点：子实体内有孢子，触之尘土样飞扬。

本品以皮薄、饱满、松泡有弹性者为佳。

青 果

[来源] 本品为橄榄科植物橄榄 *Canarium album* Raeusch. 的干燥成熟果实。

[产地加工] 主产于广东、广西、福建、四川。秋季果实成熟时采收，干燥。

[炮制品] 青果：取原药材，除去杂质，洗净，干燥。用时打碎。

[饮片辨识]

青果： 本品呈纺锤形，两端钝尖。表面棕黄色或黑褐色，有不规则皱纹。果肉灰棕色或棕褐色，质硬。果核梭形，暗红棕色，有纵棱。内分3室，各有种子1粒。气微，果肉味涩，久嚼微甜。

辨识要点：橄榄果实核纵棱，气微味涩久嚼甜。

本品以肉厚、灰绿色、味先涩后甜者为佳。

附药：西青果

[来源] 本品为使君子科植物诃子 *Terminalia chebula* Retz. 的干燥幼果。

[饮片辨识]

西青果： 本品呈长卵形，略扁。表面黑褐色，具有明显的纵皱纹，一端较大，另一端略小，钝尖，下部有果梗痕。质坚硬。断面褐色，有胶质样光泽，果核不明显，常有空心，小者黑褐色，无空心。气微，味苦涩，微甘。

辨识要点：表面黑褐有纵沟，扁长卵形味苦涩。

木 蝴 蝶

[来源] 本品为紫葳科植物木蝴蝶 *Oroxylum indicum*（L.）Vent. 的干燥成熟种子。

[产地加工] 主产于云南、贵州。秋、冬二季采收成熟果实，暴晒至果实开裂，取出种子，晒干。

［炮制品］木蝴蝶：除去杂质。

［饮片辨识］

木蝴蝶：本品呈蝶形薄片，除基部外三面延长成宽大菲薄的翅。表面浅黄白色，翅半透明，有绢丝样光泽，上有放射状纹理，边缘多破裂。体轻，剥去种皮，可见一层薄膜状的胚乳紧裹于子叶之外。子叶 2，蝶形，黄绿色或黄色。气微，味微苦。（图 2 –22）

辨识要点：蝶形薄片黄白色，绢样光泽半透明。

本品以张大、色白、翅柔软如绢者为佳。

白 头 翁

［来源］本品为毛茛科植物白头翁 *Pulsatilla chinensis*（Bge.）Regel 的干燥根。

［产地加工］全国大部分地区均产。春、秋二季采挖，除去泥沙，干燥，切薄片。

［炮制品］白头翁：除去杂质，洗净，润透，切薄片，干燥。

［饮片辨识］

白头翁：本品呈类圆形的片，外表皮黄棕色或棕褐色，具有不规则纵皱纹或纵沟，近根头部有白色绒毛。切面皮部黄白色或淡黄棕色，木部淡黄色。气微，味微苦涩。（图 2 –23）

辨识要点：瘦果密集有白丝，原草名为白头翁，圆形片状黄棕色，根头凹洞白绒毛。

本品以切面色淡黄、根头部有白色茸毛者为佳。

马 齿 苋

［来源］本品为马齿苋科植物马齿苋 *Portulaca oleracea* L. 的干燥地上部分。

［产地加工］全国大部分地区均产。夏、秋二季采收，除去残根和杂质，洗净，或略蒸或烫后晒干后，切段。

［炮制品］马齿苋：取原药材，除去杂质，洗净，稍润，切段，干燥。

［饮片辨识］

马齿苋：本品呈不规则的段。茎圆柱形，表面黄褐色，有明显纵沟纹。叶多破碎，完整者展平后呈倒卵形，先端钝平或微缺，全缘。蒴果圆锥形，内含多数细小种子。气微，味微酸。

辨识要点：草本植物是野菜，完整叶片倒卵形。

本品以质嫩、叶多、色青绿者为佳。

鸦 胆 子

［来源］本品为苦木科植物鸦胆子 *Brucea javanica*（L.）Merr. 的干燥成熟果实。

［产地加工］主产于广东、广西。秋季果实成熟时采收，除去杂质，晒干，除去果壳，取仁。

［炮制品］鸦胆子：除去果壳及杂质。

［饮片辨识］

鸦胆子：本品呈卵形，表面黑色或棕色，有隆起的网状皱纹，网眼呈不规则的多角形，两侧有明显的棱线，顶端渐尖，基部有凹陷的果梗痕。果壳质硬而脆，种子卵形，表面类白色或黄白色，具网纹；种皮薄，子叶乳白色，富油性。气微，味极苦。

辨识要点：果实卵形有网纹，种子油性鸟嘴状，味道极苦称鸦胆。

本品以粒大、饱满、种仁色白、油性足者为佳。

地 锦 草

[来源] 本品为大戟科植物地锦 *Euphorbia humifusa* Willd. 或斑地锦 *Euphorbia macu-lata* L. 的干燥全草。

[产地加工] 全国大部分地区均产。夏、秋二季采收，除去杂质，晒干，切段。

[炮制品] 地锦草：取原药材，除去杂质，喷淋清水，稍润，切段，晒干。

[饮片辨识]

1. 地锦：本品常皱缩卷曲，根细小。茎细，呈叉状分枝，表面带紫红色，光滑无毛或疏生白色细柔毛。质脆，易折断，断面黄白色，中空。单叶对生，有淡红色短柄或几无柄。叶片多皱缩或已脱落，展平后呈长椭圆形，绿色或带紫红色，通常无毛或疏生细柔毛。先端钝圆，基部偏斜，边缘有小锯齿或呈微波状。杯状聚伞花序腋生，细小。蒴果三棱状球形，表面光滑。种子细小，卵形，褐色。气微，味微涩。

辨识要点：匍匐草本叶对生，茎红叶绿称地锦。

2. 斑地锦：叶上表面具红斑。蒴果被稀疏白色短柔毛。

辨识要点：形如地锦，叶上表面具红斑，蒴果被稀疏白色短柔毛。

本品以叶色绿、茎色紫红者为佳。

半 边 莲

[来源] 本品为桔梗科植物半边莲 *Lobelia chinensis* Lour. 的干燥全草。

[产地加工] 主产于安徽、江苏、浙江。夏季采收，除去泥沙，洗净，晒干，切段。

[炮制品] 半边莲：取原药材，除去杂质，洗净，切段，干燥。

[饮片辨识]

半边莲：本品呈不规则的段。根及根茎细小，表面淡棕黄色或黄色。茎细，灰绿色，节明显。叶无柄，叶片多皱缩，绿褐色，狭披针形，边缘具疏而浅的齿或全缘。气味特异，味微甘而辛。

辨识要点：灰绿圆茎节明显，花冠 5 裂生半边。

本品以叶色绿者为佳。

附药：半枝莲

[来源] 本品为唇形科植物半枝莲 *Scutellaria barbata* D. Don 的干燥全草。

[炮制品] 半枝莲：除去杂质，洗净，切段，干燥。

[饮片辨识]

半枝莲：本品呈不规则的段。茎方柱形，中空，表面暗紫色或棕绿色。叶对生，多破碎，上表面暗绿色，下表面灰绿色。花单生，花萼下唇裂片钝或较圆，花冠唇形，棕黄色或浅蓝紫色，被毛。果实扁球形，浅棕色。气微，味微苦。

辨识要点：茎方中空叶对生，果实扁球花单生。

白花蛇舌草

[来源] 本品为茜草科植物白花蛇舌草 *Hedyotis diffusa*（Willd.）Roxb. 的干燥全草。

[产地加工] 主产于云南、广东、广西、福建。夏、秋二季采收，洗净。或晒干，切段。

[炮制品] 取原药材，去除杂质，鲜用或晒干。

[饮片辨识]

白花蛇舌草： 本品全草缠绕交错成团状，有分枝。主根单一。须根纤细。茎圆柱形而略扁，有纵棱，基部多分支，表面灰绿色、灰褐色或灰棕色，粗糙。质脆，易折断，断面中央有白色髓或中空。叶对生，多破碎。完整叶片展平后呈条状或条状披针形。顶端渐尖。无柄。花白色，单生或双生于叶腋，有短柄。叶腋常见蒴果留存。蒴果扁球形，两侧各有一条纵沟，顶端可见 1~4 枚齿状凸起。气微，味微苦。

辨识要点：叶片条状似蛇舌，蒴果多见扁球形。

本品以叶多、色灰绿、具花果者为佳。

山 慈 菇

[来源] 本品为兰科植物杜鹃兰 *Cremastra appendiculata*（D. Don）Makino、独蒜兰 *Pleione bulbocodioides*（Franch.）Rolfe 或云南独蒜兰 *Pleione yunnanensis* Rolfe 的干燥假鳞茎。前者习称"毛慈菇"，后二者习称"冰球子"。

[产地加工] 主产于四川、贵州。夏、秋二季采挖，除去地上部分及泥沙，分开大小置沸水锅中蒸煮至透心，干燥，切薄片或捣碎。

[炮制品] 山慈菇：取原药材，除去杂质，水浸约 1 小时，润透，切薄片，干燥或洗净干燥，用时捣碎。

[饮片辨识]

1. 毛慈菇： 本品呈不规则扁球形或圆锥形，顶端渐凸起，基部有须根痕。表面黄棕色或棕褐色，有纵皱纹或纵沟，中部有 2~3 条微凸起的环节，节上有鳞片叶干枯腐烂后留下的丝状纤维。质坚硬，难折断，断面灰白色或黄白色，略呈角质。气微，味淡，带黏性。

辨识要点：玉带缠腰扁球形。

2. 冰球子： 本品呈圆锥形，瓶颈状或不规则团块。顶端渐尖，尖端断头处呈盘状，基部膨大且圆平，中央凹入，有 1~2 条环节，多偏向一侧。剥去外皮者表面黄白色，带表皮者浅棕色，光滑，有不规则皱纹。断面浅黄色，角质半透明。

辨识要点：顶端盘状似瓶颈。

本品以质坚、半透明者为佳。

熊 胆 粉

[来源] 本品为脊椎动物熊科黑熊 *Selenarctos thibetanus* G. Curvier 或棕熊 *Ursus arctos* Linnaeus 经胆囊手术引流胆汁而得的干燥品。

[产地加工] 主产于东北、云南、福建、四川。以人工养殖熊无管造瘘引流取胆汁干燥后入药。

[饮片辨识]

熊胆粉：本品呈粉末。黄色至深棕色，有的黄绿色或黑褐色，半透明或微透明，有玻璃样光泽。质脆，易吸潮。气清香微腥，味极苦微回甜，有清凉感。

辨识要点：黄色粉末半透明，味苦回甜清凉感。

附药：猪胆粉

[来源] 本品为猪科动物猪 *Sus scrofa domestica* Brisson. 胆汁的干燥品。

[炮制品] 猪胆粉：取猪胆汁，滤过，干燥，粉碎，即得。

[饮片辨识]

猪胆粉：本品为黄色或灰黄色粉末。

千 里 光

[来源] 本品为菊科植物千里光 *Senecio scandens* Buch. – Ham. 的干燥地上部分。

[产地加工] 主产于江苏、浙江、广西、四川。全年均可采收，除去杂质，阴干。

[炮制品] 千里光：取全草，晒干或鲜用。

[饮片辨识]

千里光：本品茎呈细圆柱形，稍弯曲，上部有分枝。表面灰绿色、黄棕色或紫褐色，有纵棱，密被灰白色柔毛。叶互生，多皱缩破碎，完整叶片展平后呈卵状披针形或长三角形，有时有 1~6 侧裂片，边缘有不规则锯齿，基部戟形或截形，两面有细柔毛。头状花序，总苞钟形，花黄色至棕色，冠毛白色。气微，味苦。

辨识要点：茎细圆柱有纵棱，头状花序白冠毛。

本品以叶多、色绿者为佳。

白 蔹

[来源] 本品为葡萄科植物白蔹 *Ampelopsis japonica*（Thunb.）Makino 的干燥块根。

[产地加工] 主产于河南、湖北。春、秋二季采挖，除去泥沙和细根，切成纵瓣或斜片，晒干。

[炮制品] 白蔹：除去杂质，洗净，润透，切厚片，干燥。

[饮片辨识]

白蔹：本品呈卵圆形厚片。切面类白色或浅红棕色，可见放射状纹理，周边较厚，微翘起或略弯曲。体轻，质硬脆，易折断，折断时，有粉尘飞出。气微，味甘。

辨识要点：**体轻硬脆富粉性，切面类白或浅棕。**

本品以切片色粉白、粉性足者为佳。

四季青

[来源] 本品为冬青科植物冬青 *Ilex chinensis* Sims 的干燥叶。

[产地加工] 主产于安徽、贵州。秋、冬采收，除去杂质，晒干。

[炮制品] 四季青：取原药材，除去杂质，晒干。

[饮片辨识]

四季青：本品叶呈椭圆形或狭长椭圆形。先端急尖或渐尖，基部楔形，边缘有疏浅锯齿。上表面棕褐色或灰绿色，有光泽。下表面色较浅。叶片革质。气微清香，味苦、涩。

辨识要点：**叶片椭圆有锯齿，绿色革质有光泽。**

本品以色绿、味苦者为佳。

绿 豆

[来源] 本品为豆科植物绿豆 *Phaseolus radiatus* L. 的种子。

[产地加工] 全国大部分地区均产。秋后种子成熟时采收，簸净杂质，洗净，晒干。

[炮制品] 绿豆：除去杂质，晒干。

[饮片辨识]

绿豆：本品为矩圆形，表面黄绿色或暗绿色，有光泽，种脐位于一侧上端，长约为种子的1/3，呈白色纵向线形。种皮薄而韧，种仁黄绿色或黄白色，子叶2，肥厚。气微，嚼之有豆腥味。

辨识要点：**绿色外皮矩圆豆。**

本品以粒大、饱满、色绿者为佳。

附药：绿豆衣

[来源] 本品为豆科植物绿豆 *Phaseolus radiatus* L. 的干燥种皮。

[炮制品] 绿豆衣：除去杂质干燥。

[饮片辨识]

绿豆衣：本品不规则，均自裂口处向内翻卷，表面黄绿色至暗绿色，有致密的纹理，种脐呈长圆形槽状。色较淡，易捻碎。气微，味淡。内表面色较淡。

辨识要点：**质脆易碎绿豆皮。**

附药：赤小豆

[来源] 本品为豆科植物赤小豆 *Vigna umbeuata* Ohwi et Ohashi. 或赤豆 *vigna angularis* Ohwi et Ohashi 的干燥成熟种子。

[炮制品] 赤小豆：除去杂质。

［饮片辨识］

1. 赤小豆：本品为长圆形而稍扁。表面紫红色，无光泽或微有光泽；一侧有线形凸起的种脐，偏向一端，白色，约为全长的 2/3，中间凹陷成纵沟；另侧有 1 条不明显的棱脊。质硬，不易破碎。子叶 2，乳白色。气微，味微甘。

辨识要点：长圆形，紫红色，种脐线形并凸起。

2. 赤豆：本品呈短圆柱形，两端较平截或钝圆，直径 4～6mm。表面暗棕红色，有光泽，种脐不凸起。

辨识要点：红色豆子表面光，种脐线性不凸起。

附药：黑豆

［来源］本品为豆科植物大豆 *Glycine max*（L.）Merr. 的干燥成熟种子。

［炮制品］黑豆：除去杂质。

［饮片辨识］

黑豆：本品呈椭圆形或类球形，稍扁。表面黑色或灰黑色，光滑或有皱纹，具光泽，一侧有淡黄白色长椭圆形种脐。质坚硬。种皮薄而脆，子叶 2，肥厚，黄绿色或淡黄色。气微，味淡。

辨识要点：黑色大豆质坚硬。

第四节　清热凉血药

生 地 黄

［来源］本品为玄参科植物地黄 *Rehmannia glutinosa* Libosch. 的干燥块根。

［产地加工］主产于河南。秋季采挖，去除芦头、须根及泥沙，缓缓烘焙至约八成干。

［炮制品］生地黄：除去杂质，洗净，闷润，切厚片，干燥至约八成干。

［饮片辨识］

生地黄：本品为类圆形或不规则的厚片，表面棕黑色或棕灰色，极皱缩，有不规则的横曲纹。切面棕黑色至乌黑色。体重，质较软而韧，不易折断，断面棕黑色或乌黑色，有光泽，具黏性。气微，味微甜。（图 2-24）

辨识要点：表皮棕黑或棕灰，切面乌黑有光泽，体重味甜遇水黏。

本品以切面乌黑者为佳。

附药：鲜地黄

［来源］本品为玄参科植物地黄 *Rehmannia glutinosa* Libosch. 的新鲜块根。

［炮制品］鲜地黄：取原药材，除去芦头、须根及泥沙，切片，鲜用。

［饮片辨识］

鲜地黄：本品为纺锤形或条状，外皮薄，表面浅红黄色，有弯曲的纵皱纹、芽痕、横长皮孔样凸起及不规则疤痕。肉质，易断，断面皮部淡黄白色，可见橘红色油点，木部黄白色，导管呈放射状排列。气微，味微甜、微苦。

辨识要点：表面红黄呈肉质，切面黄白有油点。

玄　参

[来源] 本品为玄参科植物玄参 *Scrophularia ningpoensis* Hemsl. 的干燥根。

[产地加工] 主产于浙江。冬季茎叶枯萎时采挖，除去根茎、幼芽、须根及泥沙，晒或烘至半干，堆放 3~6 天，反复数次至干燥。

[炮制品] 玄参：除去残留根茎及杂质，洗净，润透，切薄片，干燥；或微泡，蒸透，稍晾，切薄片，干燥。

[饮片辨识]

玄参：本品呈类圆形或椭圆形薄片。外皮灰黄色或灰褐色。切面黑色，微有光泽，有的有裂隙。质坚实，不易折断，断面黑色。气特异似焦糖，味甘、微苦。(图 2-25)

辨识要点：表皮灰黄或灰褐，切面黑色微光泽，应与地黄相对照。

本品以切面黑色者为佳。

牡 丹 皮

[来源] 本品为毛茛科植物牡丹 *Paeonia suffruticosa* Andr. 的干燥根皮。

[产地加工] 主产于安徽、四川、湖南、湖北、陕西。秋季采挖根部，除去细根，剥取根皮，晒干或刮去粗皮，除去木心，晒干。前者习称"连丹皮"，后者习称"刮丹皮"。

[炮制品] 牡丹皮：迅速洗净，润后切薄片，晒干。

[饮片辨识]

牡丹皮：本品呈圆形或卷曲形的薄片。连丹皮外表面灰褐色或黄褐色，栓皮脱落处粉红色；刮丹皮外表面红棕色或淡灰黄色。内表面有时可见发亮的结晶。切面淡粉红色，粉性。气芳香，味微苦而涩。(图 2-12)

辨识要点：形似"C"状粉性强，质脆淡红气芳香。

本品以皮厚、切面粉白色、粉性足、香气浓者为佳。

赤 芍

[来源] 本品为毛茛科植物芍药 *Paeonia lactiflora* Pall. 或川赤芍 *Paeonia veitchii* Lynch 的干燥根。

[产地加工] 主产于内蒙古、辽宁、河北、四川。春、秋二季采挖，除去根茎、须根及泥沙，晒干。

[炮制品] 赤芍：除去杂质，分开大小，洗净，润透，切厚片，干燥。

[饮片辨识]

赤芍：本品呈类圆形切片，外表皮棕褐色。切面粉白色或粉红色，皮部窄，木部放射状纹理明显，有的有裂隙。气微香，味微苦、酸涩。(图 2-26)

辨识要点：表皮棕褐气微香，切面粉白或粉红。

本品以切面粉白色者为佳。

紫　草

[来源] 本品为紫草科植物新疆紫草 *Arnebia euchroma*（Royle）Johnst. 或内蒙紫草 *Arnebia guttata* Bunge 的干燥根。

[产地加工] 主产于新疆、内蒙古。春、秋二季采挖，除去泥沙，干燥。

[炮制品] 新疆紫草（软紫草）：除去杂质，切厚片或段。

内蒙紫草：除去杂质，洗净，润透，切薄片，干燥。

[饮片辨识]

1. 新疆紫草：本品为不规则的圆柱形切片或条形片状。紫红色或紫褐色。皮部深紫色。圆柱形切片，木部较小，黄白色或黄色。气特异，味微苦涩。

2. 内蒙紫草：本品为不规则的圆柱形切片或条形片状，有的可见短硬毛，质硬而脆。紫红色或紫褐色。皮部深紫色。圆柱形切片，木部较小，黄白色或黄色。气特异，味微苦、涩。

紫草的辨识要点：紫色层状易染手。

本品以质松软、色紫色者为佳。

附药：紫草茸

[来源] 本品为胶蚧科动物紫胶虫 *Laccifer lacca* Kerr 在树枝上分泌的干燥胶质。

[炮制品] 紫草茸：用刀将紫胶剥下，除去杂质，阴干。

[饮片辨识]

紫草茸：本品呈槽状或块状，长 1～7cm，厚 0.5～2cm。表面红棕色或紫褐色，凹凸不平，有皱纹、小虫眼及孔隙，一面凹入成沟。质硬而脆，断面有放射状排列的长圆形虫窝，其内常见白色粉末或紫黑色的虫体。气微，味微涩。

辨识要点：一面呈沟色紫红，虫眼孔隙质硬脆。

水 牛 角

[来源] 本品为牛科动物水牛 *Bubalus bubalis* Linnaeus 的角。

[产地加工] 主产于华南、华东地区。取角后，水煮，除去角塞，干燥。

[炮制品] 水牛角：取角后，水煮，除去角塞，干燥。用时镑片或锉成粗粉。

[饮片辨识]

水牛角：本品为稍扁平而弯曲的锥形，长短不一。表面棕黑色或灰黑色，一侧有数条横向的沟槽，另一侧有密集的横向凹陷条纹。上部渐尖，有纵纹，基部略呈三角形，中空。角质，坚硬。气微腥，味淡。

辨识要点：角质透明为镑片。

本品以色灰褐者为佳。

第五节　清虚热药

青　蒿

[来源] 本品为菊科植物黄花蒿 *Artemisia annua* L. 的干燥地上部分。

[产地加工] 全国大部分地区均产。秋季花盛开时采割，除去老茎，阴干，切段。

[炮制品] 青蒿：除去杂质，喷淋清水，稍润，切段干燥。

[饮片辨识]

青蒿：本品茎呈圆柱形，上部多分枝，表面黄绿色或棕黄色，有纵棱线；质略硬，易折断，断面中部有髓。叶互生，暗绿色或棕绿色，卷缩易碎，完整者展平后为三回羽状深裂，裂片及小裂片矩圆形或长椭圆形，两面被短毛。气香特异，味微苦。（图2-27）

辨识要点：茎具纵棱叶皱缩，颜色青绿蒿草气。

本品以色绿、质嫩、叶多、香气浓郁者为佳。

白　薇

[来源] 本品为萝藦科植物白薇 *Cynanchum atratum* Bge. 或蔓生白薇 *Cynanchum versicolor* Bge. 的干燥根和根茎。

[产地加工] 主产于安徽、河北、辽宁。春、秋二季采挖，洗净，干燥。切段。

[炮制品] 白薇：除去杂质，洗净，润透，切段，干燥。

[饮片辨识]

白薇：本品根茎粗短，有结节，多弯曲。上面有圆形的茎痕，下面及两侧簇生多数细长的根；表面棕黄色。质脆，易折断，断面皮部黄白色，木部黄色。气微，味微苦。（图对比辨识-4）

辨识要点：根茎粗短结节状，须根众多有黄芯。

本品以根细长、心实、色淡黄者为佳。

地　骨　皮

[来源] 本品为茄科植物枸杞 *Lycium chinense* Mill. 或宁夏枸杞 *Lycium barbarum* L. 的干燥根皮。

[产地加工] 全国大部分地区均产。春初或秋后采挖根部，洗净，剥取根皮，晒干。切段。

[炮制品] 地骨皮：洗净，剥取根皮，晒干。

[饮片辨识]

地骨皮：本品呈筒状或槽状。外表面灰黄色至棕黄色，粗糙，有不规则纵裂纹，易成鳞片状剥落。内表面黄白色至灰黄色，较平坦，有细纵纹。体轻，质脆，易折断，断面不平坦，外层黄棕色，内层灰白色。气微，味微甘而后苦。（图2-28）

辨识要点：**槽皮白里无香气。**

本品以块大、肉厚、无木心、色黄者为佳。

银柴胡

[来源] 本品为石竹科植物银柴胡 *Stellaria dichotoma* L. var. *lanceolata* Bge. 的干燥根。

[产地加工] 主产于宁夏、甘肃、内蒙古等地。春、夏间植株萌发或秋后茎叶枯萎时采挖；栽培品于种植后第三年9月中旬或第四年4月中旬采挖，除去残茎、须根及泥沙，切片，晒干。

[炮制品] 银柴胡：除去杂质，洗净，润透，切厚片，干燥。

[饮片辨识]

银柴胡：本品呈圆形厚片。表面浅棕黄色至浅棕色，有扭曲的纵皱纹及支根痕，多具有孔穴状或盘状凹陷，习称"砂眼"，从砂眼处折断可见棕色裂隙中有细砂散出。根头部略膨大，有密集的呈疣状凸起的芽苞、茎或根茎的残基，习称"珍珠盘"。质硬而脆，易折断，断面不平坦，较疏松，有裂隙，皮部甚薄，木部有黄、白色相间的放射状纹理。气微，味甘。（图2-29，图对比辨识-5）

辨识要点：**表面棕色有砂眼，根部膨大珍珠盘。**

本品以根长、外皮棕黄色、切面黄白色者为佳。

胡黄连

[来源] 本品为玄参科植物胡黄连 *Picrorhiza scrophulariiflora* Pennell 的干燥根茎。

[产地加工] 主产于印度、印度尼西亚。我国主产于西藏。秋季采挖，除去须根和泥沙，晒干。切薄片或用时捣碎。

[炮制品] 胡黄连：除去杂质，洗净，润透，切薄片干燥或用时捣碎。

[饮片辨识]

胡黄连：不规则的圆形薄片。外表皮灰棕色至暗棕色。切面灰黑色或棕黑色，木部有4~10个类白色点状维管束排列成环，气微，味极苦。（图2-30）

辨识要点：**外皮灰棕切面黑，白色点状维管束。**

本品以根茎粗大、切面灰黑色、味苦者为佳。

思考与练习

1. 来源于十字花科、百合科、禾本科、葫芦科、豆科、唇形科、毛茛科、菊科、真菌、茄科、玄参科的清热药分别有哪些？各科的植物学特点是什么？

2. 石膏的化学成分是什么？

3. 清热药中哪些药来源于须根系植物？

第三章 泻下药 ▷▷▷▷

【实训要求】

1. 掌握：大黄的不同炮制品、用药部位及饮片的基本特征。

2. 熟悉：番泻叶、牵牛子的用药部位及饮片基本特征。

3. 了解：芒硝、火麻仁、郁李仁、松子仁、商陆、甘遂、巴豆的饮片基本特征。

【重点和疑难点】

1. 结合多媒体教学，通过饮片辨识及课堂讨论掌握大黄、番泻叶、牵牛子的鉴别。

2. 掌握相似中药（大黄、黄芩与黄连，牵牛子与决明子）的鉴别。

第一节 攻下药

大 黄

[来源] 本品为蓼科植物掌叶大黄 *Rheum palmatum* L.、唐古特大黄 *Rheum tanguticum* Maxim. ex Balf. 或药用大黄 *Rheum officinale* Baill. 的干燥根和根茎。

[产地加工] 掌叶大黄和唐古特大黄药材称为"北大黄"，主产于青海、甘肃。药用大黄药材称"南大黄"，主产于四川。秋末茎叶枯萎或次春发芽前采挖，除去细根，刮去外皮，切瓣或段，绳穿成串，干燥，或直接干燥。

[炮制品] 大黄：除去杂质，洗净，润透，切厚片或块，晾干。

酒大黄：取净大黄片，按酒炙法炒干。大黄每100kg，用黄酒10kg。

熟大黄：取净大黄块，按酒炖或酒蒸法炖或蒸至内外均呈黑色。大黄每100kg，用黄酒30kg。

大黄炭：取净大黄片，按常规炒炭法炒至表面焦黑色、内部焦褐色。

[饮片辨识]

1. 大黄：本品呈类圆柱形、圆锥形、卵圆形或不规则块状。除尽外皮者表面黄棕色至红棕色，有的可见类白色网状纹理及星点（异型维管束）散在，残留的外皮棕褐色，多有绳孔及粗皱纹。质坚实，有的中心稍松软，断面淡红棕色或黄棕色，显颗粒性；根茎髓部宽广，有星点环列或散在；根木部发达，具放射状纹理，形成层环明显，无星点。气清香，味苦而微涩，嚼之粘牙，有沙粒感。（图3-1）

辨识要点：片大色黄气清香，质地坚实颗粒性。

2. 酒大黄： 形如大黄片，表面深褐色，偶有焦斑，略有酒气。

3. 熟大黄： 形如大黄片，内外均呈黑色，有酒气。

4. 大黄炭： 形如大黄片，表面焦黑色，内部焦褐色。质轻而脆。气微，味微苦。

本品以切面锦纹明显、气清香、味苦而微涩者为佳。

芒 硝

[来源] 本品为硫酸盐类矿物芒硝族芒硝，经加工精制而成的结晶体，主含含水硫酸钠（$Na_2SO_4 \cdot 10H_2O$）。玄明粉为芒硝经风化干燥制得，主含硫酸钠（Na_2SO_4）。

[产地加工] 主产于沿海各产盐区及四川、内蒙古、新疆等内陆盐湖。将天然芒硝（朴硝）用热水溶解，滤过，放冷析出结晶，通称为"皮硝"。取适量鲜萝卜，洗净，切成片，置锅中，加适量水煮透，捞出萝卜，再投入适量天然芒硝共煮，至全部溶化，取出过滤或澄清以后取上清液，放冷，待结晶大部分析出，取出置避风处适当干燥，即为芒硝，其结晶母液经浓缩后可继续析出结晶，直至不再析出结晶。芒硝经风化失去结晶水而成白色粉末称玄明粉（元明粉）。

[炮制品] 芒硝：取原药材，去除杂质，打碎。

[饮片辨识]

1. 芒硝： 本品呈棱柱状、长方形或不规则块状及粒状。无色透明或类白色半透明。质脆，易碎，断面呈玻璃样光泽。气微，味咸。（图3-2）

辨识要点：质脆易碎半透明，玻璃光泽味道咸。

2. 玄明粉： 本品为白色粉末。气微，味咸。有引湿性。

本品以类白色、透明、呈结晶块状者为佳。

番 泻 叶

[来源] 本品为豆科植物狭叶番泻 *Cassia angustifolia* Vahl 或尖叶番泻 *Cassia acutifolia* Delile 的干燥小叶。

[产地加工] 主产于印度，我国广东、广西、云南亦有栽培。通常于9月采收，晒干。

[炮制品] 番泻叶：取原药材，去除杂质，干燥。

[饮片辨识]

1. 狭叶番泻： 本品呈长卵形或卵状披针形，全缘，叶端急尖，叶基稍不对称。上表面黄绿色，下表面浅黄绿色，无毛或近无毛，叶脉稍隆起。革质。气微弱而特异，味微苦，稍有黏性。

2. 尖叶番泻： 本品呈披针形或长卵形，略卷曲，叶端短尖或微突，叶基不对称，两面均有细短毛茸。（图3-3）

番泻叶的辨识要点：叶片革质披针形，颜色黄绿叶脉显。

本品以完整、叶形狭尖、色绿者为佳。

芦　荟

[来源] 本品为百合科植物库拉索芦荟 *Aloe barbadensis* Miller、好望角芦荟 *Aloe ferox* Miller 或其他同属近缘植物叶的汁液浓缩干燥物。前者习称"老芦荟"，后者习称"新芦荟"。

[产地加工] 前者主产于南美洲北岸附近的库拉索，我国云南、广东、广西等地亦有栽培；后者主产于南非的开普州，我国海南等地亦有栽培。全年可采，割取植物的叶片，收集流出的液质，置锅内熬成稠膏，倾入容器，冷却凝固，即得。砸成小块用。

[炮制品] 芦荟：砸成小块。

[饮片辨识]

1. 库拉索芦荟：呈不规则块状，常破裂为多角形，大小不一。表面呈暗红褐色或深褐色，无光泽。体轻，质硬，不易破碎，断面粗糙或显麻纹。富吸湿性。有特殊臭气，味极苦。

2. 好望角芦荟：表面呈暗褐色，略显绿色，有光泽。体轻，质松，易碎，断面玻璃样而有层纹。

芦荟的辨识要点：体轻质硬易吸湿，气味特异味道苦。

本品以色墨绿、质脆、有光泽、苦味浓者为佳。

第二节　润下药

火 麻 仁

[来源] 本品为桑科植物大麻 *Cannabis sativa* L. 的干燥成熟种子。

[产地加工] 主产于山东、河北、黑龙江、吉林、辽宁。秋季果实成熟时采收，除去杂质，晒干。

[炮制品] 火麻仁：除去杂质及果皮。

炒火麻仁：取净火麻仁，按清炒法炒至微黄色，有香气。

[饮片辨识]

1. 火麻仁：本品呈卵圆形。表面灰绿色或灰黄色，有微细的白色或棕色网纹，两边有棱，顶端略尖，基部有 1 个圆形果梗痕。果皮薄而脆，易破碎。种皮绿色，子叶 2，乳白色，富油性。气微，味淡。

辨识要点：形状卵圆有网纹，种仁乳白富油性。

2. 炒火麻仁：形如火麻仁，微黄色，有香气。

本品以种仁色乳白者为佳。

郁李仁

〔来源〕本品为蔷薇科植物欧李 *Prunus humilis* Bge.、郁李 *Prunus japonica* Thunb. 或长柄扁桃 *Prunus pedunculata* Maxim. 的干燥成熟种子。前两种习称"小李仁",后一种习称"大李仁"。

〔产地加工〕主产于辽宁、吉林、黑龙江、内蒙古、河北。夏、秋二季采收成熟果实,除去果肉及核壳,取出种子,干燥。

〔炮制品〕取原药材,除去杂质,干燥。用时捣碎。

〔饮片辨识〕

1. 小李仁:本品呈卵形,长 5~8mm,直径 3~5mm。表面黄白色或浅棕色,一端尖,另端钝圆。尖端一侧有线形种脐,圆端中央有深色合点,自合点处向上具有多条纵向维管束脉纹。种皮薄,子叶2,乳白色,富油性。气微,味微苦。(图3-4)

2. 大李仁:本品呈卵圆形,长 6~10 mm,直径 5~7mm。表面黄棕色。

郁李仁的辨识要点:形似杏仁个头小。

本品以粒饱满、色黄白、不泛油者为佳。

松子仁

〔来源〕本品为松科植物红松 *Pinus koraiensis* Sieb. et Zucc.、华山松 *Pinus armandii* Franch. 或白皮松 *Pinus bungeana* Zucc. 的干燥成熟种仁。

〔产地加工〕主产于东北。果实成熟后采收,晒干,去硬壳,取出种子。

〔炮制品〕果实成熟后采收,晒干。生用或炒用。

〔饮片辨识〕

松子仁:本品呈卵状长圆形,先端尖,质柔软富油性。淡黄白色或白色。有松脂样香气,味淡有油腻感。

辨识要点:松脂香气富油性。

本品以色白、粒饱满、富油质者为佳。

第三节 峻下逐水药

甘 遂

〔来源〕本品为大戟科植物甘遂 *Euphorbia kansui* T. N. Liou ex T. P. Wang 的干燥块根。

〔产地加工〕主产于陕西、河南、山西。春季开花前或秋末茎叶枯萎后采挖,除去外皮,晒干。

〔炮制品〕生甘遂:除去杂质,洗净,干燥。

醋甘遂:取净甘遂,按醋炙法炒干。甘遂每 100kg,用醋 30kg。

［饮片辨识］

1. 生甘遂：椭圆形、长圆柱形或连珠形。表面类白色或黄白色，凹陷处有棕色外皮残留。质脆，易折断，断面粉性，白色，木部微显放射状纹理。长圆柱状者纤维性较强。气微，味微甘而辣。

辨识要点：质地硬脆表面白，凹陷处有棕色皮，断面粉性多纤维。

2. 醋甘遂：形如生甘遂，表面黄色至棕黄色，有的可见焦斑，有醋香气，味微酸而辣。

本品以肥大、色白、粉性足者为佳。

京 大 戟

［**来源**］本品为大戟科植物大戟 *Euphorbia pekinensis* Rupr. 的干燥根。

［**产地加工**］主产于河北、山西、甘肃、山东、江苏。秋、冬二季采挖，洗净，晒干。

［**炮制品**］京大戟：除去杂质，洗净，润透，切厚片，干燥。

醋京大戟：取净京大戟，按醋煮法煮至醋吸尽。京大戟每100kg，用醋30kg。

［**饮片辨识**］

1. 京大戟：本品呈不整齐的长圆锥形厚片；表面灰棕色或棕褐色，粗糙，有纵皱纹、横向皮孔样凸起及支根痕。顶端略膨大，有多数茎基及芽痕。质坚硬，不易折断，断面类白色或淡黄色，纤维性。气微，味微苦涩。

辨识要点：质地坚硬有纵沟，纤维性强切厚片。

2. 醋京大戟：形如京大戟，有醋香气。

本品以切面白色者为佳。

附药：红大戟

［**来源**］本品为茜草科植物红大戟 *Knoxia valerianoides* Thorel et Pitard 的干燥块根。

［**炮制品**］除去杂质，洗净，润透，切厚片，干燥。

［**饮片辨识**］

红大戟：本品呈厚片。表面红褐色或红棕色，粗糙，有扭曲的纵皱纹。上端常有细小的茎痕。质坚实，断面皮部红褐色，木部棕黄色。气微，味甘、微辛。

辨识要点：质地坚硬有纵沟，表面红色或红棕。

芫 花

［**来源**］本品为瑞香科植物芫花 *Daphne genkwa* Sieb. et Zucc. 的干燥花蕾。

［**产地加工**］主产于安徽、江苏、浙江、山东、福建。春季花未开放时采收，除去杂质，干燥。

［**炮制品**］芫花：取原药材，除去杂质，干燥。

醋芫花：取净芫花，按醋炙法炒至醋吸尽。芫花每100kg，用醋30kg。

[饮片辨识]

1. 芫花：本品常3~7朵簇生于短花轴上，基部有苞片1~2片，多脱落为单朵。单朵呈棒槌状，多弯曲。花被筒表面淡紫色或灰绿色，密被短柔毛，先端4裂，裂片淡紫色或黄棕色。质软。气微，味甘、微辛。

辨识要点：花朵簇生棒槌状，花被柔毛质地软。

2. 醋芫花：形如芫花，微黄色，有醋香气。

本品以花蕾多而整齐、色淡紫者为佳。

附药：狼毒

[来源]本品为大戟科植物月腺大戟 *Euphorbia ebracteolata* Hayata 或狼毒大戟 *Euphorbia fischeriana* Steud. 的干燥根。

[炮制品]生狼毒：除去杂质，洗净，润透，切片，晒干。

醋狼毒：取净狼毒片，按醋制法炒干。每100kg狼毒片，用醋30~50kg。

[饮片辨识]

1. 月腺大戟：本品为类圆形或长圆形块片。外皮薄，黄棕色或灰棕色，易剥落而露出黄色皮部。切面黄白色，有黄色不规则大理石样纹理或环纹。体轻，质脆，易折断，断面有粉性。气微，味微辛。

2. 狼毒大戟：本品外皮棕黄色，切面纹理或环纹显黑褐色。水浸后有黏性，撕开可见黏丝。

狼毒的辨识要点：切面黄白有纹理，体轻质脆有粉性。

3. 醋狼毒：狼毒，微黄色，有醋香气。

商　陆

[来源]本品为商陆科植物商陆 *Phytolacca acinosa* Roxb. 或垂序商陆 *Phytolacca americana* L. 的干燥根。

[产地加工]我国大部分地区均产，主产于河南、安徽、湖北。秋季至次春采挖，除去须根和泥沙，切成块或片，晒干或阴干。

[炮制品]生商陆：除去杂质，洗净，润透，切厚片或块，干燥。

醋商陆：取商陆片块，按醋炙法炒干。商陆每100kg，用醋30kg。

[饮片辨识]

1. 生商陆：横切或纵切的不规则块片，厚薄不等。外皮灰黄色或灰棕色。横切片弯曲不平，边缘皱缩。切面浅黄棕色或黄白色，木部隆起，形成数个凸起的同心性环轮。纵切片弯曲或卷曲，木部呈平行条状凸起。质硬。气微，味稍甜，久嚼麻舌。

辨识要点：木部凸起罗盘纹。

2. 醋商陆：形如生商陆，表面黄棕色，微有醋香气。

本品以片大、色黄白、有罗盘纹者为佳。

牵 牛 子

[来源] 本品为旋花科植物裂叶牵牛 *Pharbitis nil*（L.）Choisy 或圆叶牵牛 *Pharbitis purpurea*（L.）Voigt 的干燥成熟种子。

[产地加工] 全国大部分地区均产。秋末果实成熟、果壳未开裂时采割植株，晒干，打下种子，除去杂质。

[炮制品] 牵牛子：除去杂质。用时捣碎。

炒牵牛子：取净牵牛子，按清炒法炒至稍鼓起。用时捣碎。

[饮片辨识]

1. 牵牛子：本品呈橘瓣状，表面灰黑色或淡黄白色，背面有一条浅纵沟，腹面棱线的下端有一点状种脐，微凹。质硬，横切面可见淡黄色或黄绿色皱缩折叠的子叶，微显油性。气微，味辛、苦，有麻感。

辨识要点：橘瓣状，浅纵沟，突种脐，黑白丑。

2. 炒牵牛子：本品形如牵牛子，表面黑褐色或黄棕色，稍鼓起。微具香气。

本品以粒大、饱满者为佳。

巴 豆 霜

[来源] 本品为巴豆的炮制加工品。

[产地加工] 主产于四川、广西、云南。秋季果实成熟时采收，堆置 2～3 天，摊开，干燥。去皮取净仁，照制霜法制霜，或取仁研细后，测定脂肪油含量，加适量的淀粉，使脂肪油含量符合规定（应为 18.0%～20.0%），混匀，即得巴豆霜。

[饮片辨识]

巴豆霜：本品为粒度均匀、疏松的淡黄色粉末，显油性。

本品以粒度均匀、疏松、色淡黄、粉末者为佳。

附药：巴豆

[来源] 本品为大戟科植物巴豆 *Croton tiglium* L. 的干燥成熟果实。

[炮制品] 巴豆：去皮取净仁。

[饮片辨识]

巴豆：本品种子呈略扁的椭圆形，表面棕色或灰棕色，一端有小点状的种脐及种阜的疤痕，另端有微凹的合点，其间有隆起的种脊。外种皮薄而脆，内种皮呈白色薄膜。种仁黄白色，油质。气微，味辛辣。

辨识要点：椭圆灰棕见种脊，种仁富油有大毒。

千 金 子

[来源] 本品为大戟科植物续随子 *Euphorbia lathyris* L. 的干燥成熟种子。

[产地加工] 主产于河北、浙江、四川。夏、秋二季果实成熟时采收，除去杂质，

干燥。

[炮制品] 千金子：除去杂质，筛去泥沙，洗净，捞出，干燥，用时打碎。

[饮片辨识]

千金子： 本品呈椭圆形或倒卵形，表面灰棕色或灰褐色，有不规则网状皱纹，网孔凹陷处灰黑色，形成细斑点。一侧有纵沟状种脊，顶端为凸起的合点，下端为线形种脊，基部有类白色凸起的种阜或脱落后的疤痕。种皮薄脆，种仁白色或黄白色，富油质。气微，味辛。

辨识要点：灰棕倒卵网皱纹，种仁黄白富油性。

本品以色白或淡黄、富油质者为佳。

思考与练习

1. 哪些药来源于蓼科植物？各科的植物学特点及主要药物是什么？
2. 简述大黄的炮制品种和制法，以及主要成分和作用。
3. 含有蒽醌类成分的药物和作用是什么？
4. 简述芒硝、玄明粉的化学成分及制法。
5. 哪个药有罗盘纹？

第四章 祛风湿药 ▷▷▷▷

【实训要求】

1. 掌握：独活、威灵仙、木瓜、防己的不同炮制品、用药部位及饮片基本特征。

2. 熟悉：秦艽、桑枝、五加皮、狗脊的用药部位及饮片基本特征。

3. 了解：川乌（附草乌）、蕲蛇、乌梢蛇（附蛇蜕）、路路通、桑寄生、丝瓜络、千年健的饮片基本特征的鉴别。

【重点和疑难点】

1. 结合多媒体教学，通过饮片辨识及课堂讨论掌握独活、威灵仙、木瓜、防己、秦艽、桑枝、五加皮、狗脊的鉴别。

2. 掌握相似中药（独活与羌活，防己与天花粉，桑枝与桂枝，五加皮与地骨皮）的鉴别。

第一节 祛风寒湿药

独 活

[来源] 本品为伞形科植物重齿毛当归 *Angelica pubescens* Maxim. f. *biserrata* Shan et Yuan 的干燥根。

[产地加工] 主产于四川、湖北。春初苗刚发芽或秋末茎叶枯萎时采挖，除去须根和泥沙，摊晾至表皮干燥，烘至半干，堆置 2~3 天，发软后再烘至全干，切片。

[炮制品] 独活：除去杂质，洗净，润透，切薄片，晒干或低温干燥。

[饮片辨识]

独活：本品呈类圆形薄片，外表皮灰褐色或棕褐色，具皱纹。切面皮部灰白色至灰褐色，有多数散在棕色油点，木部灰黄色至黄棕色，形成层环棕色。有特异香气。味苦辛、微麻舌。（图 4-1）

辨识要点：圆形薄片棕色环，气香味苦有油点。

本品以根条粗肥、香气浓郁者为佳。

威 灵 仙

[来源] 本品为毛茛科植物威灵仙 *Clematis chinensis* Osbeck、棉团铁线莲 *Clematis hexapetala* Pall. 或东北铁线莲 *Clematis manshurica* Rupr. 的干燥根和根茎。

[产地加工] 主产于辽宁、吉林、黑龙江等地。秋季采挖，除去泥沙，晒干，切段。

[炮制品] 威灵仙：除去杂质，洗净，润透，切段，干燥。

[饮片辨识]

1. 威灵仙： 本品呈不规则的段。表面黑褐色或棕黑色，有细纵纹，有的皮部脱落，露出黄白色木部。切面皮部较广，木部淡黄色，略呈方形或近圆形，皮部与木部间常有裂隙。（图 4 - 2，图对比辨识 - 4）

2. 棉团铁线莲： 根茎呈短柱状。表面棕褐色至棕黑色。断面木部圆形。味咸。

3. 东北铁线莲： 根茎呈柱状。表面棕黑色。断面木部近圆形。味辛辣。

威灵仙的辨识要点：质脆易断圆柱形，断面黄白表皮黑。

本品以条匀、皮黑、肉白、坚实者为佳。

徐 长 卿

[来源] 本品为萝藦科植物徐长卿 *Cynanchum panniculatum*（Bge.）Kitag. 的干燥根和根茎。

[产地加工] 全国大部分地区均产。秋季采挖，除去杂质，阴干，切段。

[炮制品] 徐长卿：除去杂质，迅速洗净，切段，阴干。

[饮片辨识]

徐长卿： 本品呈不规则的段。根茎有节，四周着生多数根。根圆柱形，表面淡黄白色至淡棕黄色或棕色，有细纵皱纹。切面粉性，皮部类白色或黄白色，形成层环淡棕色，木部细小。气香，味微辛凉。（图 4 - 3，图对比辨识 - 4）

辨识要点：根茎结节须根细，切面粉性有香气。

本品以香气浓者为佳。

川 乌

[来源] 本品为毛茛科植物乌头 *Aconitum carmichaelii* Debx. 的干燥母根。

[产地加工] 主产于四川、云南、陕西。6 月下旬至 8 月上旬采挖，除去子根、须根及泥沙，晒干。

[炮制品] 川乌：除去杂质。用时捣碎。

制川乌：取川乌，大小个分开，用水浸泡至内无干心，取出，加水煮沸 4 ~ 6 小时（或蒸 6 ~ 8 小时），至取个大及实心者切开内无白心、口尝微有麻舌感时取出，晾至六成干，切片，干燥。

[饮片辨识]

1. 川乌： 本品为不规则的圆锥形，稍弯曲，顶端常有残茎，中部多向一侧膨大。

表面棕褐色或灰棕色，皱缩，有小瘤状侧根及子根脱离后的痕迹。质坚实，断面类白色或浅灰黄色，形成层环纹呈多角形。气微，味辛辣、麻舌。（图4-4）

2. 制川乌：本品为不规则或长三角形的片。表面黑褐色或黄褐色，有灰棕色形成层环纹。体轻，质脆，断面有光泽。气微，微有麻舌感。

辨识要点：皮黑切面有光泽，形成层环多角形。

本品以饱满、质坚实、断面色白、无空心者为佳。

附药：草乌

[来源] 本品为毛茛科植物北乌头 *Aconitum kusnezoffii* Reichb. 的干燥块根。

[炮制品] 生草乌：除去杂质，洗净，干燥。

制草乌：取草乌，大小个分开，用水浸泡至内无干心，取出，加水煮至取个大及实心者切开内无白心、口尝微有麻舌感时取出，晾至六成干，切片，干燥。

[饮片辨识]

1. 生草乌：本品为不规则长圆锥形，略弯曲。顶端常有残茎和少数不定根残基，有的顶端一侧有一枯萎的芽，一侧有一圆形或扁圆形不定根残基。表面灰褐色或黑棕褐色，皱缩，有纵皱纹、点状须根痕和数个瘤状侧根。质硬，断面灰白色或暗灰色，有裂隙，形成层环纹多角形或类圆形，髓部较大或中空。气微，味辛辣、麻舌。（图4-4）

2. 制草乌：本品呈不规则圆形或近三角形的片。表面黑褐色，有灰白色多角形形成层环和点状维管束，并有空隙，周边皱缩或弯曲。质脆。气微，味微辛辣，稍有麻舌感。

辨识要点：纵切形似乌鸦头，切面环纹维管束。

蕲　蛇

[来源] 本品为蝰科动物五步蛇 *Agkistrodon acutus*（Güenther）的干燥体。

[产地加工] 主产于浙江、江西、福建等地。多于夏、秋二季捕捉，剖开蛇腹，除去内脏，洗净，用竹片撑开腹部，盘成圆盘状，干燥后拆除竹片。

[炮制品] 蕲蛇：去头、鳞，切成寸段。

蕲蛇肉：去头，用黄酒润透后，除去鳞、骨，干燥。

酒蕲蛇：取净蕲蛇段，按酒炙法炒干。每100kg蕲蛇，用黄酒20kg。

[饮片辨识]

1. 蕲蛇：本品呈段状。头呈三角形而扁平，吻端向上，习称"翘鼻头"。上腭有管状毒牙，中空尖锐。背部两侧各有黑褐色与浅棕色组成的"V"形斑纹，其"V"形的两上端在背中线上相接，习称"方胜纹"，有的左右不相接，呈交错排列。腹部灰白色，鳞片较大，有黑色类圆形的斑点，习称"连珠斑"，腹内壁黄白色，脊椎骨的棘突较高，呈刀片状上突，前后椎体下突基本同形，多为弯刀状，向后倾斜，尖端明显超过椎体后隆面。尾部骤细，末端有三角形深灰色的角质鳞片1枚，习称"佛指甲"。气腥，味微咸。

辨识要点：翘鼻头，方胜纹，念珠斑，佛指甲。

2. 酒蕲蛇：本品呈段状。棕褐色或黑色，略有酒气。

本品以头尾齐全、条大、花纹斑块明显、内壁洁净者为佳。

附药：金钱白花蛇

[来源] 本品为眼镜蛇科动物银环蛇 *Bungarus multicinctus* Blyth 的幼蛇干燥体。

[饮片辨识]

金钱白花蛇：本品呈圆盘状，盘径 3~6cm。头盘在中间，尾细，常纳口内，口腔内上颌骨前端有毒沟牙 1 对，鼻间鳞 2 片，无颊鳞，上下唇鳞通常各为 7 片。背部黑色或灰黑色，有白色环纹 45~58 个，黑白相间，白环纹在背部宽 1~2 行鳞片，向腹面渐增宽，黑环纹宽 3~5 行鳞片，背正中明显凸起一条脊棱，脊鳞扩大呈六角形，背鳞细密，通身 15 行，尾下鳞单行。气微腥，味微咸。

辨识要点：小圆盘，铜钱大，背部棱脊白环纹。

乌 梢 蛇

[来源] 本品为游蛇科动物乌梢蛇 *Zaocys dhumnades*（Cantor）的干燥体。

[产地加工] 主产于浙江、江苏、安徽、湖北、湖南。多于夏、秋二季捕捉，剖开蛇腹或先剥去蛇皮留头尾，除去内脏，盘成圆盘状，干燥。

[炮制品] 乌梢蛇：去头及鳞片，切寸段。

乌梢蛇肉：去头及鳞片后，用黄酒闷透，除去皮骨，干燥。

酒乌梢蛇：取净乌梢蛇段，按酒炙法炒干。每 100kg 乌梢蛇，用黄酒 20kg。

[饮片辨识]

1. 乌梢蛇：本品呈段状。表面黑褐色或绿黑色，密被菱形鳞片；背鳞行数成双，背中央 2~4 行鳞片强烈起棱，形成两条纵贯全体的黑线。头扁圆形，眼大而下凹陷，有光泽。上唇鳞 8 枚，第 4、5 枚入眶，颊鳞 1 枚，眼前下鳞 1 枚，较小，眼后鳞 2 枚。脊部高耸成屋脊状。腹部剖开边缘向内卷曲，脊肌肉厚，黄白色或淡棕色，可见排列整齐的肋骨。尾部渐细而长，尾下鳞双行。剥皮者仅留头尾之皮鳞，中段较光滑。气腥，味淡。

辨识要点：背部高耸似屋脊，鳞片菱形色乌黑。

2. 酒乌梢蛇：本品为段状。棕褐色或黑色，略有酒气。

本品以头尾齐全、皮黑肉黄、质地坚实为佳。

附药：蛇蜕

[来源] 本品为游蛇科动物黑眉锦蛇 *Elaphe taeniura* Cope、锦蛇 *Elaphe carinata*（Guenther）或乌梢蛇 *Zaocys dhumnades*（Cantor）等蜕下的干燥表皮膜。

[炮制品] 蛇蜕：除去杂质，切段。

酒蛇蜕：取蛇蜕段，按酒炙法炒干。每 100kg 蛇蜕，用黄酒 15kg。

[饮片辨识]

蛇蜕：本品呈圆筒形，多为压扁而皱缩的段。背部银灰色或浅灰棕色，有光泽，鳞迹菱形或椭圆形，衔接处呈白色，略抽皱或凹下；腹部乳白色或略显黄色，鳞迹长方形，呈覆瓦状排列。体轻，质略韧，手捏有润滑感和弹性，轻轻搓揉，沙沙作响。气微腥，味淡或微咸。

辨识要点：蛇蜕皮膜有光泽，体轻质韧气微腥。

木 瓜

[来源] 本品为蔷薇科植物贴梗海棠 *Chaenomeles speciosa*（Sweet）Nakai 的干燥近成熟果实。

[产地加工] 主产于安徽、湖南、湖北、浙江、四川，安徽宣城产者称"宣木瓜"，质量较好。

[炮制品] 木瓜：洗净，润透或蒸透后切薄片，晒干。

[饮片辨识]

木瓜：本品呈月牙形薄片。外表紫红色或棕红色，有不规则的深皱纹。切面棕红色。气微清香，味酸。（图4-5）

辨识要点：外皮棕红有皱纹，形似月牙边内卷。

本品以个大、皮皱、紫红色者为佳。

蚕 沙

[来源] 本品为蚕蛾科昆虫家蚕 *Bombyx mori* L. 幼虫的干燥粪便。

[产地加工] 育蚕地区皆产，以江苏、浙江、四川等地产量最多。6~8月收集，以二眠到三眠时的粪便为主，收集后晒干，簸净泥土及桑叶碎屑。

[饮片辨识]

蚕沙：本品呈圆柱形。长2~5mm，直径2~3mm。外表黑褐色，表皮粗糙，有6条明显的纵沟及横向浅纹，两端略平坦，呈六棱形，质坚而脆，搓之易碎。具青草气，气微，味淡。

辨识要点：圆柱颗粒灰黑色，六条纵沟青草气。

本品以干燥、色黑、坚实、均匀、无杂质者为佳。

伸 筋 草

[来源] 本品为石松科植物石松 *Lycopodium japonicum* Thunb. 的干燥全草。

[产地加工] 主产于湖北。夏、秋二季茎叶茂盛时采收，除去杂质，晒干。

[炮制品] 伸筋草：除去杂质，洗净，切段，干燥。

[饮片辨识]

伸筋草：本品呈不规则的段，茎呈圆柱形，略弯曲。叶密生茎上，螺旋状排列，皱缩弯曲，线形或针形，黄绿色至淡黄棕色，先端芒状，全缘。切面皮部浅黄色，木部类白色。气微，味淡。（图4-6）

辨识要点：黄绿线性柔软叶，密生茎上螺旋状。

本品以茎长、黄绿色者为佳。

油 松 节

［来源］本品为松科植物油松 *Pinus tabulieformis* Carr. 或马尾松 *Pinus massoniana* Lamb. 的干燥瘤状节或分枝节。

［产地加工］全国大部分地区有产。全年均可采收，锯取后阴干，切片。

［炮制品］油松节：劈成薄片或小块。

［饮片辨识］

松节：本品为不规则的块状，大小粗细不一。表面黄棕色、灰棕色或红棕色，有时带有棕色至黑棕色油斑，或有残存的栓皮。质坚硬。横切面具有多轮圆形同心环纹，中心浅棕色。边缘深棕色而显油性。有松节油香味，味微辛。

辨识要点：块状质坚有环纹，边缘油性有松香。

本品以体大、色红棕、油性足者为佳。

附药：松花粉

［来源］本品为松科常绿乔木马尾松 *Pinus massoniana* Lamb. 或油松 *Pinus tabulaefor-mis* Carr. 的干燥花粉。

［饮片辨识］

松花粉：本品为淡黄色的细粉。体轻，易飞扬，手捻有滑润感。气微，味淡。

海 风 藤

［来源］本品为胡椒科植物风藤 *Piper kadsura* （Choisy） Ohwi 的干燥藤茎。

［产地加工］主产于福建、海南、浙江。夏、秋二季采割，除去根、叶，晒干。

［炮制品］海风藤：除去杂质，浸泡，润透，切厚片，晒干。

［饮片辨识］

海风藤：本品为扁圆柱形厚片。表面灰褐色或褐色，粗糙，有纵向棱状纹理及明显的节，节部膨大，上生不定根。体轻，质脆，易折断，断面不整齐，皮部窄，木部宽广，灰黄色，导管孔多数，射线灰白色，放射状排列，皮部与木部交界处常有裂隙，中心有灰褐色髓。气香，味微苦、辛。

辨识要点：圆柱纵棱结膨大，体轻质脆胡椒味。

本品以茎条粗壮、均匀、气香者为佳。

青 风 藤

［来源］本品为防己科植物青藤 *Sinomenium acutum* （Thunb. ） Rehd. et Wils. 及毛青藤 *Sinomenium acutum* （Thumb. ） Rehd. et Wils. var. *cinereum* Rehd. et Wils. 的干燥藤茎。

［产地加工］主产于浙江、江苏、湖南、湖北。秋末冬初采割，扎把或切长段，晒干。

[炮制品] 青风藤：除去杂质，略泡，润透，切厚片，干燥。

[饮片辨识]

青风藤：本品为类圆形的厚片。外表面绿褐色至棕褐色，有的灰褐色，有纵纹，有的可见皮孔。切面灰黄色至淡灰黄色，皮部窄，木部有明显的放射状纹理，其间具有多数小孔，髓部淡黄白色或棕黄色。气微，味苦。

辨识要点：大圆厚片质地轻，放射切面多小孔。

本品以外皮色绿褐、切面放射状纹理明显者为佳。

丁 公 藤

[来源] 本品为旋花科植物丁公藤 *Erycibe obtusifolia* Benth. 或光叶丁公藤 *Erycibe schmidtii* Craib 的干燥藤茎。

[产地加工] 主产于广东。全年均可采收，切段或片，晒干。

[炮制品] 丁公藤：除去杂质，洗净，润透，切片，干燥。

[饮片辨识]

丁公藤：本品为斜切的段或片。外皮灰黄色、灰褐色或浅棕褐色，稍粗糙，有浅沟槽及不规则纵裂纹或龟裂纹，皮孔点状或疣状，黄白色，老的栓皮呈薄片剥落。质坚硬，纤维较多，不易折断，切面椭圆形，黄褐色或浅黄棕色，异型维管束呈花朵状或块状，木质部导管呈点状。气微，味淡。

辨识要点：纤维较多质坚硬，异型维管似花朵。

本品以切面异型维管束呈花朵状者为佳。

昆明山海棠

[来源] 本品为卫矛科植物昆明山海棠 *Tripterygium hypoglaucum*（Levl.）Hutch. 的根或全株。

[产地加工] 主产于浙江、江西、湖南、四川、贵州、云南。秋季采挖，洗净，切片，晒干。

[炮制品] 昆明山海棠：洗净，切片，干燥。

[饮片辨识]

昆明山海棠：本品为圆形片。表面橙黄色、橙红色或黄棕色，皮层常有剥落，剥落后木部淡黄色，有明显纵纹。质硬，不易折断，断面纤维性，木部可见放射状纹理及环纹。气微，味涩，微苦。

辨识要点：圆形片状皮易剥，断面纤维放射纹。

本品以断面皮部棕灰色或淡棕黄色、木部淡棕色或淡黄白色为佳。

路 路 通

[来源] 本品为金缕梅科植物枫香树 *Liquidambar formosana* Hance 的干燥成熟果序。

[产地加工] 主产于江苏、浙江、安徽、江西、福建。冬季果实成熟后采收，除去

杂质，干燥。

[炮制品] 路路通：除去杂质，洗净，干燥。

[饮片辨识]

路路通：本品为聚花果，由多数小蒴果集合而成，呈球形。基部有总果梗。表面灰棕色或棕褐色，有多数尖刺及喙状小钝刺，常折断，小蒴果顶部开裂，呈蜂窝状小孔。体轻，质硬，不易破开。气微，味淡。（图4-7）

辨识要点：聚花蒴果呈球形，顶部开裂蜂窝状。

本品以色黄、个大者为佳。

穿 山 龙

[来源] 本品为薯蓣科植物穿龙薯蓣 Dioscorea nipponica Makino 的干燥根茎。

[产地加工] 全国大部分地区均产。春、秋二季采挖，洗净，除去须根和外皮，晒干，切厚片。

[炮制品] 穿山龙：除去杂质，洗净，润透，切厚片，干燥。

[饮片辨识]

穿山龙：本品为圆形或椭圆形的厚片。外表皮黄白色或棕黄色，有时可见刺状残根。切面白色或黄白色，有淡棕色的点状维管束。气微。味苦涩。

辨识要点：断面平坦类圆片，散有小点质坚硬。

本品以根茎粗长，土黄色，质坚硬者为佳。

第二节　祛风湿热药

秦 艽

[来源] 本品为龙胆科植物秦艽 Gentiana macrophylla Pall.、麻花秦艽 Gentiana Stramineal Maxim.、粗茎秦艽 Gentiana crassicaulis Duthie ex Burk. 或小秦艽 Gentiana dahurica Fisch. 的干燥根。前三种按性状不同分别习称"秦艽"和"麻花艽"，后一种习称"小秦艽"。

[产地加工] 主产于甘肃、青海、内蒙古、陕西、山西。春、秋二季采挖，除去泥沙；秦艽和麻花艽晒软，堆置"发汗"至表面呈红黄色或灰黄色时，摊开晒干，或不经"发汗"直接晒干；小秦艽趁鲜时搓去黑皮，晒干，切厚片。

[炮制品] 秦艽：除去杂质，洗净，润透，切厚片，干燥。

[饮片辨识]

秦艽：本品呈类圆形的厚片。外表皮黄棕色、灰黄色或棕褐色，粗糙，有扭曲纵纹或网状孔纹。切面皮部黄色或棕黄色，木部黄色，有的中心呈枯朽状。气特异，味苦、微涩。（图4-8，图对比辨识-5）

辨识要点：扭曲纵纹麻花艽，质坚色黄气特异。

本品以色棕黄、气味浓厚者为佳。

防 己

[来源] 本品为防己科植物粉防己 *Stephania tetrandra* S. Moore 的干燥根。

[产地加工] 主产于浙江、江西、安徽、湖北。秋季采挖，洗净，除去粗皮，晒至半干，切段，个大者再纵切，干燥，切厚片。

[炮制品] 防己：除去杂质，稍浸，洗净，润透，切厚片，干燥。

[饮片辨识]

防己：本品呈类圆形或半圆形的厚片。外表皮淡灰黄色，切面灰白色，粉性，有稀疏的放射状纹理。气微，味苦。（图4-9，图对比辨识-1）

辨识要点：灰白色，皮部薄，富粉性，车轮纹。

本品以粉性足、纤维少者为佳。

桑 枝

[来源] 本品为桑科植物桑 *Morus alba* L. 的干燥嫩枝。

[产地加工] 主产于江苏、浙江。春末夏初采收，去叶，晒干，或趁鲜切片，晒干。

[炮制品] 桑枝：未切片者，洗净，润透，切厚片，干燥。

炒桑枝：取桑枝片，照清炒法炒至微黄色。

[饮片辨识]

1. 桑枝：本品呈类圆形或椭圆形的厚片。外表皮灰黄色或黄褐色，有点状皮孔。切面皮部较薄，木部黄白色，射线放射状，髓部白色或黄白色。气微，味淡。（图4-10）

2. 炒桑枝：品形如桑枝片，切面深黄色。微有香气。

桑枝的辨识要点：外皮灰黄有皮孔，木部黄白海绵髓。

本品以质嫩、断面黄白色者为佳。

豨 莶 草

[来源] 本品为菊科植物豨莶 *Siegesbeckia orientalis* L.、腺梗豨莶 *Siegesbeckia pubescens* Makino 或毛梗豨莶 *Siegesbeckia glabrescens* Makino 的干燥地上部分。

[产地加工] 我国大部分地区均产。夏、秋二季花开前及花期均可采割，除去杂质，晒干，切段。

[炮制品] 豨莶草：除去杂质，洗净，稍润，切段，干燥。

酒豨莶草：取净豨莶草段，照酒蒸法蒸透。

[饮片辨识]

1. 豨莶草：本品呈不规则的段状。茎略呈方柱形，表面灰绿色、黄棕色或紫棕色，有纵沟及细纵纹，被灰色柔毛，有的可见对生叶痕或残留的枝；切面黄白色或带绿色，髓部宽广，类白色，中空。叶片已切断，多皱缩、卷曲和破碎，暗绿色至黑绿色。展平后可见边缘有锯齿，两面皆具白色柔毛。质坚。气微，味微苦。

辨识要点：茎方中空有纵沟，叶绿两面有白毛。

2. 酒豨莶草：本品形如豨莶草段，表面褐绿色或黑绿色。微具酒香气。

本品以叶多、质嫩、色灰绿者为佳。

臭梧桐

[来源] 本品为马鞭草科植物海州常山 *Clerodendron trichotomum* Thunb 的干燥嫩枝及叶。

[产地加工] 主产于浙江、江苏、江西。夏季尚未开花时采收，晒干，切段。

[炮制品] 臭梧桐：除去杂质，用清水略浸，润透，切段，干燥。

[饮片辨识]

臭梧桐：本品干燥小枝类圆形或近方形，棕褐色，密被短柔毛。叶多皱缩，卷曲或破碎，上表面黄绿色至浅黄棕色，下表面色较浅，具短柔毛。枝叶质脆易断，小枝断面黄白色，中央具白色的髓，髓中有淡黄色分隔。有特异臭气，味苦涩。

辨识要点：小枝有髓叶皱缩，全体柔毛气特异。

本品以色绿者为佳。

海桐皮

[来源] 本品为豆科植物刺桐 *Erythrina variegata*（L.）var. *orientalis*（L.）Merr 或乔木刺桐 *Erythrina arborescens* Roxb 的干燥树皮。

[产地加工] 刺桐主产于广东、广西、云南、贵州，乔木刺桐主产于云南、四川、贵州。夏、秋二季剥去树皮，晒干，切丝。

[炮制品] 海桐皮：除去杂质，刮去粗皮，洗净，浸泡，润透，切块片，干燥。

[饮片辨识]

海桐皮：本品为半筒状或筒状。外表面棕红色，老树皮粗皮极厚，常有较大裂隙，皮孔不明显，偶见钉刺；成年树皮皮孔明显，黄棕色，钉刺较多，黑色，具光泽，顶端尖锐或被磨去。内表面黄棕色，具明显细纵纹。质坚硬，不易折断，折断面不整齐，外部棕色，颗粒状，内部黄色，强纤维性。气微香，味淡。

辨识要点：外表色深有钉刺，内面平坦有网纹。

本品以钉刺多者为佳。

络石藤

[来源] 本品为夹竹桃科植物络石 *Trachelospermum jasminoides*（Lindl.）Lem. 的干燥带叶藤茎。

[产地加工] 主产于浙江、江苏、湖北、安徽。冬季至次春采割，除去杂质，晒干，切段。

[炮制品]

络石藤：除去杂质，洗净，稍润，切段，干燥。

[饮片辨识]

络石藤：本品为不规则的段。茎圆柱形，表面红褐色，可见点状皮孔。切面黄白色，中空。叶全缘，略反卷；革质。气微，味微苦。

辨识要点：茎红褐色有皮孔，叶片革质暗绿色。

本品以叶多、色绿者为佳。

雷公藤

[来源] 本品为卫矛科植物雷公藤 *Tripterygium wilfordii* Hookerf. 的干燥根及根茎。

[产地加工] 主产于浙江、安徽、福建、湖南。秋季采挖根部，去净泥土，晒干，或去皮晒干，切厚片。

[炮制品] 雷公藤：除去杂质，切段，干燥或除去外皮（包括形成层以外部分），切断，干燥。

[饮片辨识]

雷公藤：本品呈圆柱形小段。栓皮橙黄色至灰褐色，有不规则的细纵纹和横裂纹，易剥落。除尽外皮者表面黄色或黄白色。质坚韧，不易折断，折断面皮部棕紫色或棕褐色，颗粒状，木部黄白色或淡棕褐色，密布针眼状孔洞。根茎粗壮，外皮粗糙，多呈灰褐色。气特异，味苦微辛。

辨识要点：外皮除尽颜色黄，切面密布针眼孔。

本品以块大、断面红棕色者为佳。

老鹳草

[来源] 本品为牻牛儿苗科植物牻牛儿苗 *Erodium stephanianum* Willd. 、老鹳草 *Geranium wilfordii* Maxim. ，或野老鹳草 *Geranium carolinianum* L. 的干燥地上部分。前者习称"长嘴老鹳草"，后两者习称"短嘴老鹳草"。

[产地加工] 全国大部分地区均产。夏、秋二季果实近成熟时采割，捆成把，晒干，切段。

[炮制品] 老鹳草：除去残根及杂质，略洗，切段，干燥。

[饮片辨识]

老鹳草：本品呈不规则的段。茎表面灰绿色或带紫色，节膨大。切面黄白色，有时中空。叶对生，卷曲皱缩，灰褐色，具细长叶柄。果实长圆形或球形，宿存花柱形似鹳喙。气微，味淡。

辨识要点：茎叶花果同时有，宿存花柱似鹳喙。

本品以色灰绿、叶多、果实多者为佳。

丝瓜络

[来源] 本品为葫芦科植物丝瓜 *Luffa cylindrica* （L. ） Roem. 的干燥成熟果实的维

管束。

[产地加工] 主产于江苏、浙江。夏、秋二季果实成熟、果皮变黄、内部干枯时采摘，除去外皮和果肉，洗净，晒干，除去种子，切段。

[炮制品] 丝瓜络：去除残留种子及外皮，切段。

[饮片辨识]

丝瓜络：本品为丝状维管束交织而成，多呈长棱形或长圆筒形，略弯曲。表面淡黄白色。体轻，质韧，有弹性，不能折断。横切面可见子房3室，呈空洞状。气微，味淡。（图4-11）

辨识要点：丝状维管连成络，体轻质韧不易断。

本品以筋络细、坚韧、色淡黄白者为佳。

第三节 祛风湿强筋骨药

五加皮

[来源] 本品为五加科植物细柱五加 *Acanthopanax gracilistylus* W. W. Smith 的干燥根皮。

[产地加工] 主产于湖北、湖南、浙江、四川。夏、秋二季采挖根部，洗净，剥去根皮，晒干，切厚片。

[炮制品] 五加皮：除去杂质，洗净，浸透，切厚片，干燥。

[饮片辨识]

五加皮：本品呈不规则卷筒状。外表面灰褐色，有稍扭曲的纵皱纹和横长皮孔样斑痕；内表面淡黄色或灰黄色，有细纵纹。体轻，质脆，易折断，断面不整齐，灰白色。气微香，味微辣而苦。

辨识要点：表面灰褐有皮孔，体轻质脆易折断。

本品以皮厚、气香、色淡黄棕者为佳。

桑寄生

[来源] 本品为桑寄生科植物桑寄生 *Taxillus chinensis*（DC.）Danser 的干燥带叶茎枝。

[产地加工] 主产于广西、广东。冬季至次春采割，除去粗茎，切段，干燥，或蒸后干燥，切厚片。

[炮制品] 桑寄生：除去杂质，略洗，润透，切厚片或短段，干燥。

[饮片辨识]

桑寄生：本品呈厚片或不规则短段。外表皮红褐色或灰褐色，具细纵纹，并有多数细小凸起的棕色皮孔，嫩枝有的可见棕褐色茸毛。切面皮部红棕色，木部色较浅。叶多卷曲或破碎，完整者展平后呈卵形或椭圆形，表面黄褐色，幼叶被细茸毛，先端钝圆，基部圆形或宽楔形，全缘；革质。气微，味涩。（图4-12）

辨识要点：茎有纵纹和皮孔，叶是椭圆为革质。

本品以枝细、质嫩、叶多者为佳。

狗 脊

[来源] 本品为蚌壳蕨科植物金毛狗脊 *Cibotium barometz*（L.）J. Sm. 的干燥根茎。

[产地加工] 主产于四川、浙江、福建、江西。秋、冬二季采挖，除去泥沙，干燥；或去硬根、叶柄及金黄色绒毛，切厚片，干燥，为"生狗脊片"；蒸后晒至六七成干，切厚片，干燥，为"熟狗脊片"。

[炮制品] 狗脊：除去杂质；未切片者，洗净，润透，切厚片，干燥。

烫狗脊：取生狗脊片，按烫法用砂烫至鼓起，放凉后除去残存绒毛。

[饮片辨识]

1. 狗脊：生狗脊片呈不规则长条形或圆形；切面浅棕色，较平滑，近边缘 1～4mm 处有 1 条棕黄色隆起的木质部环纹或条纹，边缘不整齐，偶有金黄色绒毛残留；质脆，易折断，有粉性。熟狗脊片呈黑棕色，质坚硬。

辨识要点：边缘不整有金毛，隆起环纹在切面。

2. 烫狗脊：形如狗脊片，表面略鼓起。棕褐色。气微，味淡、微涩。

辨识要点：烫后色深无金毛。

本品以片厚薄均匀、坚实、无毛者为佳。

千年健

[来源] 本品为天南星科植物千年健 *Homalomena occulta*（Lour.）Schott. 的干燥根茎。

[产地加工] 主产于广西、云南。春、秋二季采挖，洗净，除去外皮，晒干，切片。

[炮制品] 千年健：除去杂质，洗净，润透，切片，干燥。

[饮片辨识]

千年健：本品为类圆形或不规则形的片。外表皮黄棕色至红棕色，粗糙，有的可见圆形根痕。切面红褐色，具有众多黄色纤维束，有的呈针刺状。气香，味辛、微苦。

辨识要点：表面粗糙具纵沟，切面看去"一包针"。

本品以切面红棕色、香气浓者为佳。

雪莲花

[来源] 本品为菊科植物绵头雪莲 *Saussurea laniceps* Hand. – Mazz，鼠曲雪莲 *Saussurea gnaphaloides*（Royle）Sch – Bip.，水母雪莲 *Saussurea medusa* Maxim 等的带花全株。

[产地加工] 主产于四川、云南、西藏、新疆、甘肃、青海。6～7月间，待花开时拔取全株，除去泥土，晾干，切段。

[炮制品] 雪莲花：除去杂质。

[饮片辨识]

雪莲花： 本品外形似棉球状、圆柱状或圆锥形，表面黄褐色、灰褐色或深灰色。茎基部有残存的黑色叶基，呈覆瓦状密集排列，膜质；茎中部至顶端的叶片密集，皱缩卷曲，密被白色或褐色绒毛。完整叶片卵圆形、匙形、倒披针形或狭倒卵形，边缘近全缘或齿状。头状花序集生茎顶，呈半圆球形；花冠紫色、白色或红紫色。稀见瘦果，具白色或黑褐色长冠毛，密集成毡状，形似灰白色绒球；可见紫红色或紫黑色的花柱和柱头露于冠毛外，组成紫灰相间的斑点。气淡，味微苦、涩。

辨识要点：密被白毛似棉球，头状花序色灰褐。

本品以叶多者为佳。

附药：天山雪莲

[来源] 本品为菊科植物天山雪莲 *Saussurea involucrate*（Kar. et Kir.）Sch - Bip. 的干燥地上部分。

[饮片辨识]

天山雪莲： 本品茎呈圆柱形；表面黄绿色或黄棕色，有的微带紫色，具纵棱，断面中空。茎生叶密集排列，无柄，或脱落留有残基，完整叶片呈卵状长圆形或广披针形，两面被柔毛，边缘有锯齿和缘毛，主脉明显。头状花序顶生，10～42 个密集成圆球形，无梗。苞叶长卵形或卵形，无柄，中部凹陷呈舟状，膜质，半透明。总苞片 3～4 层，披针形，等长，外层多呈紫褐色，内层棕黄色或黄白色。花管状，紫红色，柱头 2 裂。瘦果圆柱形，具纵棱，羽状冠毛 2 层。体轻，质脆。气微香，味微苦。

辨识要点：茎为圆柱具纵棱，茎叶密集花顶生。

思考与练习

1. 蛇类中药的加工方法是什么？

2. 相似中药的鉴别方法：独活与羌活、防己与天花粉、桑枝与桂枝、五加皮与地骨皮的鉴别。

第五章　　化湿药 ▷▷▷▷

【实训要求】

1. 掌握： 苍术、厚朴（附厚朴花）的不同炮制品、用药部位及饮片基本特征。

2. 熟悉： 砂仁、白豆蔻、草豆蔻的用药部位及饮片基本特征。

3. 了解： 藿香的饮片基本特征。

【重点和疑难点】

1. 结合多媒体教学，通过饮片辨识及课堂讨论掌握苍术、厚朴、砂仁、白豆蔻、草豆蔻的鉴别。

2. 掌握相似中药（砂仁、白豆蔻与草豆蔻）的鉴别。

广 藿 香

[来源] 本品为唇形科植物广藿香 *Pogostemon cablin*（Blanco）Benth. 的干燥地上部分。

[产地加工] 主产于广东。枝叶茂盛时采割，日晒夜闷，反复至干。

[炮制品] 广藿香：除去残根及杂质，先抖下叶，筛净另放；茎洗净，润透，切段，晒干，再与叶混匀。

[饮片辨识]

广藿香：本品呈不规则段。略呈方柱形，表面灰褐色、灰黄色或带红棕色，被柔毛。切面白色髓部可见。老茎类圆柱形，被灰褐色栓皮。叶破碎或皱缩成团；完整者展平后呈卵形或椭圆形，基部楔形或钝圆，边缘具大小不规则的钝齿；叶柄细，被柔毛，质脆、易碎。气香特异，味微苦。（图 5-1）

辨识要点：茎方柱形有柔毛，切面白髓香特异。

本品以叶多、香气浓者为佳。

佩 兰

[来源] 本品为菊科植物佩兰 *Eupatorium fortunei* Turcz. 的干燥地上部分。

[产地加工] 主产于江苏、浙江、河北。夏、秋二季分两次采割，除去杂质，晒干。

[炮制品] 佩兰：除去杂质，洗净，稍润，切段，干燥。

［饮片辨识］

佩兰：本品呈不规则的段。茎呈圆柱形，表面黄棕色或黄绿色，有的带紫色，有明显的节及纵棱线；质脆，切面髓部白色或中空。叶对生，叶片多皱缩、破碎，绿褐色。气芳香，味微苦。

辨识要点：茎圆柱形有棱节，髓部白色气芳香。

本品以叶多、色绿、质嫩、香气浓者为佳。

苍 术

［来源］本品为菊科植物茅苍术 *Atractylodes lancea*（Thunb.）DC. 或北苍术 *Ateactylodes chinensis*（DC.）Koidz. 的干燥根茎。

［产地加工］主产于江苏、河南、河北、山西、陕西，以产于江苏茅山一带者质量最好，故名"茅苍术"。春、秋二季采挖，除去泥沙，晒干，撞去须根。

［炮制品］苍术：除去杂质，洗净，润透，切厚片，干燥。

麸炒苍术：取苍术片，按麸炒法炒至表面深黄色。

［饮片辨识］

1. 苍术：本品呈不规则类圆形或条形厚片。外表皮灰棕色至黄棕色，有皱纹，有时可见根痕。切面黄白色或灰白色，散有多数橙黄色或棕红色油点，有的可析出白色细针状结晶。气香特异，味微甘、辛、苦。（图5-2）

辨识要点：厚片不整呈圆形，断面朱砂气特异。

2. 麸炒苍术：形如苍术片，表面深黄色，散有多数棕褐色油室。有焦香气。

辨识要点：形似苍术而色深。

本品以切面朱砂点多、香气浓者为佳。

厚 朴

［来源］本品为木兰科植物厚朴 *Magnolia officinalis* Rehd. et Wils. 或凹叶厚朴 *Magnolia officinalis* Rehd. et Wils. var. *biloba* Rehd. et Wils. 的干燥干皮、根皮及枝皮。干皮呈卷筒状或双卷筒状，习称"筒朴"；近根部的干皮一端展开如喇叭口，习称"靴筒朴"；根皮呈单筒状或不规则块片习称"根朴"，有的弯曲似鸡肠，习称"鸡肠朴"；枝皮呈单筒状，习称"枝朴"。

［产地加工］主产于四川、湖北、浙江。4~6月剥取，根皮和枝皮直接阴干；干皮置沸水中微煮后，堆置阴湿处，"发汗"至内表面变紫褐色或棕褐色时，蒸软，取出，卷成筒状，干燥。

［炮制品］厚朴：刮去粗皮，洗净，润透，切丝，干燥。

姜厚朴：取厚朴丝，按姜汁炙法炒干。

［饮片辨识］

1. 厚朴：本品为弯曲的丝条状或单、双卷筒状。外表面灰褐色，有时可见椭圆形皮孔或纵皱纹。内表面紫棕色或深紫褐色，较光滑，具细密纵纹，划之显油痕。切面颗

粒性，有油性，有的可见小亮星。气香，味辛辣，微苦。（图 5 - 3）

　　辨识要点：丝状卷曲外灰褐，划之油痕味辛辣。

　　2. 姜厚朴：形如厚朴丝，表面灰褐色，偶见焦斑。略有姜辣气。

　　辨识要点：形似厚朴有姜气。

　　本品以皮厚、油性足、断面紫棕色、有小亮星、气味浓厚者为佳。

　　附药：厚朴花

　　[来源] 本品为木兰科植物厚朴 *Magnolia officinalis* Rehd. et Wils. 或凹叶厚朴 *Magnolia officinalis* Rehd. et Wils. var. *biloba* Rehd. et Wils. 的干燥花蕾。

　　[炮制品] 厚朴花：除去杂质，洗净，晒干。

　　[饮片辨识]

　　厚朴花：本品呈长圆锥形。红棕色至棕褐色。花被多为 12 片，肉质，外层的呈长方倒卵形，内层的呈匙形。雄蕊多数，花药条形，淡黄棕色，花丝宽而短。心皮多数，分离，螺旋状排列于圆锥形的花托上。花梗密被灰黄色绒毛，偶无毛。质脆，易破碎。气香，味淡。

　　辨识要点：花呈圆锥色红棕，花梗密被黄绒毛。

砂　仁

　　[来源] 本品为姜科植物阳春砂 *Amomum villosum* Lour、绿壳砂 *Amomum villosum* Lour. var. *xanthioides* T. L. Wu et Senjen 或海南砂 *Amomum longiligulare* T. L. Wu 的干燥成熟果实。

　　[产地加工] 主产于广东、广西、云南、海南。于夏、秋二季果实成熟时采收，晒干或低温干燥。

　　[炮制品] 砂仁：除去杂质。用时捣碎。

　　[饮片辨识]

　　1. 阳春砂、绿壳砂：本品呈椭圆形或卵圆形，有不明显的三棱。表面棕褐色，密生刺状凸起，顶端有花被残基，基部常有果梗。果皮薄而软。种子集结成团，具三钝棱，中有白色隔膜，将种子团分成 3 瓣，每瓣有种子 5 ~ 26 粒。种子为不规则多面体；表面红棕色或暗棕色，有细皱纹，外被淡棕色膜质假种皮；质硬，胚乳灰白色。气芳香而浓烈，味辛凉、微苦。（图 5 - 4）

　　辨识要点：果皮棕褐刺密生，种团三瓣气味浓。

　　2. 海南砂：本品呈长椭圆形或卵圆形，有明显的三棱。表面被片状、分枝的软刺，基部具果梗痕。果皮厚而硬。种子团较小，每瓣有种子 3 ~ 24 粒。气味稍淡。

　　辨识要点：气味稍淡果皮硬，片状分枝刺不同。

　　本品以色棕褐、仁饱满、气味浓者为佳。

附药：砂仁壳

[来源] 本品为姜科植物阳春砂 *Amomum villosum* Lour、绿壳砂 *Amomum villosum* Lour. var. *xanthioides* T. L. Wu et Senjen 或海南砂 *Amomum longiligulare* T. L. Wu 的干燥成熟果壳。

[饮片辨识]

砂仁壳：本品为干燥果壳，半椭圆形或半卵圆形，囊间裂开呈对合状，外表面棕褐色，密具刺状的凸起，基部有果柄残痕或连有总果柄。内表面淡棕色，可见显明的维管束。质轻，有香气。

辨识要点：**棕褐刺密，质轻气香。**

豆 蔻

[来源] 本品为姜科植物白豆蔻 *Amomum kravanh* Pierre ex Gagnep. 或爪哇白豆蔻 *Amomum compactum* Soland ex Maton 的干燥成熟果实。

[产地加工] 按产地不同分为"原豆蔻"和"印尼白蔻"。原豆蔻主产于泰国、柬埔寨；印尼白蔻主产于印度尼西亚爪哇，我国云南、广东、广西等地亦有栽培。于秋季果实由绿色转为黄绿色时采收，晒干。

[炮制品] 豆蔻：除去杂质。用时捣碎。

[饮片辨识]

1. 原豆蔻：本品呈类球形。表面黄白色至淡黄棕色，有 3 条较深的纵向槽纹，顶端有凸起的柱基，基部有凹下的果柄痕，两端均具浅棕色绒毛。果皮体轻，质脆，易纵向裂开，内分 3 室，每室含种子约 10 粒；种子成不规则多面体，背面略隆起，表面暗棕色，有皱纹，并被有残留的假种皮。气芳香，味辛凉似樟脑。(图 5 - 4)

辨识要点：**表面黄白三槽纹，气味辛凉似樟脑。**

2. 印尼白蔻：本品个略小。表面黄白色，有的微显紫棕色。果皮较薄，种子瘦瘪。气味较弱。

辨识要点：**形似原蔻个略小，表面黄白气较弱。**

本品以个大、饱满、果壳完整、气味浓者为佳。

附药：豆蔻壳

[来源] 本品为姜科植物白豆蔻 *Amomum kravanh* Pierre ex Gagnep. 或爪哇白豆蔻 *Amomum compactum* Soland ex Maton 的干燥成熟果壳。

[饮片辨识]

豆蔻壳：本品呈类球形果壳。表面黄白色至淡黄棕色，顶端有凸起的柱基，基部有凹下的果柄痕。果皮体轻，质脆，易纵向裂开，内分 3 室。气芳香。

辨识要点：**体轻质脆易纵裂，表面黄白气芳香。**

草 豆 蔻

[来源] 本品为姜科植物草豆蔻 *Alpinia katsumadai* Hayata 的干燥近成熟种子。

［产地加工］主产于云南、广西。夏、秋二季采收，晒至九成干，或用水略烫，晒至半干，除去果皮，取出种子团，晒干。

［炮制品］草豆蔻：除去杂质。用时捣碎。

［饮片辨识］

草豆蔻：本品呈类球形的种子团。表面灰褐色，中间有黄白色的隔膜，将种子团分成3瓣，每瓣有种子多数，粘连紧密，种子团略光滑。种子为卵球状多面体，外被淡棕色膜假种皮，种脊为一条纵沟，一端有种脐；质硬，将种子沿种脊纵剖两瓣，纵断面呈斜心形，种皮沿种脊向内伸入部分约占整个表面积的1/2；胚乳灰白色。气香，味辛，微苦。（图5-4）

辨识要点：种子成团不易散，白色隔膜分三瓣。

本品以个大、饱满、气味浓者为佳。

草　果

［来源］本品为姜科植物草果 *Amomum tsao-ko* Crevost et Lemaire 的干燥成熟果实。

［产地加工］主产于云南、广西、贵州。秋季果实成熟时采收，除去杂质，晒干或低温干燥。

［炮制品］草果仁：取草果，照清炒法炒至焦黄色并微鼓起，去壳，取仁。用时捣碎。

姜草果仁：取净草果仁，照姜汁炙法炒干。用时捣碎。

［饮片辨识］

1. 草果：本品为长椭圆形，具三钝棱。表面灰棕色至红棕色，具纵沟及棱线，顶端有圆形凸起的柱基，基部有果梗或果梗痕。果皮质坚韧，易纵向撕裂。剥去外皮，中间有黄棕色隔膜，将种子团分成3瓣，每瓣有种子多为8~11粒。种子呈圆锥状多面体；表面红棕色，外被灰白色膜质的假种皮，种脊为一条纵沟，尖端有凹状的种脐；质硬，胚乳灰白色。有特异香气，味辛、微苦。（图5-4）

辨识要点：长椭圆形三钝棱，种团三瓣容易散。

2. 草果仁：本品呈圆锥状多面体，直径约5mm；表面棕色至红棕色，有的可见外被残留灰白色膜质的假种皮。种脊为一条纵沟，尖端有凹状的种脐。胚乳灰白色至黄白色。有特异香气，味辛、微苦。

辨识要点：圆锥红棕多面体，气香特异味辛苦。

本品以个大、饱满、色红棕、气味浓者为佳。

思考与练习

相似中药的鉴别方法：砂仁与白豆蔻、草果与草豆蔻的鉴别。

第六章　利水渗湿药 ▷▷▷▷

【实训要求】

1. 掌握：茯苓、薏苡仁、泽泻、木通、车前子、茵陈的不同炮制品、用药部位及饮片基本特征。

2. 熟悉：猪苓、海金沙的用药部位及饮片基本特征。

3. 了解：通草、灯心草、金钱草的饮片基本特征。

【重点和疑难点】

1. 结合多媒体教学，通过饮片辨识及课堂讨论掌握茯苓、薏苡仁、泽泻、木通、车前子、茵陈、猪苓、海金沙的鉴别。

2. 掌握相似中药（茯苓与葛根，茯苓与猪苓，通草与灯心草）的鉴别。

第一节　利水消肿药

茯　苓

[来源] 本品为多孔菌科真菌茯苓 *Poria cocos*（Schw.）Wolf 的干燥菌核。

[产地加工] 主产于安徽、云南、湖北。多于 7~9 月采挖，挖出后除去泥沙，堆置"发汗"后，摊开晾至表面干燥，再"发汗"，反复数次至现皱纹、内部水分大部散失后，阴干，称为"茯苓个"；或将鲜茯苓按不同部位切制，阴干，分别称为"茯苓块"和"茯苓片"。

[炮制品] 茯苓：取茯苓浸泡，洗净，润后稍蒸，及时削去外皮，切制成块或切厚片，晒干。

[饮片辨识]

1. 茯苓块：本品呈立方块状或方块状厚片，大小不一。白色、淡红色或淡棕色。（图 6 - 1）

辨识要点：形为方块颗粒性，嚼之粘牙气味淡。

2. 茯苓片：本品呈不规则厚片，厚薄不一。白色、淡红色或淡棕色。

本品以切面白色细腻、粘牙力强者为佳。

附药：茯苓皮

[来源] 本品为多孔菌科真菌茯苓 *Poria cocos*（Schw.）Wolf 菌核的干燥外皮。

[炮制品] 茯苓皮：加工"茯苓片""茯苓块"时，收集削下的外皮。

[饮片辨识]

茯苓皮：本品为长条形或不规则块片，大小不一。外表面棕褐色至黑褐色，有疣状凸起，内面淡棕色并常带有白色或淡红色的皮下部分。质较松软，略具弹性。气微、味淡，嚼之粘牙。

辨识要点：形不规则质松软，外面棕褐内淡红。

附药：茯神

[来源] 本品为多孔菌科真菌茯苓 *Poria cocos*（Schw.）Wolf 的干燥菌核中间包有松根的白色部分。

[炮制品] 茯神块：除去杂质，切成含松根的方块。

[饮片辨识]

茯神块：本品呈方形或长方形，多为白色，少为淡棕色。质坚实，颗粒性，断面中棕黄色松根，有圈状纹理（年轮）。微带松节油气，味淡，嚼之粘牙。

辨识要点：形似茯苓含松根。

薏 苡 仁

[来源] 本品为禾本科植物薏米 *Coix lacryma–jobi* L. var. *mayuen*（Roman.）Stapf 的干燥成熟种仁。

[产地加工] 主产于福建、河北、辽宁。秋季果实成熟时采割植株，晒干，打下果实，再晒干，除去外壳、黄褐色种皮和杂质，收集种仁。

[炮制品] 薏苡仁：除去杂质。

麸炒薏苡仁：取净薏苡仁，按麸炒法炒至微黄色。

[饮片辨识]

1. 薏苡仁：本品呈宽卵形或长椭圆形。表面乳白色，光滑，偶有残存的黄褐色种皮；一端钝圆，另端较宽而微凹，有一淡棕色点状种脐；背面圆凸，腹面有一条较宽而深的纵沟。质坚实，断面白色，粉性。气微，味微甜。（图6–2）

辨识要点：种仁类球深纵沟，断面白色粉性强。

2. 麸炒薏苡仁：形如薏苡仁，微鼓起，表面微黄色。

辨识要点：形似薏仁具焦香。

本品以粒大、饱满、色白者为佳。

猪 苓

[来源] 本品为多孔菌科真菌猪苓 *Polyporus umbellatus*（Pers.）Fries 的干燥菌核。

[产地加工] 主产于陕西、山西、河北、云南、河南。春、秋二季采挖，除去泥

沙，干燥。切厚片。

[炮制品] 猪苓：除去杂质，浸泡，洗净，润透，切厚片，干燥。

[饮片辨识]

猪苓：本品呈类圆形或不规则的厚片。切面类白色或黄白色，略呈颗粒状。外表皮黑色或棕黑色，皱缩或有瘤状凸起。体轻，质硬，气微，味淡。（图6-3）

辨识要点：不规则片外皮黑，体轻质硬切面白。

本品以外皮色黑、切面色白者为佳。

泽 泻

[来源] 本品为泽泻科植物东方泽泻 Alisma orientale （Sam.） Juzep. 或泽泻 Alisma plantago - aquatica Linn. 的干燥块茎。

[产地加工] 主产于福建、四川。冬季茎叶开始枯萎时采挖，洗净，干燥，除去须根和粗皮，切厚片，晒干。

[炮制品] 泽泻：除去杂质，稍浸，润透，切厚片，干燥。

盐泽泻：取泽泻片，按盐水炙法炒干。

[饮片辨识]

1. 泽泻：本品呈圆形或椭圆形厚片。外表皮黄白色或淡黄棕色，可见细小凸起的须根痕。切面黄白色，粉性，有多数细孔。气微，味微苦。（图6-4）

辨识要点：类圆厚片黄白色，切面粉性多细孔。

2. 盐泽泻：形如泽泻片，表面淡黄棕色或黄褐色，偶见焦斑。味微咸。

辨识要点：形似泽泻有咸味。

本品以切面色黄白、粉性足者为佳。

冬 瓜 皮

[来源] 本品为葫芦科植物冬瓜 Benincasa hispida （Thunb.） Cogn. 的干燥外层果皮。

[产地加工] 全国大部分地区均产。食用冬瓜时，洗净，削取外层果皮，晒干。

[炮制品] 冬瓜皮：除去杂质，洗净，切块或宽丝，干燥。

[饮片辨识]

冬瓜皮：本品为不规则的碎片，常向内卷曲，大小不一。外表面灰绿色或黄白色，被有白霜，有的较光滑不被白霜；内表面较粗糙，有的可见筋脉状维管束。体轻，质脆。气微，味淡。

辨识要点：外皮灰绿向内卷，体轻质脆气味淡。

本品以皮薄、色灰者为佳。

附药：冬瓜子

[来源] 为葫芦科植物冬瓜 Benincasa hispida （Thunberg） Cogniaux 的干燥种子。

［炮制品］冬瓜子：除去杂质、软子及空壳，洗净，或再切碎，晒干。

［饮片辨识］

冬瓜子：本品呈扁卵圆形。表面淡黄白色，一端钝圆，一端较尖，尖端一侧有小凸起的种脐。边缘光滑，或两面外缘各有一环纹。体轻，剥去种皮可见白色子叶 2，具油性。无臭，味微甜。

辨识要点：扁卵圆形黄白色，边缘光滑或环纹。

玉米须

［来源］本品为禾本科植物玉蜀黍 *Zea mays* L. 的干燥花柱及柱头。

［产地加工］全国大部分地区均产。夏、秋果实成熟时收集，除去杂质。

［炮制品］玉米须：除去杂质，洗净，晒干。

［饮片辨识］

玉米须：本品为整条或破碎的花柱及柱头，常集结成团，淡绿色、绿黄色或黄棕色，呈透明状，柱头 2 裂，长 0.3～3mm，较细。无臭，味甜。

辨识要点：形如细线而易断，集结成团质较轻。

本品以柔软、有光泽者为佳。

葫　芦

［来源］本品为葫芦科植物瓢瓜 *Lagenaria siceraria*（Molina）Standl. var. depressa（Ser.）Hara 的干燥果皮。

［产地加工］全国大部分地区均产。秋季采收成熟果实，打碎，除去果瓤及种子，晒干。

［炮制品］葫芦：洗净，干燥，打碎。

［饮片辨识］

葫芦：本品呈瓢状，多碎成块片，外表面黄棕色，较光滑，内表面黄白色或灰黄色，松软。体轻，质硬，断面黄白色，气微，味淡。

辨识要点：体轻质硬弧片状，外面光滑黄棕色。

本品以松软、体轻者为佳。

香 加 皮

［来源］本品为萝摩科植物杠柳 *Periploca sepium* Bge. 的干燥根皮。

［产地加工］主产于山西、河北、河南。春、秋二季采挖，剥取根皮，切厚片，晒干。

［炮制品］香加皮：除去杂质，洗净，润透，切厚片，干燥。

［饮片辨识］

香加皮：本品呈不规则的厚片，外表面灰棕色或黄棕色，栓皮常呈鳞片状，易剥落。内表面淡黄色或淡黄棕色，较平滑，有细纵纹。体轻，质脆，易折断，断面不整齐，黄白色。有特异香气，味苦。

辨识要点：栓皮松软鳞片状，体轻质脆香特异。

本品以皮厚、色灰棕、香味浓者为佳。

枳椇子

[来源] 为鼠李科植物枳椇 *Hovenia dulcis* Thunb. 干燥成熟种子。

[产地加工] 主产于陕西、广东、湖北。秋季果实成熟时采收，晒干，除去果壳、果柄等杂质，收集种子。晒干。

[炮制品] 枳椇子：除去杂质，洗净，晒干。

[饮片辨识]

枳椇子：本品呈扁平圆形，背面稍隆起，腹面较平。表面红棕色至红褐色平滑光泽，基部有椭圆形点状的种脐，顶端有微凸的合点，腹面有微隆起的种脊，种皮坚硬，胚乳乳白色，油质，其内包含有 2 片肥厚的子叶，呈淡黄色至草绿色，亦油质，气微，味微而涩。

辨识要点：果柄肥厚多分枝，果实圆球三棱状，种子扁圆红棕色。

本品以粒大、饱满、色棕红者为佳。

第二节　利尿通淋药

车前子

[来源] 本品为车前科植物车前 *Plantago asiatica* L. 或平车前 *Plantago depressa* Willd. 的干燥成熟种子。

[产地加工] 全国大部分地区均产。夏、秋二季种子成熟时采收果穗，晒干，搓出种子，除去杂质。

[炮制品] 车前子：除去杂质。

盐车前子：取净车前子，按盐水炙法炒至起爆裂声时，喷洒盐水，炒干。

[饮片辨识]

1. 车前子：椭圆形、不规则长圆形或三角状长圆形，略扁。表面黄棕色至黑褐色，有细皱纹，一面有灰白色凹点状种脐。质硬。气微，味淡。（图 6 - 5）

辨识要点：种子细小黄棕色，表面皱纹种脐白。

2. 盐车前子：形如车前子，表面黑褐色。气微香，味微咸。

本品以粒大、饱满、色黑者为佳。

附药：车前草

[来源] 本品为车前科植物车前 *Plantago asiatica* L. 或平车前 *Plantago depressa*

Willd. 的干燥全草。

[炮制品] 车前草：除去杂质，洗净，切段，干燥。

[饮片辨识]

车前草：本品为不规则的段。根须状或直而长。叶片皱缩，多破碎，表面灰绿色或污绿色，脉明显。可见穗状花序。气微，味微苦。

辨识要点：叶片皱缩污绿色，叶脉明显穗状花。

滑 石

[来源] 本品为硅酸盐类矿物滑石族滑石，主含含水硅酸镁〔$Mg_3(Si_4O_{10})(OH)_2$〕。

[产地加工] 主产于山东、辽宁、广西。采挖后，除去泥沙及杂石。

[炮制品] 滑石粉：除去杂石，洗净，砸成碎块，粉碎成细粉，或照水飞法水飞，晾干。

[饮片辨识]

1. 滑石：本品为块状集合体。呈不规则的块状。白色、黄白色或淡蓝灰色，有蜡样光泽。质软，细腻，手摸有滑润感，无吸湿性，置水中不崩散。气微，无味。

辨识要点：蜡样光泽块状体，手摸润滑质细腻。

2. 滑石粉：本品为白色或类白色、微细、无砂性的粉末，手摸有滑腻感。气微，味淡。

辨识要点：手捻滑利硅酸镁，白色粉末不溶水。

本品以色白、滑润者为佳。

木 通

[来源] 本品为木通科植物木通 *Akebia quinata*（Thunb.）Decne.、三叶木通 *Akebia trifoliata*（Thunb.）Koidz. 或白木通 *Akebia trifoliata*（Thunb.）Koidz. var. *australis*（Diels）Rehd. 的干燥藤茎。

[产地加工] 主产于江苏、湖南、湖北。秋季采收，截取茎部，除去细枝，阴干，切片。

[炮制品] 木通：除去杂质，用水浸泡，泡透后捞出，切片，干燥。

[饮片辨识]

木通：本品为圆形、椭圆形或不规则形切片。外表皮灰棕色或灰褐色。切面射线呈放射状排列，髓小或有时中空。气微，味微苦而涩。

辨识要点：圆片皮薄木部宽，切面射线放射状。

本品以切面黄白色、具放射状纹者为佳。

附药：川木通

[来源] 本品为毛茛科植物小木通 *Clematis armandii* Franch. 或绣球藤 *Clematis montana* Buch. – Ham. 的干燥藤茎。

［炮制品］川木通：除去杂质，用水浸泡，润透，切厚片，干燥。

［饮片辨识］

川木通：本品为类圆形厚片。切面边缘不整齐，残存皮部黄棕色，木部浅黄棕色或浅黄色，有黄白色放射状纹理及裂隙，其间密布细孔状导管，髓部较小，类白色或黄棕色，偶有空腔。气微，味淡。（图6-6）

辨识要点：**外皮黄棕有纵棱，小孔组成同心环**。

通　草

［来源］本品为五加科植物通脱木 *Tetrapanax papyrifer*（Hook.）K. Koch 的干燥茎髓。

［产地加工］主产于广西、四川。秋季割取茎，截成段，趁鲜取出髓部，理直，晒干。切厚片。

［炮制品］通草：除去杂质，切厚片。

［饮片辨识］

通草：本品呈厚片，直径1~2.5cm。表面白色或淡黄色，有浅纵沟纹。体轻，质松软，稍有弹性，易折断，断面平坦，显银白色光泽，中部有直径0.3~1.5cm的空心或半透明的薄膜，纵剖面呈梯状排列，实心者少见。气微，味淡。

辨识要点：**直径大于1厘米，中有薄膜或空心**。

本品以色白者为佳。

附药：小通草

［来源］本品为旌节花科植物喜马山旌节花 *Stachyurus himalaicus* Hook. f. et Thoms.、中国旌节花 *Stachyurus chinensis* Franch. 或山茱萸科植物青荚叶 *Helwingia japonica*（Thunb.）Dietr. 的干燥茎髓。

［产地加工］秋季割取茎，截成段，趁鲜取出髓部，理直，晒干。

［饮片辨识］

1. 旌节花：本品呈圆柱形。表面白色或淡黄色，无纹理。体轻，质松软，捏之能变形，有弹性，易折断，断面平坦，无空心，显银白色光泽。水浸后有黏滑感。气微，味淡。

2. 青荚叶：表面有浅纵条纹。质较硬，捏之不易变形。水浸后无黏滑感。

瞿　麦

［来源］本品为石竹科植物瞿麦 *Dianthus superbus* L. 或石竹 *Dianthus chinensis* L. 的干燥地上部分。

［产地加工］主产于河北、辽宁。夏、秋二季花果期采割，除去杂质，干燥。切段。

［炮制品］瞿麦：除去杂质，洗净，稍润，切段，干燥。

［饮片辨识］

1. 瞿麦：本品呈不规则段。茎圆柱形，表面淡绿色或黄绿色，节明显，略膨大。切面中空。叶多破碎。花萼筒状，苞片 4～6。蒴果长筒形，与宿萼等长。种子细小，多数。气微，味淡。

2. 石竹：苞片长约为萼筒的 1/2，花瓣先端浅齿裂。

瞿麦的辨识要点：茎圆柱形节膨大，蒴果长筒种子小。

本品以茎嫩、色淡绿、叶多者为佳。

萹 蓄

［来源］本品为蓼科植物萹蓄 *Polygonum aviculare* L. 的干燥地上部分。

［产地加工］全国大部分地区均产。夏季叶茂盛时采收，除去根和杂质，晒干。切段。

［炮制品］萹蓄：除去杂质，洗净，切段，干燥。

［饮片辨识］

萹蓄：本品呈不规则的段。茎呈圆柱形而略扁，表面灰绿色或棕红色，有细密微凸起的纵纹；节部稍膨大，有浅棕色膜质的托叶鞘。切面髓部白色。叶片多破碎，完整者展平后呈披针形，全缘。气微，味微苦。

辨识要点：圆柱略扁多棕红，节上浅棕膜质鞘。

本品以色灰绿、叶多、质嫩者为佳。

地 肤 子

［来源］本品为藜科植物地肤 *Kochia scoparia*（L.）Scharad. 的干燥成熟果实。

［产地加工］主产于河北、山西、山东。秋季果实成熟时采收植株，晒干，打下果实，除去杂质。

［饮片辨识］

地肤子：本品呈扁球状五角星形。外被宿存花被，表面灰绿色或浅棕色，周围具膜质小翅 5 枚，背面中心有微凸起的点状果梗痕及放射状脉纹 5～10 条。剥离花被，可见膜质果皮，半透明。种子扁卵形，黑色。气微，味微苦。

辨识要点：宿存花被五角星，种子色黑扁卵形。

本品以饱满、色灰绿者为佳。

海 金 沙

［来源］本品为海金沙科植物海金沙 *Lygodium japonicum*（Thunb.） Sw. 的干燥成熟孢子。

［产地加工］主产于浙江、江苏、湖南。秋季孢子未脱落时采割藤叶，晒干，搓揉或打下孢子，除去藤叶。

[饮片辨识]

海金沙：本品呈粉末状，棕黄色或浅棕黄色。体轻，手捻有光滑感，置手中易由指缝滑落。火烧有爆鸣且有闪光。气微，味淡。（图对比辨识－3）

辨识要点：棕黄体轻粉末状，手捻光滑烧爆鸣。

本品以色黄棕、质轻、手捻光滑者为佳。

附药：海金沙藤

[来源] 本品为海金沙科植物海金沙 *Lygodium japonicum*（Thumb.）Sw. 的干燥地上部分。秋季孢子未成熟时采收，除去杂质，鲜用或干燥。

[炮制品] 海金沙藤：除去杂质，晒干。

[饮片辨识]

海金沙藤：本品为草质藤本，茎细长，栗褐色。叶二型，2～3 回羽状分裂；羽片多数，对生于叶轴的短枝上；叶纸质，中脉及侧脉上略被短毛。能育羽片卵状三角形；末回小羽片或裂片边缘疏生流苏状的孢子囊穗。气微，味淡。

辨识要点：草质藤本茎细长，孢子囊穗叶纸质。

石　韦

[来源] 本品为水龙骨科植物庐山石韦 *Pyrrosia sheareri*（Bak.）Ching、石韦 *Pyrrosia lingua*（Thunb.）Farwell 或有柄石韦 *Pyrrosia petiolosa*（Christ）Ching 的干燥叶。

[产地加工] 全国大部分地区均产。全年均可采收，除去根茎及根，晒干或阴干。切段。

[炮制品] 石韦：除去杂质，洗净，切段，晒干，筛去细屑。

[饮片辨识]

石韦：本品呈丝条状。上表面黄绿色或灰褐色，下表面密生红棕色星状毛。孢子囊群着生侧脉间或下表面存满孢子囊群。叶全缘。叶片革质。气微，味微涩苦。

辨识要点：叶片革质卷曲状，背生红棕星状毛。

本品以质厚者为佳。

冬　葵　子

[来源] 本品为锦葵科植物冬葵 *Malva crispa* L. 或野葵 *Malva verticillata* L. 的干燥成熟种子。

[产地加工] 全国大部分地区均产。夏、秋二季种子成熟时采收。除去杂质，阴干。

[炮制品] 冬葵子：除去杂质。

[饮片辨识]

冬葵子：本品呈三角状肾形。表面灰黑色或暗褐色，有白色稀疏绒毛，凹陷处有类椭圆状种脐，淡棕色，四周有放射状细纹。种皮坚硬，子叶 2，重叠折曲，富油性。气微，味淡。

辨识要点：三角肾形黑褐色，凹陷处有圆种脐。

本品以颗粒饱满、质坚者为佳。

灯 心 草

[来源] 本品为灯心草科植物灯心草 *Juncus effusus* L. 的干燥茎髓。

[产地加工] 主产于江苏、福建、四川、贵州、云南。夏末至秋季割取茎，晒干，取出茎髓，理直，扎成小把。剪段。

[炮制品] 灯心草：除去杂质，剪段。

灯心炭：取净灯心草，按煅炭法制炭。

[饮片辨识]

1. 灯心草： 本品呈细圆柱形，直径0.1~0.3cm。表面白色或淡黄白色，有细纵纹。体轻，质软，略有弹性，易拉断，断面白色。气微，味淡。

辨识要点：质地轻软细圆柱，直径不过0.3。

2. 灯心炭： 本品呈细圆柱形的段。表面炭黑色。体轻，质松脆易碎。气微，味微涩。

辨识要点：形似灯草表面黑。

本品以色白者为佳。

萆 薢

[来源] 本品为薯蓣科植物粉背薯蓣 *Dioscorea hypoglauca* Palibin 的干燥根茎，药典称"粉萆薢"；或绵萆薢 *Dioscorea spongiosa* J. Q. Xi. M. Mizuno et W. L. Zhao. 或福州薯蓣 *Dioscorea futschauensis* Uline ex R. Kunth 的干燥根茎，药典称"绵萆薢"。

[产地加工] 前两种《中国药典》称"绵萆薢"，主产于浙江、福建；后一种《中国药典》称"粉萆薢"，主产于浙江、安徽、江西、湖南。秋、冬二季采挖，除去须根，洗净，切片，晒干。

[饮片辨识]

1. 粉萆薢： 本品为不规则的薄片，边缘不整齐，大小不一。有的有棕黑色或灰棕色的外皮。切面黄白色或淡灰棕色，维管束呈小点状散在。质松，略有弹性，易折断，新断面近外皮处显淡黄色。气微，味辛、微苦。

辨识要点：切面小点维管束，略有弹性外皮棕。

2. 绵萆薢： 本品为不规则的斜切片，边缘不整齐，大小不一。外皮黄棕色至黄褐色，有稀疏的须根残基，呈圆锥状凸起。质疏松，略呈海绵状，切面灰白色至浅灰棕色，黄棕色点状维管束散在。气微，味微苦。

辨识要点：切面小点维管束，略呈海绵外皮黄。

本品以片大而薄、切面色黄白、质松者为佳。

第三节　利湿退黄药

茵　陈

[来源] 本品为菊科植物滨蒿 *Artemisia scoparia* Waldst. et Kit. 或茵陈蒿 *Artemisia capillaris* Thunb. 的干燥地上部分。

[产地加工] 主产于陕西、山西、河北。春季幼苗高 6～10cm 时采收或秋季花蕾长成至花初开时采割，除去杂质和老茎，晒干。春季采收的习称"绵茵陈"，秋季采割的称"花茵陈"。

[炮制品] 茵陈：除去残根及杂质，搓碎或切碎。绵茵陈筛去灰屑。

[饮片辨识]

1. 绵茵陈：本品多卷曲成团状，灰白色或灰绿色，全体密被白色茸毛，绵软如绒。茎细小，除去表面白色茸毛后可见明显纵纹。质脆，易折断。叶具柄；展平后叶片呈 1～3 回羽状分裂。小裂片卵形或稍呈倒披针形、条形，先端锐尖。气清香，味微苦。

辨识要点：软棉绒状色灰绿，卷曲成团密被毛。

2. 花茵陈：本品茎呈圆柱形，多分枝。表面淡紫色或紫色，有纵条纹，被短柔毛。体轻，质脆，断面类白色。叶密集，或多脱落。下部叶 2～3 回羽状深裂，裂片条形或细条形，两面密被白色柔毛；茎生叶 1～2 回羽状分裂，基部抱茎，裂片细丝状。头状花序卵形，多数集成圆锥状，有短梗。瘦果长圆形，黄棕色。气芳香，味微苦。

辨识要点：茎有纵纹叶被毛，头状花序成穗状。（图 6-7）

本品以质嫩、绵软、色灰白、香气浓者为佳。

金 钱 草

[来源] 本品为报春花科植物过路黄 *Lysimachia christinae* Hance 的干燥全草。

[产地加工] 主产于四川。夏、秋二季采收，除去杂质，晒干。切段。

[炮制品] 金钱草：除去杂质，抢水洗，切段，干燥。

[饮片辨识]

金钱草：本品为不规则的段。茎棕色或暗棕红色，有纵纹，实心。叶对生展平后呈宽卵形或心形，上表面灰绿色或棕褐色，下表面色较浅，主脉明显突出，用水浸后，对光透视可见黑色或褐色的条纹。偶见黄色花，单生叶腋。气微，味淡。

辨识要点：茎暗棕色叶卵形，对光可见黑褐纹。

本品以叶多者为佳。

附药：连钱草

[来源] 本品为唇形科植物活血丹 *Glechoma longituba* （Nakai）Kupr. 的干燥地上部分。

［炮制品］连钱草：除去杂质，洗净，切段，干燥。

［饮片辨识］

连钱草：本品呈不规则的段。茎四方形，表面黄绿色或紫红色。切面常中空。叶对生，叶片多皱缩，灰绿色或绿褐色。轮伞花序腋生，花冠唇形。搓之气芳香，味微苦。

辨识要点：轮伞花序茎四方。

附药：广金钱草

［来源］本品为豆科植物广金钱草 *Desmodium styracifolium*（Osb.）Merr. 的干燥地上部分。

［炮制品］连钱草：除去杂质，切段，晒干。

［饮片辨识］

广金钱草：本品茎呈圆柱形。密被黄色伸展的短柔毛。质稍脆，断面中部有髓。叶互生，小叶 1 或 3 枚，圆形或矩圆形。先端微凹，基部心形或钝圆，全缘。上表面黄绿色或灰绿色，无毛，下表面具灰白色紧贴的绒毛，侧脉羽状。叶柄长 1～2cm，托叶 1 对，披针形。气微香，味微甘。

辨识要点：茎生复叶，叶面无毛，叶背有毛。

附药：江西金钱草

［来源］本品为伞形科植物白毛天胡荽 *Hydrocotyle sibthorpioides* Lam. var. *batrachium*（Hance）Hand. – Mazz. 的全草。

［炮制品］江西金钱草：除去杂质，切段，晒干。

［饮片辨识］

江西金钱草：本品为干燥全草多缠结成团，根生于茎节，甚纤细，黄棕色，常缩卷曲。茎细而扭曲，表面有细纵纹。黄棕色至棕色，易折断，断面淡黄色，可见棕色点状的纤维束。叶卷缩成团，苍绿色或焦黄色，展开后，呈 3～5 个掌状分裂，下面可见稀白毛。有时见集成小球团状的花果。气微香，味淡微辛。

辨识要点：茎节生根根纤细，叶片掌状有深裂。

附药：小金钱草

［来源］本品为旋花科植物马蹄金 *Dichondra repens* Forst. 的全草。

［炮制品］小金钱草：除去杂质，切段，晒干。

［饮片辨识］

小金钱草：本品干燥全草多皱缩成团，节处生不定根，根细，黄绿色，茎纤细，灰棕色，连同叶之下面，均被以稀疏白色或灰黄色毛茸。质脆，易折断。断面中有小孔。叶互生，多皱缩，圆形或肾形，灰绿色至棕色，上面稍粗糙，质脆易碎，生药中稀见花果。气微弱，味辛。

辨识要点：茎节生根根纤细，茎折断面有小孔，叶片圆形或肾形。

虎 杖

[来源] 本品为蓼科植物虎杖 *Polygonum cuspidatum* Sieb. et Zucc. 的干燥根茎和根。

[产地加工] 主产于华东、西南。春、秋二季采挖，除去须根，洗净，趁鲜切短段或厚片，晒干。

[炮制品] 虎杖：除去杂质，洗净，润透，切厚片，干燥。

[饮片辨识]

虎杖：本品为不规则厚片。外皮棕褐色，有纵皱纹和须根痕，切面皮部较薄，木部宽广，棕黄色，射线放射状，皮部与木部较易分离。根茎髓中有隔或呈空洞状。质坚硬。气微，味微苦、涩。（图6-8）

辨识要点：棕黄厚片不规则，切面放射髓空洞。

本品以切面色黄者为佳。

地 耳 草

[来源] 本品为藤黄科植物地耳草 *Hypericum japonicum* Thunb. 的全草。

[产地加工] 主产于广东、广西、四川。春、夏二季开花时采挖，除去杂质，晒干。切段。

[炮制品] 地耳草：除去杂质，切段。

[饮片辨识]

地耳草：本品呈段状，根须状，黄褐色。茎单一或基部分枝具4棱，黄绿色或黄棕色，质脆，易折断，断面中空。叶对生，无柄，展平后叶片卵形或卵圆形，全缘，具细小透明腺点，基出脉3~5条，聚伞花序顶生，花小，橙黄色，萼片、花瓣均为5片。无臭，味微苦。

辨识要点：叶卵圆形有腺点，聚散花序橙黄色。

本品以色黄绿、带花者为佳。

垂 盆 草

[来源] 本品为景天科植物垂盆草 *Sedum sarmentosum* Bunge 的干燥全草。

[产地加工] 主产于浙江、江苏。夏、秋二季采收。除去杂质，干燥。切段。

[炮制品] 垂盆草：除去杂质，切段。

[饮片辨识]

垂盆草：本品呈不规则的段。部分节上可见纤细的不定根。三叶轮生，叶片倒披针形至矩圆形，绿色。气微，味微苦。

辨识要点：叶片绿色呈肉质，节上纤细不定根。

本品以叶多、色绿者为佳。

鸡 骨 草

[来源] 本品为豆科植物广州相思子 *Abrus cantoniensis* Hance 的干燥全株。

[产地加工] 主产于广东、广西。全年均可采挖，除去泥沙及荚果，干燥。切段。

[炮制品] 鸡骨草：除去杂质和荚果，切段。

[饮片辨识]

鸡骨草：本品呈段状。根多呈圆锥形，上粗下细，有分枝，长短不一。表面灰棕色、粗糙，有细纵纹，支根极细，有的断落或留有残基。质硬。茎丛生，灰棕色至紫褐色，小枝纤细。疏被短柔毛。羽状复叶互生，小叶 8～11 对，多脱落，小叶矩圆形。先端平截，有小突尖，下表面被伏毛。气微香，味微苦。

辨识要点：灰棕小段根与茎，小叶距圆顶突尖。

本品以根、茎、叶全者为佳。

珍 珠 草

[来源] 本品为大戟科植物叶下珠 *phyllanthus urinaria* L. 的干燥全草或带根全草。

[产地加工] 主产于广东、广西、四川。夏、秋二季采集地上部分或带根全草，洗净泥土，除去杂质，晒干。切段。

[炮制品] 珍珠草：除去杂质，切段。

[饮片辨识]

珍珠草：本品呈段状，主根不发达，须根多数，浅棕色或浅灰棕色。茎呈圆柱形，表面棕色、棕红色、紫红色或绿色，有纵皱；嫩枝可见极狭膜质翅状纵棱线，体轻，质脆，易折断，断面淡黄色或淡黄白色，髓部中空。单叶互生，紧密排列成二列式，形似羽状复叶。叶片易脱落，呈长椭圆形或卵状椭圆形，纸质，灰绿色、绿褐色或黄绿色，先端小凸尖或钝，基部圆钝，稍偏斜，全缘，无毛，叶柄极短或近无柄。蒴果扁圆形或略呈圆三角形，表面有鳞状凸起物及 6 条略凹纵线。气微，叶味苦、涩，茎味淡、微涩。

辨识要点：单叶互生羽状裂，圆形小果叶下生。

本品以果多、色灰绿者为佳。

思考与练习

1. 哪些药来源于真菌类的子实体？哪些药来源于真菌类的子实体菌核？茯苓的加工方法是什么，为什么用发汗的方法？

2. 哪些药物来源于禾本科？特点是什么？

3. 简述香加皮、五加皮、地骨皮的异同点。

4. 车前子为什么包煎？泽泻、小茴香为什么盐水炙？

5. 滑石的主要成分是什么？

6. 石竹科、蕨类药物有哪些？特点是什么？

7. 相似中药的鉴别方法：茯苓与葛根、茯苓与猪苓、通草与灯心草的鉴别。

第七章　　温里药 ▷▷▷▷

【实训要求】

1. 掌握： 附子、干姜、肉桂、吴茱萸的不同炮制品、用药部位及饮片基本特征。

2. 熟悉： 丁香、小茴香、高良姜的用药部位及饮片基本特征。

3. 了解： 荜茇、花椒的饮片基本特征。

【重点和疑难点】

1. 结合多媒体教学，通过饮片辨识及课堂讨论掌握附子、干姜、肉桂、吴茱萸、丁香、小茴香、高良姜的鉴别。

2. 掌握相似中药（肉桂与厚朴、干姜与高良姜）的鉴别。

附　子

[来源] 本品为毛茛科植物乌头 *Aconitum carmichaeli* Debx. 的子根的加工品。

[产地加工] 主产于四川。6 月下旬至 8 月上旬采挖，除去母根、须根及泥沙，习称"泥附子"，加工成盐附子、黑附片（黑顺片）、白附片。

[炮制品] 黑顺片：取泥附子，按大小分别洗净，浸入食用胆巴的水溶液中数日，连同浸液煮至透心，捞出，水漂，纵切成厚约 0.5cm 的片，再用水浸漂，用调色液使附片染成浓茶色，取出，蒸至出现油面、光泽后，烘至半干，再晒干或继续烘干。

白附片：选择大小均匀的泥附子，洗净，浸入食用胆巴的水溶液中数日，连同浸液煮至透心，捞出，剥去外皮，纵切成厚约 0.3cm 的片，用水浸漂，取出，蒸透，晒干。

淡附片：取盐附子，用清水浸漂，每日换水 2～3 次，至盐分漂尽，与甘草、黑豆加水共煮透心，至切开后口尝无麻舌感时取出，除去甘草、黑豆，切薄片，晒干。每 100kg 盐附子，用甘草 5kg、黑豆 10kg。

炮附片：取附片，按烫法用砂烫至鼓起并微变色。

[饮片辨识]

1. 黑顺片： 本品为纵切片，上宽下窄。外皮黑褐色，切面暗黄色，油润具光泽，半透明状，并有纵向导管束。质硬而脆，断面角质样。气微，味淡。

辨识要点：带皮纵切染色深，环纹外皮相平行。（图 7 - 1）

2. 白附片： 无外皮，黄白色，半透明，厚约 0.3cm。

辨识要点：**去皮纵切染色浅，质硬而脆半透明。**（图7-1）

3. 淡附片：本品呈纵切片，上宽下窄。外皮褐色。切面褐色，半透明，有纵向导管束。质硬，断面角质样。气微，味淡，口尝无麻舌感。

辨识要点：**去皮纵切不染色，质硬而脆半透明。**

4. 炮附片：形同黑顺片或白附片，呈黄棕色，质松脆。气微，味淡。

辨识要点：**形如黑顺或白附，砂烫鼓起质松脆。**

盐附子以个大、体重、色灰黑、表面起盐霜者为佳。黑附片以皮黑褐、切面油润有光泽者为佳。白附片以片大、色黄白、油润半透明者为佳。

干 姜

[来源] 本品为姜科植物姜 *Zingiber officinale* Rosc. 的干燥根茎。

[产地加工] 主产于四川、贵州、湖北、广东、广西。均系栽培。冬季采挖，除去茎叶、须根和泥沙，晒干或低温干燥。趁鲜切片晒干或低温干燥者称为"干姜片"。

[炮制品] 干姜：除去杂质，略泡，洗净，润透，切厚片或块，干燥。

姜炭：取干姜块，按炒炭法炒至表面黑色、内部棕褐色。

[饮片辨识]

1. 干姜：本品呈不规则纵切片或斜切片，具指状分枝。外皮灰黄色或浅黄棕色，粗糙，具纵皱纹及明显的环节。切面灰黄色或灰白色，略显粉性，可见较多的纵向纤维，有的呈毛状。质坚实，断面纤维性。气香、特异，味辛辣。

辨识要点：**不规则片略粉性，纤维毛状味辛辣。**（图7-2）

2. 姜炭：本品形如干姜片块，表面焦黑色，内部棕褐色，体轻，质松脆。味微苦，微辣。

辨识要点：**形似干姜表面黑。**

本品以粉性足、气味浓者为佳。

肉 桂

[来源] 本品为樟科植物肉桂 *Cinnamomum cassia* Presl 的干燥树皮。

[产地加工] 主产于广西、广东。多于秋季剥取，阴干。

[炮制品] 肉桂：除去杂质及粗皮。用时捣碎。

[饮片辨识]

肉桂：本品呈不规则的碎块或丝状，卷曲。外表面灰棕色，稍粗糙，有不规则的细皱纹及横向凸起的皮孔，有的可见灰白色的斑纹；内表面红棕色，略平坦，有细纵纹，划之显油痕。质硬而脆，易折断，断面不平坦，外层棕色而较粗糙，内层红棕色而油润，两层间有1条黄棕色的线纹。气香浓烈，味甜、辣。

辨识要点：**外皮灰棕白斑纹，内皮红棕味甜辣。**（图1-2）

本品以皮厚、油性大、香气浓者为佳。

吴茱萸

[来源] 本品为芸香科植物吴茱萸 *Euodia rutaecarpa* (Juss.) Benth.、石虎 *Euodia rutaecarpa* (Juss.) Benth. var. *officinalis* (Dode) Huang 或疏毛吴茱萸 *Euodia rutaecarpa* (Juss.) Benth. var. *bodinieri* (Dode) Huang 的干燥近成熟果实。

[产地加工] 主产于贵州、湖南、四川、云南、陕西。8~11月果实尚未开裂时，剪下果枝，晒干或低温干燥，除去枝、叶、果梗等杂质。

[炮制品] 吴茱萸：除去杂质。

制吴茱萸：取甘草捣碎，加适量水，煎汤，去渣，加入净吴茱萸，闷润吸尽后，炒至微干，取出，干燥。每100kg吴茱萸，用甘草6kg。

[饮片辨识]

1. 吴茱萸：本品呈球形或略呈五角状扁球形。表面暗黄绿色至褐色，粗糙，有多数点状凸起或凹下的油点。顶端有五角星状的裂隙，基部残留被有黄色茸毛的果梗。质硬而脆，横切面可见子房5室，每室有淡黄色种子1粒。气芳香浓郁，味辛辣而苦。

辨识要点：球形果，五角状，气芳香，味辛辣。

2. 制吴茱萸：本品形如吴茱萸。表面棕褐色至暗褐色。（图7-3）

本品以饱满、色绿、香气浓者为佳。

小 茴 香

[来源] 本品为伞形科植物茴香 *Foeniculum vulgare* Mill. 的干燥成熟果实。

[产地加工] 主产于内蒙古、山西。秋季果实初熟时采割植株，晒干，打下果实，除去杂质。

[炮制品] 小茴香：除去杂质。

盐小茴香：取净小茴香，按盐水炙法炒至微黄色。

[饮片辨识]

1. 小茴香：本品为双悬果，呈圆柱形，有的稍弯曲。表面黄绿色或淡黄色，两端略尖，顶端残留有黄棕色凸起的柱基，基部有时有细小的果梗。分果呈长椭圆形，背面有纵棱5条，接合面平坦而较宽。横切面略呈五边形，背面的四边约等长。有特异香气，味微甜、辛。

辨识要点：双悬果，黄绿色，气芳香，味辛甜。

2. 盐小茴香：本品形如小茴香。微鼓起，色泽加深，偶有焦斑，味微咸。

本品以粒大饱满、色黄绿、香气浓者为佳。

附药：八角茴香

[来源] 本品为木兰科植物八角茴香 *Illicium verum* Hook. f. 的干燥成熟果实。

[炮制品] 八角茴香：除去杂质。

[饮片辨识]

八角茴香：本品为聚合果，多由8个蓇葖果组成，放射状排列于中轴上。蓇葖果外表面红棕色，有不规则皱纹，顶端呈鸟喙状，上侧多开裂；内表面淡棕色，平滑，有光泽；质硬而脆。果梗连于果实基部中央，弯曲，常脱落。每个蓇葖果含种子1粒，扁卵圆形，红棕色或黄棕色，光亮，尖端有种脐；胚乳白色，富油性。气芳香，味辛、甜。

辨识要点：蓇葖果，8个聚，气芳香，味辛甜。

丁 香

[来源] 本品为桃金娘科植物丁香 *Eugenia caryophyllata* Thunb. 的干燥花蕾。

[产地加工] 主产于桑给巴尔、马达加斯加、斯里兰卡、印度尼西亚，我国广东、海南也产。当花蕾由绿转红时采摘，晒干。

[炮制品] 丁香：除去杂质，筛去灰屑。用时捣碎。

[饮片辨识]

丁香：本品略呈研棒状。花冠圆球形，花瓣4枚，复瓦状抱合，棕褐色至褐黄色，花瓣内为雄蕊和花柱，搓碎后可见众多黄色细粒状的花药。萼筒圆柱状，略扁，有的稍弯曲，红棕色或棕褐色，上部有4枚三角状的萼片，十字状分开。质坚实，富油性。气芳香浓烈，味辛辣、有麻舌感。（图7-4）

辨识要点：棕褐丁状气芳香，花萼4片十字状。

本品以个大、色棕褐、香气浓、油多者为佳。

附药：母丁香

[来源] 本品为桃金娘科植物丁香 *Eugenia caryophyllata* Thunb. 的干燥近成熟果实。

[炮制品] 母丁香：除去杂质，用时捣碎。

[饮片辨识]

母丁香：本品呈卵圆形或长椭圆形。表面黄棕色或褐棕色，有细皱纹；顶端有4枚宿存萼片向内弯曲成钩状；基部有果梗痕；果皮与种仁可剥离，种仁由两片子叶合抱而成，棕色或暗棕色，显油性，中央具一明显的纵沟；内有胚，呈细杆状。质较硬，难折断。气香，味麻辣。（图7-4）

辨识要点：果实卵圆褐棕色，油性气香味麻辣。

高 良 姜

[来源] 本品为姜科植物高良姜 *Alpinia officinarum* Hance 的干燥根茎。

[产地加工] 主产于广东、海南。夏末秋初采挖，除去须根和残留的鳞片，洗净，切段，晒干。

[炮制品] 高良姜：除去杂质，洗净，润透，切薄片，晒干。

[饮片辨识]

高良姜：本品呈类圆形或不规则形的薄片。外表皮棕红色至暗棕色，有的可见环节和须根痕。切面灰棕色至红棕色，外周色较淡，具多数散在的筋脉小点，中心圆形，约占 1/3。气香，味辛辣。

辨识要点：棕红薄片不规则，圆形中心筋脉点。（图 7 - 2）

本品以色红棕、味辛辣者为佳。

附药：红豆蔻

[来源] 本品为姜科植物大高良姜 *Alpinia galangal*（L.）Willd. 的干燥成熟果实。

[炮制品] 红豆蔻：除去杂质，用时捣碎。

[饮片辨识]

红豆蔻：本品呈长球形，中部略细。表面红棕色或暗红色，略皱缩，顶端有黄白色管状宿萼，基部有果梗痕。果皮薄，易破碎。种子 6 粒，扁圆形或三角状多面形，黑棕色或红棕色，外被黄白色膜质假种皮，胚乳灰白色。气香，味辛辣。

辨识要点：红棕球形略皱缩，种子 6 粒多角形。

胡 椒

[来源] 本品为胡椒科植物胡椒 *Piper nigrum* L. 的干燥近成熟或成熟果实。秋末至次春果实呈暗绿色时采收，晒干，为黑胡椒；果实变红时采收，用水浸渍数日，擦去果肉，晒干，为白胡椒。

[产地加工] 主产于广东、广西、云南。秋末至次春果实呈暗绿色时采收，晒干，为黑胡椒；果实变红时采收，用水浸渍数日，擦去果肉，晒干，为白胡椒。

[炮制品] 胡椒：用时粉碎成细粉。

[饮片辨识]

1. 黑胡椒：本品呈球形。表面黑褐色，具隆起网状皱纹，顶端有细小花柱残迹，基部有白果轴脱落的疤痕。质硬，外果皮可剥离，内果皮灰白色或淡黄色。断面黄白色，粉性，中有小空隙。气芳香，味辛辣。

辨识要点：黑褐球形网皱纹，断面黄白味辛辣。

2. 白胡椒：表面灰白色或淡黄白色，平滑，顶端与基部间有多数浅色线状条纹。

辨识要点：黄白球形线状纹，断面黄白味辛辣。

本品以个大、饱满、香辣气味浓者为佳。

花 椒

[来源] 本品为芸香科植物青椒 *Zanthoxylum schinifolium* Sieb. et Zucc. 或花椒 *Zanthoxylum bungeanum* Maxim. 的干燥成熟果皮。

[产地加工] 主产于辽宁、河北、四川，传统以四川产者为佳，又名"川椒""蜀椒"。秋季采收成熟果实，晒干，除去种子及杂质。

[炮制品] 花椒：除去椒目、果柄等杂质。

炒花椒：取净花椒，按清炒法炒至有香气。

[饮片辨识]

1. 青椒　本品多为 2～3 个上部离生的小蓇葖果，集生于小果梗上，蓇葖果球形，沿腹缝线开裂。外表面灰绿色或暗绿色，散有多数油点和细密的网状隆起皱纹；内表面类白色，光滑。内果皮常由基部与外果皮分离。残存种子呈卵形，表面黑色，有光泽。气香，味微甜而辛。

辨识要点：**两至三粒集合生，网纹灰绿味甜辛。**

2. 花椒：蓇葖果多单生。外表面紫红色或棕红色，散有多数疣状凸起的油点，对光观察半透明；内表面淡黄色。香气浓，味麻辣而持久。

辨识要点：**紫红凸起疣状点，香气浓烈味麻辣。**

3. 炒花椒：本品形如花椒。微鼓起，色泽加深，偶有焦斑，味微香麻。

辨识要点：**形如花椒有焦斑。**

青椒以色灰绿、无梗、无椒目者为佳；花椒以色紫红、无梗、无椒目者为佳。

附药：椒目

[来源]　本品为芸香科植物青椒 *Zanthoxylum schinifolium* Sieb. et Zucc. 或花椒 *Zanthoxylum bungeanum* Maxim. 的种子。

[炮制品]　椒目：选除杂质，筛尽灰屑。

[饮片辨识]

椒目：本品呈圆球形、椭圆形或半圆形，直径 3～5mm。表面黑色，有光泽，有时表皮已脱落，露出网状纹理。种脐椭圆形，种脊明显。种皮质硬脆，易剥落，除去种皮后可见淡黄白色胚乳及肥厚的子叶，胚根大，胚芽明显。气香，味辛辣。

辨识要点：**种子圆形称为目，色黑光亮气辛香。**

荜 茇

[来源]　本品为胡椒科植物荜茇 *Piper longum* L. 的干燥近成熟或成熟果穗。

[产地加工]　国内主产于云南、广东，国外主产于印度尼西亚、菲律宾、越南。果穗由绿变黑时采收，除去杂质，晒干。

[炮制品]　荜茇：除去杂质，用时捣碎。

[饮片辨识]

荜茇：本品呈圆柱形，稍弯曲，由多数小浆果集合而成。表面黑褐色或棕色，有斜向排列整齐的小凸起，基部有果穗梗残存或脱落。质硬而脆，易折断，断面不整齐，颗粒状。小浆果球形。有特异香气，味辛辣。

辨识要点：**圆柱果穗稍弯曲，断面不整颗粒状。**

本品以肥大、饱满、气味浓者为佳。

荜 澄 茄

[来源]　本品为樟科植物山鸡椒 *Litsea cubeba* (Lour.) Pers. 的干燥成熟果实。

［产地加工］ 主产于广西、浙江、四川、福建。秋季果实成熟时采收，晒干。

［炮制品］ 荜澄茄：除去杂质。

［饮片辨识］

荜澄茄：本品呈类球形。表面棕褐色至黑褐色，有网状皱纹。基部偶有宿萼及细果梗。除去外皮可见硬脆的果核，种子 1 粒，子叶 2，黄棕色，富油性。气芳香，味稍辣而微苦。

辨识要点：球形褐色网状纹，油性气香味辣苦。

本品以粒大、油性足、香气浓者为佳。

思考与练习

1. 什么是焗服？哪味药要焗服，为什么？
2. 相似中药的鉴别方法：肉桂与厚朴、干姜与高良姜的鉴别。

第八章 理气药 ▷▷▷▷

【实训要求】

1. 掌握：橘皮、枳实、木香、香附、薤白的不同炮制品、用药部位及饮片基本特征。

2. 熟悉：川楝子、乌药、沉香的用药部位及饮片基本特征。

3. 了解：青皮的饮片基本特征。

【重点和疑难点】

1. 结合多媒体教学，通过饮片辨识及课堂讨论掌握橘皮、枳实、木香、香附、薤白、川楝子、乌药、沉香的鉴别。

2. 掌握相似中药（乌药与桂枝，枳实与青皮，枳实与枳壳）的鉴别。

陈 皮

[来源] 本品为芸香科植物橘 *Citrus reticulata* Blanco 及其栽培变种的干燥成熟果皮。栽培变种主要有茶枝柑 *Citrus reticulata* 'Chachi'（广陈皮）、大红袍 *Citrus reticulata* 'Dahongpao'、温州蜜柑 *Citrus reticulata* 'Unshiu'、福橘 *Citrus reticulata* 'Tangerina'。

[产地加工] 主产于广东、广西、福建、四川、江西。采摘成熟果实，剥取果皮，晒干或低温干燥。

[炮制品] 陈皮：除去杂质，喷淋水，润透，切丝，干燥。

广陈皮：除去杂质，喷淋水，润透，切丝，干燥。

[饮片辨识]

1. 陈皮：本品呈不规则的条状或丝状。外表面橙红色或红棕色，有细皱纹和凹下的点状油室。内表面浅黄白色，粗糙，附黄白色或黄棕色筋络状维管束。气香，味辛、苦。

辨识要点：外皮橙红有油室，内皮黄白附橘络。（图8-1）

2. 广陈皮：常3瓣相连，形状整齐，厚度均匀，约1mm。外表面橙黄色至棕褐色，点状油室较大，对光照视，透明清晰。质较柔软。

辨识要点：陈化者良广陈皮，外表橙黄至棕褐。

本品以色鲜艳、香气浓者为佳。

附药：橘红

[来源] 本品为芸香科植物橘 *Citrus reticulata* Blanco 及其栽培变种的干燥外层果皮。

[炮制品] 橘红：除去杂质，切碎。

[饮片辨识]

橘红：本品呈长条形或不规则薄片状，边缘皱缩向内卷曲。外表面黄棕色或橙红色，存放后呈棕褐色，密布黄白色凸起或凹下的油室。内表面黄白色，密布凹下透光小圆点。质脆易碎。气芳香，味微苦、麻。

辨识要点：外表黄棕内黄白，透光可见小圆点。

附药：橘核

[来源] 本品为芸香科植物橘 *Citrus reticulata* Blanco 及其栽培变种的干燥成熟种子。

[炮制品] 橘核：除去杂质，洗净，干燥。用时捣碎。

盐橘核：取净橘核，按盐水炙法炒干，用时捣碎。

[饮片辨识]

1. 橘核：本品呈卵形。表面淡黄白色或淡灰白色，光滑，一侧有种脊棱线，一端钝圆，另端渐尖成小柄状。外种皮薄而韧，内种皮菲薄，淡棕色，子叶 2，黄绿色，有油性。气微，味苦。

辨识要点：卵形黄白顶端尖，皮薄而韧味道苦。

2. 盐橘核：形如橘核。表面微黄色，外皮有裂纹，有焦斑。微有咸味。

辨识要点：形如橘核有焦斑，外表微黄味道咸。

附药：橘络

[来源] 本品为芸香科植物橘 *Citrus reticulata* Blanco 及其栽培变种成熟果实的中果皮与内果皮之间的维管束群。

[炮制品] 橘络：取原药材，除去杂质，用水喷润后撕开，去净黑络，干燥。

[饮片辨识]

橘络：本品为不整齐松散的网络状，稍弯曲，表面淡黄色，质轻，易折断。香气浓，味微苦。

辨识要点：不整松散网络状，淡黄质轻易折断。

附药：橘叶

[来源] 本品为芸香科植物橘 *Citrus reticulata* Blanco 及其栽培变种的叶。

[炮制品] 橘叶：除去杂质，喷淋清水，稍润，切丝，干燥。

[饮片辨识]

橘叶：本品呈不规则的丝片状。表面灰绿色或黄绿色，光滑，对光可照见众多的透明小腺点。质厚，硬而脆，易碎裂。气香，味苦。

辨识要点：光滑质厚灰绿色，对光照见小腺点。

附药：化橘红

[来源] 本品为芸香科植物化州柚 *Citrus grandis* 'Tomentosa' 或柚 *Citrus grandis* (L.) Osbeck 的未成熟或近成熟的干燥外层果皮。

[炮制品] 化橘红：除去杂质，洗净，闷润，切丝或块，晒干。

[饮片辨识]

1. 化州柚：本品呈丝状或块状。外表面黄绿色，密布茸毛，有皱纹及小油室。内表面黄白色或淡黄棕色，有脉络纹。质脆，易折断，断面不整齐，外缘有 1 列不整齐的下凹的油室，内侧稍柔而有弹性。气芳香，味苦、微辛。

辨识要点：表面黄绿密茸毛，内皮黄白气芳香。

2. 柚：本品外表面黄绿色至黄棕色，无毛。

辨识要点：表面黄绿无茸毛，内皮黄白气芳香。

青 皮

[来源] 本品为芸香科植物橘 *Citrus reticulata* Blanco 及其栽培变种的干燥幼果或未成熟果实的果皮。

[产地加工] 主产于福建、浙江。5～6 月收集自落的幼果，晒干，习称"个青皮"；7～8 月采收未成熟的果实，在果皮上纵剖成四瓣至基部，除尽瓤瓣，晒干，习称"四花青皮"。切厚片或丝。

[炮制品] 青皮：除去杂质，洗净，闷润，切厚片或丝，晒干。

醋青皮：取青皮片或丝，按醋炙法炒至微黄色。每 100kg 青皮，用醋 15kg。

[饮片辨识]

1. 四花青皮：本品果皮剖成 4 裂片，裂片长椭圆形。外表面灰绿色或黑绿色，密生多数油室；内表面类白色或黄白色，粗糙，附黄白色或黄棕色小筋络。质稍硬，易折断，断面外缘有油室 1～2 列。气香，味苦、辛。

辨识要点：四花青皮刨去瓤，切丝绿皮味苦辛。

2. 个青皮：本品呈类球形。表面灰绿色或黑绿色，微粗糙，有细密凹下的油室，顶端有稍突起的柱基，基部有圆形果梗痕。质硬，断面果皮黄白色或淡黄棕色，外缘有油室 1～2 列。瓤囊 8～10 瓣，淡棕色。气清香，味酸、苦、辛。

辨识要点：个青皮切圆厚片，皮薄瓤多如车轮。（图 8-1）

3. 醋青皮：本品形如青皮片或丝，色泽加深，略有醋香气，味苦、辛。

辨识要点：形似青皮具醋气。

个青皮以色黑绿、个匀、质硬、香气浓者为佳。四花青皮以皮黑绿色、内面黄白色、香气浓者为佳。

枳 实

[来源] 本品为芸香科植物酸橙 *Citrus aurantium* L. 及其栽培变种或甜橙 *Citrus sinensis* Osbeck 的干燥幼果。

[产地加工] 主产于四川、江西、湖南、湖北、江苏。5~6月收集自落的果实，除去杂质，自中部横切为两半，晒干或低温干燥，较小者直接晒干或低温干燥。切薄片。

[炮制品] 枳实：除去杂质，洗净，润透，切薄片，干燥。

麸炒枳实：取枳实片，按麸炒法炒至色变深。

[饮片辨识]

1. 枳实：本品呈不规则弧状条形或圆形薄片。切面外果皮黑绿色至暗棕绿色，中果皮部分黄白色至黄棕色，近外缘有1~2列点状油室，条片内侧或圆片中央具有棕褐色瓤囊。气清香，味苦、微酸。（图8-2）

辨识要点：外皮黑绿有油室，中央棕褐有瓤囊。

2. 麸炒枳实：形如枳实片，色较深，有的有焦斑。气焦香，味微苦，微酸。

辨识要点：形似枳实有焦斑。

本品以外皮色黑绿、香气浓者为佳。

附药：枳壳

[来源] 本品为芸香科植物酸橙 *Citrus aurantium* L. 及其栽培变种的干燥未成熟果实。

[炮制品] 枳壳：除去杂质，洗净，润透，切薄片，干燥后筛去碎落的瓤核。

麸炒枳壳：取枳壳片，按麸炒法炒至淡黄色。每100kg枳壳，用麸皮10kg。

[饮片辨识]

1. 枳壳：本品为不规则弧状条形薄片。切面外果皮棕褐色至褐色，中果皮黄白色至黄褐色，近外缘有1~2列点状油室，内侧有少量紫褐色瓤囊。（图8-2）

辨识要点：弧形条状不规则，切面外缘有油室。

2. 麸炒枳壳：本品形如枳壳片，色较深，偶有焦斑。

辨识要点：形似枳壳颜色深。

木 香

[来源] 本品为菊科植物木香 *Aucklandia lappa* Decne. 的干燥根。

[产地加工] 原产于印度、缅甸、巴基斯坦，从广州进口，称为"广木香"。国内云南引种者，名"云木香"。秋、冬二季采挖，除去泥沙和须根，切段，大的再纵剖成瓣，干燥后撞去粗皮。

[炮制品] 木香：除去杂质，洗净，闷透，切厚片，干燥。

煨木香：取未干燥的木香片，在铁丝匾中，用一层草纸，一层木香片，间隔平铺数层，置炉火旁或烘干室内，烘煨至木香中所含的挥发油渗至纸上，取出。

[饮片辨识]

1. 木香：本品呈类圆形或不规则的厚片。外表皮黄棕色至灰褐色，有纵皱纹。切面棕黄色至棕褐色，中部有明显菊花心状的放射状纹理，形成层环棕色，褐色油点（油室）散在。气香特异，味微苦。

辨识要点：棕色环纹菊花心，散生油点气特异。（图 8-3）

2. 煨木香：本品形如木香片。气微香，味微苦。

辨识要点：形如木香气较淡。

本品以香气浓郁、油性足者为佳。

附药：川木香

[来源] 本品为菊科植物川木香 *Vladimiria souliei*（ Franch. ） Ling 或灰毛川木香 *Vladimiria souliei*（Franch.） Ling var. *cinerea* Ling 的干燥根。

[炮制品] 川木香：除去杂质及"油头"，洗净，润透，切厚片，干燥。

煨川木香：取净川木香片，在铁丝匾中，用一层草纸，一层川木香片，间隔平铺数层，置炉火旁或室内烘干，烘煨至川木香中所含的挥发油渗至纸上，取出，放凉。

[饮片辨识]

川木香：本品呈类圆形厚片，表面黄褐色或棕褐色，具纵皱纹，外皮脱落处可见丝瓜络状细筋脉；根头偶有黑色发黏的胶状物，习称"油头"。体较轻，质硬脆，断面黄白色或黄色，有深黄色稀疏油点及裂隙，木部宽广，有放射状纹理；有的中心呈枯朽状。气微香，味苦，嚼之粘牙。

辨识要点：根头有胶称"油头"，木部宽广有裂隙。

附药：土木香

[来源] 本品为菊科植物土木香 *Inula helenium* L. 的干燥根。

[炮制品] 土木香：除去杂质，洗净，润透，切厚片，晒干。

[饮片辨识]

土木香：本品呈类圆形或不规则形片。外表皮黄棕色至暗棕色，可见纵皱纹和纵沟。切面灰褐色至暗褐色，有放射状纹理，散在褐色油点，中间有棕色环纹。气微香，味苦、辛。

辨识要点：圆形厚片质坚硬，切面油室凹点状。

沉 香

[来源] 本品为瑞香科植物白木香 *Aquilaria sinensis*（Lour. ） Gilg 及沉香 *Aquilaria agallocha*（Lour.） Roxb 含有树脂的木材。

[产地加工] 主产于广东、广西。全年均可采收，割取含树脂的木材，除去不含树脂的部分，阴干。

[炮制品] 沉香（白木香）：除去枯废白木，劈成小块。用时捣碎或研成细粉。

[饮片辨识]

1. 沉香（白木香）：本品为不规则小块，有的为小碎块。表面凹凸不平，有刀痕，偶有孔洞，可见黑褐色树脂与黄白色木部相间的斑纹，孔洞及凹窝表面多呈朽木状。质较坚实，断面刺状。气芳香，味苦。

辨识要点：**树脂木部呈斑纹，断面刺状质枯朽。**

2. 沉香（进口）： 本品为不规则块片状，有的呈圆柱状，表面凹凸不平，常见刀痕、沟槽或空洞，并可见黄褐色与棕褐色相间的斑纹，含树脂部分多呈黑褐色，略具光泽，木理粗糙，纵纹明显。质较坚实，断面纤维状。气芳香，燃烧时香气更浓，味微苦。

本品以含树脂多、香气浓、味苦者为佳。

檀 香

［来源］ 本品为檀香科植物檀香 *Santalum album* L. 树干的干燥心材。

［产地加工］ 国外主产于印度、澳大利亚、印度尼西亚，我国海南、广东、云南等地亦产。以夏季采收为佳。除去边材，锛片或劈碎后入药。

［炮制品］ 檀香：除去杂质，锛片或锯成小段，劈成小碎块。

［饮片辨识］

檀香： 本品为不规则的小碎块。外表面灰黄色或黄褐色，光滑细腻，有的具疤节或纵裂，横截面呈棕黄色，显油迹；棕色年轮明显或不明显，纵向劈开纹理顺直。质坚实，不易折断。气清香，燃烧时香气更浓；味淡，嚼之微有辛辣感。

辨识要点：**黄褐光滑质地细，纹理顺直气清香。**

本品以色黄、质坚、显油性、香气浓厚者为佳。

川 楝 子

［来源］ 本品为楝科植物川楝 *Melia toosendan* Sieb. et Zucc. 的干燥成熟果实。

［产地加工］ 主产于四川。冬季果实成熟时采收，除去杂质，干燥。

［炮制品］ 川楝子：除去杂质。用时捣碎。

炒川楝子：取净川楝子，切厚片或碾碎，按清炒法炒至表面焦黄色。

［饮片辨识］

1. 川楝子： 本品呈类球形。表面金黄色至棕黄色，微有光泽，少数凹陷或皱缩，具深棕色小点。顶端有花柱残痕，基部凹陷，有果梗痕。外果皮革质，与果肉间常成空隙，果肉松软，淡黄色，遇水润湿显黏性。果核球形或卵圆形，质坚硬，两端平截，有6~8条纵棱，内分6~8室，每室含黑棕色长圆形的种子1粒。气特异，味酸、苦。

辨识要点：**黄色球形有光泽，表面棕点气特异。**

2. 炒川楝子： 本品呈半球状、厚片或不规则的碎块，表面焦黄色，偶见焦斑。气焦香，味酸、苦。

辨识要点：**似川楝子有焦斑。**

本品以个大、饱满、外皮金黄色、果肉黄白色者为佳。

乌 药

［来源］ 本品为樟科植物乌药 *Lindera aggregata*（Sims）Kosterm. 的干燥块根。

［产地加工］ 主产于浙江、安徽、湖南、湖北。全年均可采挖，除去细根，洗净，趁鲜切片，晒干。

［炮制品］ 乌药：未切片者，除去细根，大小分开，浸透，切薄片，干燥。

［饮片辨识］

乌药：本品呈类圆形的薄片。外表皮黄棕色或黄褐色。切面黄白色或淡黄棕色，射线放射状，可见年轮环纹。质脆。气香，味微苦、辛，有清凉感。

辨识要点：**棕色类圆薄片状，射线年轮气苦辛。**

本品以质嫩、粉性大、切面淡黄棕色、香气浓者为佳。

荔 枝 核

［来源］ 本品为无患子科植物荔枝 *Litchi chinensis* Sonn. 的干燥成熟种子。

［产地加工］ 主产于福建、广东、广西。夏季采摘成熟果实，除去果皮和肉质假种皮，洗净，晒干。

［炮制品］ 荔枝核：用时捣碎。

盐荔枝核：取净荔枝核，捣碎，按盐水炙法炒干。

［饮片辨识］

1. 荔枝核：本品呈长圆形或卵圆形，略扁。表面棕红色或紫棕色，平滑，有光泽，略有凹陷及细波纹。一端有类圆形黄棕色的种脐。质硬，子叶 2，棕黄色。气微，味微甘、苦、涩。

辨识要点：**表皮棕红有光泽，种脐黄棕质坚硬。**

2. 盐荔枝核：呈碎块状断面棕褐色，偶见焦斑，味苦涩而微甜咸。

辨识要点：**似荔枝核味道咸。**

本品以粒大、饱满、光亮者为佳。

香 附

［来源］ 本品为莎草科植物莎草 *Cyperus rotundus* L. 的干燥根茎。

［产地加工］ 主产于山东、浙江、福建、湖南。秋季采挖，燎去毛须，置沸水中略煮或蒸透后晒干，或燎后直接晒干。

［炮制品］ 香附：除去毛须及杂质，切厚片或碾碎。

醋香附：取香附片（粒），按醋炙法炒干。

［饮片辨识］

1. 香附：本品为不规则厚片或颗粒状。外表皮棕褐色或黑褐色，有时可见环节。切面色白或黄棕色，质硬，内皮层环纹明显。气香，味微苦。

辨识要点：**黄棕质硬见环节，切面环纹气芳香。**（图 8-4）

2. 醋香附：本品形如香附片（粒），表面黑褐色。微有醋香气，味微苦。

辨识要点：**形似香附具醋气。**

本品以色棕褐、香气浓者为佳。

佛 手

[来源] 本品为芸香科植物佛手 *Citrus medica* L. var. *sarcodactylis* Swingle 的干燥果实。

[产地加工] 主产于四川、广东。秋季果实尚未变黄或变黄时采收，纵切成薄片，晒干或低温干燥。

[炮制品] 佛手：纵切成薄片，晒干或低温干燥。

[饮片辨识]

佛手：本品为类椭圆形或卵圆形的薄片，常皱缩或卷曲，顶端稍宽，常有 3 ~ 5 个手指状的裂瓣，基部略窄，有的可见果梗痕。外皮黄绿色或橙黄色，有皱纹和油点。果肉浅黄白色，散有凹凸不平的线状或点状维管束。质硬而脆，受潮后柔韧。气香，味微甜后苦。

辨识要点：外皮黄绿有油点，切面散有维管束。

本品以片大、绿皮白肉、香气浓者为佳。

香 橼

[来源] 本品为芸香科植物枸橼 *Citrus medica* L. 或香圆 *Citrus wilsonii* Tanaka 的干燥成熟果实。

[产地加工] 主产于四川、云南、福建、江苏、浙江。秋季果实成熟时采收，趁鲜切片，晒干或低温干燥。香圆亦可整个或对剖两半后，晒干或低温干燥。

[炮制品] 香橼：未切片者，打成小块；切片者润透，切丝，晾干。

[饮片辨识]

1. 枸橼：本品为块状或丝状。横切片外果皮黄色或黄绿色，边缘呈波状，散有凹入的油点。中果皮厚 1 ~ 3cm，黄白色，有不规则的网状凸起的维管束；瓤囊 10 ~ 17 室。纵切片中心柱较粗壮。质柔韧。气清香，味微甜而苦辛。

辨识要点：表皮黄色凹油点，皮厚质软味微甜。

2. 香圆：本品为块状或丝状。表面黑绿色或黄棕色，密被凹陷的小油点及网状隆起的粗皱纹，顶端有花柱残痕及隆起的环圈，基部有果梗残基。质坚硬。剖面或横切薄片，边缘油点明显；中果皮厚约 0.5cm；瓤囊 9 ~ 11 室，棕色或淡红棕色，间或有黄白色种子。气香，味酸而苦。

辨识要点：表皮黄棕凹油点，皮薄质硬味道酸。

本品以个大、皮粗、色黑绿、香气浓者为佳。

玫瑰花

[来源] 本品为蔷薇科植物玫瑰 *Rosa rugosa* Thunb. 的干燥花蕾。

[产地加工] 主产于江苏、浙江。春末夏初花将开放时分批采摘，及时低温干燥。

[炮制品] 玫瑰花：除去杂质及梗，筛去灰屑。

[饮片辨识]

玫瑰花：本品呈半球形或不规则团状。残留花梗上被细柔毛，花托半球形，与花萼基部合生；萼片 5 枚，披针形，黄绿色或棕绿色，被有细柔毛；花瓣多皱缩，展平后宽卵形，呈覆瓦状排列，紫红色，有的黄棕色；雄蕊多数，黄褐色；花柱多数，柱头在花托口集成头状，略突出，短于雄蕊。体轻，质脆。气芳香浓郁，味微苦涩。

辨识要点：花被紫红花托绿，球形质脆香浓郁。

本品以色紫红、朵大、香气浓者为佳。

梅　花

[来源] 本品为蔷薇科植物梅 *Prunus mume*（Sieb.）Sieb. et Zucc. 的干燥花蕾。

[产地加工] 入药分白梅花、红梅花两种。白梅花主产于江苏、浙江，红梅花主产于四川、湖北。入药以白梅花为主。初春花未开放时采摘，及时低温干燥。

[炮制品] 梅花：除去杂质及梗，筛去灰屑。

[饮片辨识]

梅花：本品呈类球形，有短梗。苞片数层，鳞片状，棕褐色。花萼 5 枚，灰绿色或棕红色。花瓣 5 枚或多数，黄白色或淡粉红色。雄蕊多数；雌蕊 1，子房密被细柔毛。体轻。气清香，味微苦、涩。

辨识要点：鳞状苞片棕褐色，花瓣黄白或淡粉。

本品以完整、含苞未放、气清香者为佳。

娑罗子

[来源] 本品为七叶树科植物七叶树 *Aesculus chinensis* Bge.、浙江七叶树 *Aesculus chinensis* Bge. var. *chekiangensis*（Hu et Fang）Fang 或天师栗 *Aesculus wilsonii* Rehd. 的干燥成熟种子。

[产地加工] 主产于浙江、江苏、河南。秋季果实成熟时采收，剥去果皮，晒干或低温干燥。

[炮制品] 娑罗子：除去外壳和杂质。用时打碎。

[饮片辨识]

娑罗子：本品为扁球形或类球形，似板栗。表面棕色或棕褐色，多皱缩，凹凸不平，略具光泽；种脐色较浅，近圆形，占种子面积的 1/4 至 1/2；其一侧有 1 条凸起的种脊，有的不甚明显。种皮硬而脆，子叶 2，肥厚，坚硬，形似栗仁，黄白色或淡棕色，粉性。气微，味先苦后甜。

辨识要点：形似板栗表面棕，种皮硬脆仁粉性。

本品以饱满、种仁黄白色者为佳。

薤　白

[来源] 本品为百合科植物小根蒜 *Allium macrostemon* Bge. 或薤 *Allium chinensis*

G. Don 的干燥鳞茎。

[产地加工] 主产于东北、河北、江苏、湖北。夏、秋二季采挖，洗净，除去须根，蒸透或置沸水中烫透，晒干。

[炮制品] 薤白：除去杂质及须根、僵黑粒，筛去皮膜。

[饮片辨识]

1. 小根蒜：本品为不规则卵圆形，高 0.5～1.5cm，直径 0.5～1.8cm。表面黄白色或淡黄棕色，皱缩，半透明，有类白色膜质鳞片包被，底部有凸起的鳞茎盘。质硬，角质样。有蒜臭，味微辣。

辨识要点：卵圆黄白角质样，膜质鳞片有蒜臭。

2. 薤：本品为略扁的长卵形，高 1～3cm，直径 0.3～1.2cm。表面淡黄棕色或棕褐色，具浅纵皱纹。质较软，断面可见鳞叶 2～3 层，嚼之粘牙。

辨识要点：长卵棕褐质较软，鳞叶分层嚼粘牙。

本品以个大、饱满、色黄白、半透明者为佳。

大 腹 皮

[来源] 本品为棕榈科植物槟榔 Areca catechu L. 的干燥果皮。冬季至次春采收未成熟的果实，煮后干燥，纵剖两瓣，剥取果皮，习称"大腹皮"；春末至秋初采收成熟果实，煮后干燥，剥取果皮，打松，晒干，习称"大腹毛"。

[产地加工] 国外主产于印度尼西亚、印度、菲律宾；国内主产于海南、广东、云南、台湾。冬季至次春采收未成熟的果实，煮后干燥，纵剖两瓣，剥取果皮，习称"大腹皮"；春末至秋初采收成熟果实，煮后干燥，剥取果皮，打松，晒干，习称"大腹毛"。

[炮制品] 大腹皮：除去杂质，洗净，干燥。

大腹毛：除去杂质，洗净，干燥。

[饮片辨识]

1. 大腹皮：本品略呈椭圆形或长卵形瓢状。外果皮深棕色至近黑色，具不规则的纵皱纹及隆起的横纹，顶端有花柱残痕，基部有果梗及残存萼片。内果皮凹陷，褐色或深棕色，光滑呈硬壳状。体轻，质硬，纵向撕裂后可见中果皮纤维。气微，味微涩。

辨识要点：棕黑瓢状长卵形，质硬撕裂纤维状。

2. 大腹毛：本品略呈椭圆形或瓢状。外果皮多已脱落或残存。中果皮棕毛状，黄白色或淡棕色，疏松质柔。内果皮硬壳状，黄棕色或棕色，内表面光滑，有时纵向破裂。气微，味淡。

辨识要点：外皮脱落或残存，中皮疏松棕毛状。

本品以色黄白、质柔韧者为佳。

甘 松

[来源] 本品为败酱科植物甘松 Nardostachys jatamansi DC. 的干燥根及根茎。

[产地加工] 主产于四川。春、秋二季采挖，除去泥沙和杂质，晒干或阴干。

[炮制品] 甘松：除去杂质及泥沙，洗净，切长段，干燥。

[饮片辨识]

甘松：本品呈不规则的长段。根呈圆柱形，表面棕褐色。质松脆。切面皮部深棕色，常呈裂片状，木部黄白色。气特异，味苦而辛。

辨识要点：**皮部棕色常裂片，木部黄白味苦辛。**

本品以主根肥壮、芳香气浓者为佳。

九 香 虫

[来源] 本品为蝽科昆虫九香虫 *Aspongopus chinensis* Dallas 的干燥体。

[产地加工] 主产于云南、四川、贵州。11 月至次年 3 月前捕捉，置适宜容器内，用酒少许将其闷死，取出阴干；或置沸水中烫死，取出，干燥。

[炮制品] 九香虫：除去杂质。

炒九香虫：取净九香虫，按清炒法炒至有香气。

[饮片辨识]

1. 九香虫：本品略呈六角状扁椭圆形。表面棕褐色或棕黑色，略有光泽。头部小，与胸部略呈三角形，复眼凸出，卵圆状，单眼 1 对，触角 1 对各 5 节，多已脱落。背部有翅 2 对，外面的 1 对基部较硬，内部 1 对为膜质，透明；胸部有足 3 对，多已脱落。腹部棕红色至棕黑色，每节近边缘处有凸起的小点。质脆，折断后腹内有浅棕色的内含物。气特异，味微咸。

辨识要点：**头胸部呈三角形，腹缘凸点气特异。**

2. 炒九香虫：形如九香虫，色加深。

本品以完整、色棕褐、发亮、油性大者为佳。

刀 豆

[来源] 本品为豆科植物刀豆 *Canavalia gladiata*（Jacq.）DC. 的干燥成熟种子。

[产地加工] 主产于江苏、湖北、安徽。秋季果实成熟时采收荚果，剥取种子，晒干。

[炮制品] 刀豆：除去杂质，用时捣碎。

[饮片辨识]

刀豆：本品呈扁卵形或扁肾形。表面淡红色至红紫色，微皱缩，略有光泽。边缘具眉状黑色种脐，上有白色细纹 3 条。质硬，难破碎。种皮革质，内表面棕绿色而光亮；子叶 2，黄白色，油润。气微，味淡，嚼之有豆腥味。

辨识要点：**红色卵形质坚硬，黑色种脐呈眉状。**

本品以粒大、饱满、色淡红者为佳。

柿 蒂

[来源] 本品为柿树科植物柿 *Diospyros kaki* Thunb. 的干燥宿萼。

［**产地加工**］主产于河北、河南、山东。冬季果实成熟时采摘，食用时收集，洗净，晒干。

［**炮制品**］柿蒂：除去杂质，洗净，去柄，干燥或打碎。

［**饮片辨识**］

柿蒂：本品呈扁圆形。中央较厚，微隆起，有果实脱落后的圆形疤痕，边缘较薄，4裂，裂片多反卷，易碎；基部有果梗或圆孔状的果梗痕。外表面黄褐色或红棕色，内表面黄棕色，密被细绒毛。质硬而脆。气微，味涩。

辨识要点：扁圆棕褐密被毛，裂片反卷圆形疤。

本品以个大、肥厚、质硬、色黄褐者为佳。

思考与练习

1. 相似中药的鉴别方法：枳实与青皮、枳实与枳壳的鉴别。
2. 哪些药物来源于蔷薇科？特点是什么？

第九章　消食药 ▷▷▷▷

【实训要求】

1. 掌握： 山楂的不同炮制品、用药部位及饮片基本特征。

2. 熟悉： 莱菔子、鸡内金的用药部位及饮片基本特征。

3. 了解： 神曲、麦芽的饮片基本特征。

【重点和疑难点】

1. 结合多媒体教学，通过学生自学、课堂讨论和饮片辨识掌握山楂、莱菔子、鸡内金的鉴别。

2. 掌握相似中药（山楂与川楝子）的鉴别。

山　楂

[来源] 本品为蔷薇科植物山里红 *Crataegus pinnatifida* Bge. var. *major* N. E. Br. 或山楂 *Crataegus pinnatifida* Bge. 的干燥成熟果实。

[产地加工] 主产于山东、河南、河北、辽宁。秋季果实成熟时采收。切片，干燥。

[炮制品] 净山楂：除去杂质及脱落的核。

炒山楂：取净山楂，按清炒法炒至色变深。

焦山楂：取净山楂，按清炒法炒至表面焦褐色，内部黄褐色。

[饮片辨识]

1. 净山楂： 本品呈圆形片，皱缩不平。外皮红色，具皱纹，有灰白色小斑点。果肉深黄色至浅棕色。中部横切片具5粒浅黄色果核，但核多脱落而中空。有的片上可见短而细的果梗或花萼残迹。气微清香，味酸、微甜。（图9-1）

　辨识要点：外皮红色白斑点，果肉棕黄味酸甜。

2. 炒山楂： 本品形如山楂片，果肉黄褐色，偶见焦斑。气清香，味酸、微甜。（图9-1）

3. 焦山楂： 本品形如山楂片，表面焦褐色，内部黄褐色，有焦香气。（图9-1）

本品以片大、皮红、肉厚、核少者为佳。

六神曲

[来源] 本品为辣蓼、青蒿、杏仁等药加入面粉混合后经发酵而成的曲剂。

［产地加工］全国各地均有生产。其制法是：取较大量面粉或麸皮，与杏仁泥、赤小豆粉，以及鲜青蒿、鲜苍耳、鲜辣蓼自然汁，混合拌匀，使干湿适宜，放入框内，复以麻叶或楮叶，保温发酵一周，长出黄菌丝时取出，切成小块，晒干即成。

［炮制品］炒六神曲：取六神曲，按清炒法炒至色变深。

焦六神曲：取六神曲，按清炒法炒至表面焦褐色，内部黄褐色。

［饮片辨识］

1. 六神曲：本品呈方形或不规则块状。外表灰黄色，粗糙，质脆易断。断面黄白色，渣状，可见未被粉碎的残渣及发酵后的空洞。有发酵的特异香气，味微苦辛。（图9-2）

辨识要点：灰黄方块面粗糙，质脆易断见空洞。

2. 炒六神曲：表明黄色，内为微黄色，有焦香气。

3. 焦六神曲：表明焦黄色或棕黑色。

本品以色黄棕、具香气者为佳。

附药：建神曲

［来源］本品为面粉、麸皮、藿香、青蒿等中药粉末混合后，经发酵制成曲剂。当外部长出菌丝后，从模中取出，晒干。

［炮制品］建神曲：刷去灰屑，打成小块。

炒建神曲：取建神曲置锅内，以文火加热，炒至深黄色，取出放凉，打成碎块。

焦建神曲：取建神曲置锅内，用武火加热，炒至表面深黄色、挂焦斑时，取出放凉，打成碎块。

［饮片辨识］

建神曲：本品为不规则的碎块，表面土黄色或黄绿色，粗糙。断面类白色，不平坦，颗粒性。质脆易断。气清香，味淡，微苦。

辨识要点：表面黄绿质粗糙，断面类白颗粒状。

麦 芽

［来源］本品为禾本科植物大麦 *Hordeum vulgare* L. 的成熟果实经发芽干燥的炮制加工品。

［产地加工］全国大部分地区均产。将麦粒用水浸泡后，保持适宜温、湿度，待幼芽长至约5mm时，晒干或低温干燥。

［炮制品］净麦芽：除去杂质。

炒麦芽：取净麦芽，按清炒法炒至棕黄色，放凉，筛去灰屑。

焦麦芽：取净麦芽，按清炒法炒至焦褐色，放凉，筛去灰屑。

［饮片辨识］

1. 净麦芽：本品呈梭形。表面淡黄色，背面为外稃包围，具5脉；腹面为内稃包围。除去内外稃后，腹面有1条纵沟；基部胚根处生出幼芽及须根，幼芽长披针状条形。须根数条，纤细而弯曲。质硬，断面白色，粉性。气微，味微甘。（图9-3）

辨识要点：梭形麦粒有纵沟，幼芽条形弯又细。

2. 炒麦芽： 本品形同麦芽，表面棕黄色，偶有焦斑。有香气，味微苦。（图9-3）

3. 焦麦芽： 本品形如麦芽，表面焦褐色，有焦斑。有焦香气，味微苦。（图9-3）

本品以芽完整、色淡黄、粒大、饱满者为佳。

稻 芽

［来源］本品为禾本科植物稻 *Oryza sativa* L. 的成熟果实经发芽干燥的炮制加工品。

［产地加工］全国大部分地区均产。将稻谷用水浸泡后，保持适宜的温、湿度，待须根长至约1cm时，干燥。

［炮制品］稻芽：除去杂质。

炒稻芽：取净稻芽，按清炒法炒至深黄色。

焦稻芽：取净稻芽，按清炒法炒至焦黄色。

［饮片辨识］

稻芽：本品呈扁长椭圆形，两端略尖。外稃黄色，有白色细茸毛，具5脉。一端有2枚对称的白色条形浆片，于一个浆片内侧伸出弯曲的须根1~3条。质硬，断面白色，粉性。气微，味淡。

辨识要点：长圆米粒具5脉，幼芽条形弯又细。

本品以芽完整、色黄、粒大、饱满者为佳。

附药：谷芽

［来源］本品为禾本科植物粟 *Setaria italica*（L.）Beauv. 的成熟果实经发芽干燥的炮制加工品。

［炮制品］谷芽：除去杂质。

炒谷芽：取净谷芽，照清炒法炒至深黄色

焦谷芽：取净谷芽，照清炒法炒至焦褐色。

［饮片辨识］

1. 谷芽： 本品呈类圆球形，顶端钝圆，基部略尖。外壳为革质的稃片，淡黄色，具点状皱纹，下端有初生的细须根，剥去稃片，内含淡黄色或黄白色颖果（小米）1粒。气微，味微甘。

辨识要点：类圆球形生须根，内含小米已发芽。

2. 炒谷芽： 本品形如谷芽，表面深黄色。有香气，味微苦。

3. 焦谷芽： 本品形如谷芽，表面焦褐色。有焦香气。

莱菔子

［来源］本品为十字花科植物萝卜 *Raphanus sativus* L. 的干燥成熟种子。

［产地加工］全国各地均产。夏季果实成熟时采割植株，晒干，搓出种子，除去杂质，再晒干。

[炮制品] 莱菔子：除去杂质，洗净，干燥。用时捣碎。

炒莱菔子：取净莱菔子，按清炒法炒至微鼓起。用时捣碎。

[饮片辨识]

1. 莱菔子：本品呈类卵圆形或椭圆形，稍扁。表面黄棕色、红棕色或灰棕色。一端有深棕色圆形种脐，一侧有数条纵沟。种皮薄而脆，子叶 2，黄白色，有油性。气微，味淡、微苦辛。

辨识要点：卵圆稍扁色黄棕，种脐深棕萝卜味。

2. 炒莱菔子：形如莱菔子，表面微鼓起，色泽加深，质酥脆，气微香。

本品以粒大、饱满、色红棕者为佳。

鸡 内 金

[来源] 本品为雉科动物家鸡 *Gallus gallus domesticus* Brisson 的干燥沙囊内壁。

[产地加工] 全国各地均产。杀鸡后，取出鸡肫，立即剥下内壁，洗净，干燥。

[炮制品] 鸡内金：洗净，干燥。

炒鸡内金：取净鸡内金，按清炒法或烫法炒至鼓起。

醋鸡内金：取净鸡内金，按清炒法炒至鼓起，喷醋，取出，干燥。每 100kg 鸡内金，用醋 15kg。

[饮片辨识]

1. 鸡内金：本品呈不规则卷片，厚约 2mm。表面黄色、黄绿色或黄褐色，薄而半透明，具明显的条状皱纹。质脆，易碎，断面角质样，有光泽。气微腥，味微苦。（图 9 - 4）

辨识要点：卷片状，条皱纹，角质样，气微腥。

2. 炒鸡内金：本品表面暗黄褐色或焦黄色，用放大镜观察，显颗粒状或微细胞状。轻折即断，断面有光泽。（图 9 - 4）

本品以色黄、完整不破碎者为佳。

思考与练习

1. 哪些药物来源于禾本科？特点是什么？

2. 六神曲的炮制工艺是什么？简述用料及过程。

3. 从鸡内金的炮制说明清炒法和烫法的过程，以及对性状的影响。

第十章 驱虫药 ▷▷▷▷

【实训要求】

1. 掌握：使君子、槟榔的不同炮制品、用药部位及饮片基本特征。

2. 熟悉：苦楝皮的用药部位及饮片基本特征。

【重点和疑难点】

1. 结合多媒体教学，通过学生自学、课堂讨论和饮片辨识掌握使君子、槟榔、苦楝皮的鉴别。

2. 掌握相似中药（苦楝皮与厚朴）的鉴别。

使 君 子

[来源] 本品为使君子科植物使君子 *Quisqualis indica* L. 的干燥成熟果实。

[产地加工] 主产于四川。9~10月果皮变紫黑时采收，晒干。

[炮制品] 使君子：除去杂质。用时捣碎。

使君子仁：取净使君子，除去外壳。

炒使君子仁：取使君子仁，按清炒法炒至有香气。

[饮片辨识]

1. 使君子：本品呈椭圆形或卵圆形，具5条纵棱，偶有4~9棱。表面黑褐色至紫黑色，平滑，微具光泽。顶端狭尖，基部钝圆，有明显圆形的果梗痕。质坚硬，横切面多呈五角星形，棱角处壳较厚，中间呈类圆形空腔。种子长椭圆形或纺锤形；表面棕褐色或黑褐色，有多数纵皱纹；种皮薄，易剥离；子叶2，黄白色，有油性，断面有裂纹。气微香，味微甜。

辨识要点：卵圆形具5纵棱，质硬内有一粒仁。

2. 使君子仁：本品呈长椭圆形或纺锤形。表面棕褐色或黑褐色，有多数纵皱纹。种皮易剥离，子叶2，黄白色，有油性，断面有裂隙。气微香，味微甜。

辨识要点：表面黑褐皱缩纹，断面裂隙富油性。

3. 炒使君子仁：形如使君子仁，表面黄白色，有多数纵皱纹；有时可见残留有棕褐色种皮。气香，味微甜。

本品以个大、仁饱满、色黄白者为佳。

苦楝皮

[来源] 本品为楝科植物川楝 *Melia toosendan* Sieb. et Zucc. 或楝 *Melia azedarach* L. 的干燥树皮和根皮。

[产地加工] 主产于四川、湖北、安徽、江苏、河南。春、秋二季剥取，晒干，或除去粗皮，晒干。

[炮制品] 苦楝皮：除去杂质、粗皮，洗净，润透，切丝，干燥。

[饮片辨识]

苦楝皮：本品为不规则的丝状。外表面灰棕色或灰褐色，除去粗皮者呈淡黄色。内表面类白色或淡黄色。切面纤维性，略呈层片状，易剥离。气微，味苦。

辨识要点：外表灰褐内表白，切面片层易剥离。

本品以皮厚、无粗皮者为佳。

槟 榔

[来源] 本品为棕榈科植物槟榔 *Areca catechu* L. 的干燥成熟种子。

[产地加工] 我国主产于广东、云南。国外以菲律宾、印度及印度尼西亚产量最多。春末至秋初采收成熟果实，用水煮后，干燥，除去果皮，取出种子，干燥。

[炮制品] 槟榔：除去杂质，浸泡，润透，切薄片，阴干。

炒槟榔：取槟榔片，照清炒法炒至微黄色。

焦槟榔：取槟榔片，照清炒法，炒至焦黄色。

[饮片辨识]

1. 槟榔：本品为类圆形薄片。切面可见棕色种皮与白色胚乳相间的大理石样花纹。气微，味涩、微苦。（图 10 – 1）

辨识要点：类圆薄片味苦涩，切面大理石花纹。

2. 炒槟榔：形如槟榔片，表面微黄色，可见大理石样花纹。

3. 焦槟榔：呈类圆形薄片。表面焦黄色，可见大理石样花纹。质脆，易碎。气微，味涩、微苦。

本品以切面大理石花纹明显、无虫蛀者为佳。

南 瓜 子

[来源] 为葫芦科植物南瓜 *Cucurbita moschata*（Duch.） Poiret 的干燥成熟种子。

[产地加工] 主产于浙江、江西、河北、山东。夏、秋二季果实成熟时采收，取子，晒干。

[炮制品] 除去杂质，用时捣碎。

[饮片辨识]

南瓜子：本品为扁椭圆形。表面淡黄白色至淡黄色，两面平坦而微隆起，边缘稍有棱，一端略尖，先端有珠孔，种脐稍凸起或不明显；除去种皮，可见绿色薄膜状胚乳，子叶 2，黄色，肥厚，显油性。气微香，味微甘。

辨识要点：扁椭圆形色淡黄，剥去外皮显绿色。

本品以饱满、色黄白者为佳。

鹤 草 芽

[来源] 本品为蔷薇科植物龙芽草（仙鹤草）*Agrimonia pilosa* Ledeb. 的干燥带短小根茎的芽。

[产地加工] 全国各地均产。冬、春二季新株萌发前挖取根茎，去老根及棕褐色绒毛，留取幼芽，晒干。

[炮制品] 鹤草芽：除去杂质，切段。

[饮片辨识]

鹤草芽：本品略呈圆锥形，常弯曲。芽由数片黄棕色披针形的膜质芽鳞包被，芽鳞上有数条叶脉。剥去芽鳞，可见黄色或黄绿色的幼芽，密被白毛，质脆，易碎。短小根茎圆柱形，表面棕褐色，有紧密的环状节，着生棕色细小的鳞叶及须根。质硬，断面平坦，黄白色。气微，味先甜而后苦涩。

辨识要点：膜质芽鳞黄棕色，根茎圆柱节环状。

本品以芽完整者为佳。

雷 丸

[来源] 本品为白蘑科真菌雷丸 *Omphalia lapidescens* Schroet. 的干燥菌核。

[产地加工] 主产于四川、云南、贵州。秋季采挖，洗净，晒干，粉碎。

[炮制品] 雷丸：洗净，晒干。不得蒸煮或高温烘烤。

[饮片辨识]

雷丸：本品呈类球形或不规则团块，直径 1~3cm。表面黑褐色或灰褐色，有略隆起的网状细纹。质坚实，不易破裂，断面不平坦，白色或浅灰黄色，似粉状或颗粒状，常有黄棕色大理石样纹理。气微，味微苦，嚼之有颗粒感，微带黏性，久嚼无渣。

辨识要点：表面网纹黑褐色，断面白色黄棕纹。

本品以个大、质坚、断面色白者为佳。

鹤 虱

[来源] 本品为菊科植物天名精 *Carpesium abrotanoides* L. 的干燥成熟果实，《中国药典》称"鹤虱"；或伞形科植物野胡萝卜 *Daucus carota* L. 的干燥成熟果实，《中国药典》称"南鹤虱"。

[产地加工] 前者主产于河南、山西、陕西、甘肃、贵州，又称"北鹤虱"，为本草书籍所记载的正品；后者主产于江苏、浙江、安徽，称"南鹤虱"。秋季果实成熟时采收，晒干，除去杂质。

[炮制品] 鹤虱：除去杂质。

南鹤虱：除去杂质。

[饮片辨识]

1. 鹤虱：本品呈圆柱状，细小，长 3～4mm，直径不及 1mm。表面黄褐色或暗褐色，具多数纵棱。顶端收缩呈细喙状，先端扩展成灰白色圆环；基部稍尖，有着生痕迹。果皮薄，纤维性，种皮菲薄透明，子叶 2，类白色，稍有油性。气特异，味微苦。

辨识要点：圆柱细小具纵棱，顶端细喙白色环。

2. 南鹤虱：本品为双悬果，呈椭圆形，多裂为分果，分果长 3～4mm，宽 1.5～2.5mm。表面淡绿棕色或棕黄色，顶端有花柱残基，基部钝圆，背面隆起，具 4 条窄翅状次棱，翅上密生 1 列黄白色钩刺，次棱间的凹下处有不明显的主棱，其上散生短柔毛，接合面平坦，有 3 条脉纹，上具柔毛。种仁类白色，有油性。体轻。搓碎时有特异香气，味微辛、苦。

辨识要点：分果 4 条翅状棱，密生钩刺像虱子。

本品以粒均匀、饱满者为佳。

榧 子

[来源] 本品为红豆杉科植物榧 *Torreya grandis* Fort. 的干燥成熟种子。

[产地加工] 主产于浙江、福建。秋季种子成熟时采收，除去肉质假种皮，洗净，晒干，去壳取仁。

[炮制品] 榧子：去壳取仁。用时捣碎。

[饮片辨识]

榧子：本品呈卵圆形或长卵圆形。表面灰黄色或淡黄棕色，有纵皱纹，一端钝圆，可见椭圆形的种脐，另端稍尖。种皮质硬，厚约 1mm。种仁表面皱缩，外胚乳灰褐色，膜质；内胚乳黄白色，肥大，富油性。气微，味微甜而涩。

辨识要点：卵圆灰黄有纵纹，去壳黄白富油性。

本品以完整、饱满、种仁色黄白者为佳。

芜 荑

[来源] 为榆科植物大果榆 *Ulmus macrocapa* Hance 果实的加工品。春末夏初，将果实 30kg 加花、叶 10kg 及泥土 10kg 混合成糊状，经数日，至果实与花、叶腐烂发酵，做成块状，晒干，即得。

[产地加工] 主产于河北、山西。夏季果实成熟时采集，晒干，除去膜翅，取出种子浸于水中，待发酵后，加入榆树皮面、红土、菊花末，用温开水调成糊状，摊于平板上，切成小方块，晒干入药。

[饮片辨识]

芜荑：本品呈方块状。表面黄褐色或红褐色，凹凸不平。体轻，质松脆，断面不整齐，成层状，可见破碎的树叶及翅果。完整的翅果长 2.5～3.5cm，种子位于翅界的中部；放大镜下可见翅果中部及边缘被白色短毛。气特异，味微酸涩。

辨识要点：黄褐方块质松脆，断面层状有翅果。

本品以块完整、具特异臭气者为佳。

思考与练习

1. 哪些药物来源于棕榈科？特点是什么？
2. 苦楝皮的特点是什么？与秦皮、厚朴的异同点是什么？

第十一章   止血药 ▷▷▷

【实训要求】

1. 掌握：地榆、三七、白及的不同炮制品、用药部位及饮片基本特征。

2. 熟悉：白茅根、茜草、蒲黄、艾叶的用药部位及饮片基本特征。

3. 了解：槐花、小蓟、侧柏叶的饮片基本特征。

【重点和疑难点】

1. 结合多媒体教学，通过学生自学、课堂讨论和饮片辨识掌握地榆、三七、白及、白茅根、茜草、蒲黄、艾叶的鉴别。

2. 掌握相似中药（白及与知母，地榆与赤芍，蒲黄与海金沙）的鉴别。

第一节   凉血止血药

小　蓟

[来源] 本品为菊科植物刺儿菜 *Cirsium setosum*（Willd.）MB. 的干燥地上部分。

[产地加工] 全国大部分地区均产。夏、秋二季花开时采割。除去杂质，晒干。切段。

[炮制品] 小蓟：除去杂质，洗净，稍润，切段，干燥。

小蓟炭：取净小蓟段，按炒炭法炒至黑褐色。

[饮片辨识]

1. 小蓟：本品呈不规则的段。茎呈圆柱形，表面灰绿色或带紫色，具纵棱和白色柔毛。切面中空，叶片多皱缩或破碎，叶齿尖具针刺；两面均具白色柔毛。头状花序，总苞钟状；花紫红色。气微，味苦。（图11-1）

辨识要点：茎具纵棱被白毛，叶齿细尖具针刺。

2. 小蓟炭：本品形如小蓟段。表面黑褐色，内部焦褐色。

本品以叶多、色绿者为佳。

大　蓟

[来源] 本品为菊科植物蓟 *Cirsium japonicum* Fisch. ex DC. 的干燥地上部分。

[产地加工] 全国大部分地区均产。夏、秋二季花开时采割地上部分，除去杂质，晒干。切段。

[炮制品] 大蓟：除去杂质，抢水洗或润软后，切段，干燥。

[饮片辨识]

大蓟：本品呈不规则的段，茎短圆柱形，表面绿褐色，有数条纵棱，被丝状毛；断面灰白色，髓部疏松或中空。叶皱缩，多破碎，边缘具不等长的针刺。两面均具灰白色丝状毛。头状花序多破碎。气微，味淡。（图 11 - 1）

辨识要点：茎具纵棱髓中空，叶缘羽裂硬刺多。

本品以色绿、叶多者为佳。

地　榆

[来源] 本品为蔷薇科植物地榆 *Sanguisorba officinalis* L. 或长叶地榆 *Sanguisorba officinalis* L. var. *longifolia*（Bert.）Yü et Li 的干燥根。

[产地加工] 前者主产于黑龙江、吉林、辽宁、内蒙古、山西。后者习称"绵地榆"，主产于安徽、江苏、浙江、江西。春季将发芽时或秋季植株枯萎后采挖，除去须根，洗净，切片，干燥。

[炮制品] 地榆：除去杂质；未切片者，洗净，除去残茎，润透，切厚片，干燥。

地榆炭：取净地榆片，按炒炭法炒至表面焦黑色、内部棕褐色。

[饮片辨识]

1. 地榆：本品为不规则的类圆形片或斜切片。外表皮灰褐色至深褐色。切面较平坦，粉红色、淡黄色或黄棕色，木部略呈放射状排列；或皮部有多数黄棕色棉状纤维。气微，味微苦涩。（图 11 - 2）

辨识要点：切面黄红外皮褐，木部放射味苦涩。

2. 地榆炭：本品形如地榆片，表面焦黑色，内部棕褐色。具焦香气，味微苦涩。

前者以切面粉红色者为佳，后者以皮部有绵状纤维、切面黄棕色者为佳。

槐　花

[来源] 本品为豆科植物槐 *Sophora japonica* L. 的干燥花及花蕾。

[产地加工] 全国大部分地区均产。夏季花开放或花蕾形成时采收，及时干燥，除去枝、梗及杂质。前者称为"槐花"，后者习称"槐米"。

[炮制品] 槐花：除去杂质及灰屑。

炒槐花：取净槐花，按清炒法炒至表面深黄色。

槐花炭：取净槐花，按炒炭法炒至表面焦褐色。

[饮片辨识]

1. 槐花：本品呈皱缩而卷曲，花瓣多散落。完整者花萼钟状，黄绿色，先端 5 浅裂；花瓣 5 枚，黄色或黄白色，1 片较大，近圆形，先端微凹，其余 4 片长圆形。雄蕊 10，其中 9 个基部连合，花丝细长。雌蕊圆柱形，弯曲。体轻。气微，味微苦。

辨识要点：黄白花瓣多散落，花萼钟形花丝长。

2. 槐米：本品呈卵形或椭圆形。花萼下部有数条纵纹。萼的上方为黄白色未开放的花瓣。花梗细小。体轻，手捻即碎。气微，味微苦涩。

辨识要点：椭圆似米体轻脆，花萼绿色有纵纹。

3. 炒槐花：本品形如槐花，表面微黄色。

4. 槐花炭：本品形如槐花，表面焦褐色。

槐花以花整齐不碎、色黄者为佳；槐米以花蕾多、色黄绿者为佳。

附药：槐角

〔来源〕本品为豆科植物槐 *Sophora japonica* L. 的干燥成熟果实。

〔炮制品〕槐角：除去杂质。

蜜槐角：取净槐角，按蜜炙法炒至外皮光亮、不粘手。每100kg 槐角，用炼蜜5kg。

〔饮片辨识〕

1. 槐角：本品呈连珠状。表面黄绿色或黄褐色，皱缩而粗糙，背缝线一侧呈黄色。质柔润，干燥皱缩，易在收缩处折断，断面黄绿色，有黏性。种子1～6粒，肾形，长约8mm，表面光滑，棕黑色，一侧有灰白色圆形种脐；质坚硬，子叶2，黄绿色。果肉气微，味苦。种子嚼之有豆腥气。

辨识要点：皱缩粗糙连珠状，表面黄绿种子黑。

2. 蜜槐角：形如槐角，表面稍隆起呈黄棕色至黑褐色，有光泽，略有黏性。具蜜香气，味微甜、苦。

侧 柏 叶

〔来源〕本品为柏科植物侧柏 *Platycladus orientalis*（L.）Franco 的干燥枝梢和叶。

〔产地加工〕全国大部分地区均产。多在夏、秋二季采收，阴干。

〔炮制品〕侧柏叶：除去硬梗及杂质。

侧柏炭：取净侧柏叶，按炒炭法炒至表面黑褐色，内部焦黄色。

〔饮片辨识〕

1. 侧柏叶：本品多分枝，小枝扁平。叶细小鳞片状，交互对生，贴伏于枝上，深绿色或黄绿色。质脆，易折断。气清香，味苦涩、微辛。

辨识要点：小枝扁平色深绿，叶呈鳞片枝上伏。

2. 侧柏炭：形如侧柏叶，表面黑褐色。质脆，易折断，断面焦黄色。气香，味微苦涩。

本品以枝嫩、色深绿者为佳。

白 茅 根

〔来源〕本品为禾本科植物白茅 *Imperata cylindrica* Beauv. var. *major*（Nees）C. E. Hubb. 的干燥根茎。

[产地加工] 全国大部分地区均产。春、秋二季采挖，洗净，晒干，除去须根和膜质叶鞘、捆成小把。切段。

[炮制品] 白茅根：洗净，微润，切段，干燥，除去碎屑。

茅根炭：取净白茅根段，按炒炭法炒至焦褐色。

[饮片辨识]

1. 白茅根：本品呈圆柱形的段。外表皮黄白色或淡黄色，微有光泽，具纵皱纹，有的可见稍隆起的节。切面皮部白色，多有裂隙，放射状排列，中柱淡黄色或中空，易与皮部剥离。气微，味微甜。

辨识要点：淡黄圆柱节隆起，切面皮部有裂隙。

2. 茅根炭：形如白茅根，表面黑褐色至黑色。具纵皱纹，有的可见淡棕色隆起的节。略有焦香气，味苦。

本品以色白、味甜者为佳。

苎 麻 根

[来源] 本品为荨麻科植物苎麻 *Boehmeria nivea*（L.）Gaud. 的根和根茎。

[产地加工] 我国中部、南部、西南均有产，主产于江苏、山东、山西。冬、春二季采挖，洗净，晒干。切段。

[炮制品] 苎麻根：除去杂质，洗净，润透，切厚片，干燥。

苎麻根炭：取净苎麻根片，按炒炭法炒至表面焦黑色，内部焦黄色。

[饮片辨识]

1. 苎麻根：本品为圆形或类圆形厚片。根茎表面灰棕色，有纵皱纹及横长皮孔，并有多数疣状凸起、残留细根及根痕。质硬而脆，断面纤维性，皮部灰褐色，木部淡棕色，有的中间有数个同心环纹，髓部棕色或中空。根断面粉性，无髓。气微，味淡，嚼之有黏性。

辨识要点：根茎纤维表面疣，根为粉性没有髓。

2. 苎麻根炭：本品形如苎麻根，表面焦黑色，内部焦黄色，味微苦。

本品以切面灰棕色、条匀、坚实者为佳。

羊 蹄

[来源] 本品为蓼科植物羊蹄 *Rumex japonicus* Houtt. 或尼泊尔酸模 *Rumex nepalensis* Spreng 的干燥根。

[产地加工] 主产于河北。秋季 8～9 月采挖，洗净，晒干。

[炮制品] 羊蹄：除去杂质，略浸，洗净，润软，切厚片，干燥。

[饮片辨识]

羊蹄：本品呈形状不甚规则的片、块。外表棕黑色至棕褐色，有纵皱纹。断面不平整，有的中心有空洞。肉眼可见明显的筋脉点。质脆，气微，味微苦涩。

辨识要点：块片外皱色棕褐，切面明显筋脉点。

本品以切面色棕黄、味苦者为佳。

附药：土大黄

[来源] 本品为蓼科植物钝叶酸模 *Rumex obtusifolius* L. 的根。

[炮制品] 土大黄：除去杂质，略浸，洗净，润软，切厚片，干燥。

[饮片辨识]

土大黄：本品为厚片。外表暗褐色，皱折而不平坦，残留多处细根。断面黄色，可见有表面凹入的深沟条纹。

辨识要点：外表暗褐有皱折，断面黄色有深沟。

第二节　化瘀止血药

三　七

[来源] 本品为五加科植物三七 *Panax notoginseng*（Burk.）F. H. Chen 的干燥根和根茎。秋季花开前采挖，洗净，分开主根、支根及根茎，干燥。支根可称"筋条"，根茎可称"剪口"。

[产地加工] 主产于云南、广西。秋季花开前采挖，洗净，分开主根、支根及根茎，干燥。

[炮制品] 三七粉：取三七，洗净，干燥，碾细粉。

[饮片辨识]

1. 三七：本品主根呈类圆锥形或圆柱形。表面灰褐色或灰黄色，有断续的纵皱纹和支根痕。顶端有茎痕，周围有瘤状凸起。体重，质坚实，断面灰绿色、黄绿色或灰白色，木部微呈放射状排列。气微，味苦回甜。筋条呈圆柱形或圆锥形。剪口呈不规则的皱缩块状或条状，表面有数个明显的茎根及环纹，断面中心灰绿色或白色，边缘深绿色或灰色。（图 11 – 3）

辨识要点：铜皮铁骨疙瘩身，味苦回甜像人参。

2. 三七粉：本品为灰白色或灰黄色粉末。气微，味初苦而微回甜。

本品以个大、体重、质坚实、断面灰绿色者为佳。

附药：菊叶三七

[来源] 本品为菊科植物菊叶三七 *Gynura segetum*（Lour.）Merr. 的根或全草，民间习称土三七。

[产地加工] 秋、冬二季采挖，除去茎叶、须根及泥土，洗净，干燥；或趁鲜切厚片。

[炮制品] 菊叶三七：取原药材，除去杂质，洗净，润透，切厚片，干燥，筛去碎

屑。产地已切片者，除去杂质及碎屑。

[饮片辨识]

菊叶三七：本品为不规则的厚片。外表皮灰棕色或棕黄色，偶见瘤状突起及纵皱纹。切面黄白色至淡棕色，微呈角质样，可见异型维管束。质坚实。气微，味微苦。

附药：景天三七

[来源] 本品为景天科植物景天三七 *Sedum aizoon* L 的根或全草。

[产地加工] 夏、秋二季采挖，除去泥沙，用沸水烫后，晒干。

[饮片辨识]

景天三七：本品为不规则的段。根表面暗棕色。茎呈圆柱形，表面暗棕色或紫棕色，质脆，易折断，断面中空。叶片多皱缩，展平后呈长披针形至倒披针形，灰绿色或棕褐色，边缘上部有锯齿。聚伞花序，花小，黄色。气微，味微酸。

茜 草

[来源] 本品为茜草科植物茜草 *Rubia cordifolia* L. 的干燥根和根茎。

[产地加工] 主产于陕西、河北、山东、河南、安徽。春、秋二季采挖，除去泥沙，干燥。切厚片或段。

[炮制品] 茜草：除去杂质，洗净，润透，切厚片或段，干燥。

茜草炭：取茜草片或段，按炒炭法炒至表面焦黑色。

[饮片辨识]

1. 茜草：本品呈不规则的厚片或段。根呈圆柱形，外表皮红棕色或棕色，具纵皱纹。皮部脱落处呈黄红色。切面皮部狭窄，紫红色，木部宽广，浅黄红色，导管孔多数。气微，味微苦，久嚼刺舌。（图对比辨识 - 4）

辨识要点：切面皮窄色紫红，木宽黄红导管孔。

2. 茜草炭：本品形如茜草片或段，表面黑褐色，内部棕褐色。气微，味苦、涩。

本品以切面色黄红者为佳。

蒲 黄

[来源] 本品为香蒲科植物水烛香蒲 *Typha angustifolia* L. 、东方香蒲 *Typha orientalis* Presl 或同属植物的干燥花粉。

[产地加工] 主产于浙江、江苏、山东、安徽、湖北。夏季采收蒲棒上部的黄色雄花序，晒干后碾轧，筛取花粉。剪取雄花后，晒干，成为带有雄花的花粉，即为草蒲黄。

[炮制品] 蒲黄：揉碎结块，过筛。

蒲黄炭：取净蒲黄，按炒炭法炒至棕褐色。

[饮片辨识]

1. 蒲黄：本品为黄色粉末。体轻，放水中则飘浮于水面。手捻有滑腻感，易附着手指上。气微，味淡。（图对比辨识 - 3）

辨识要点：**体轻黄色细粉末，手捻滑腻易吸附。**

2. 蒲黄炭：形如蒲黄，表面棕褐色或黑褐色。具焦香气，味微苦、涩。

本品以粉细、体轻、色鲜黄、滑腻感强者为佳。

花 蕊 石

[来源] 本品为变质岩类岩石蛇纹大理岩。主含碳酸钙（$CaCO_3$）。

[产地加工] 主产于陕西、河南、河北、江苏。采挖后，除去杂石和泥沙，洗净，干燥。

[炮制品] 花蕊石：洗净，干燥，砸成碎块。

煅花蕊石：取净花蕊石，按明煅法煅至红透。

[饮片辨识]

1. 花蕊石：本品为粒状和致密块状的集合体，呈不规则的块状，具棱角而不锋利。白色或浅灰白色，其中夹有点状或条状的蛇纹石，呈浅绿色或淡黄色，习称"彩晕"，对光观察有闪星状光泽。体重，质硬，不易破碎。气微，味淡。

辨识要点：**块状棱角不锋利，星状光泽及彩晕。**

2. 煅花蕊石：形如花蕊石，质酥脆。

本品以质坚硬、色白带"彩晕"者为佳。

第三节　收敛止血药

白 及

[来源] 本品为兰科植物白及 *Bletilla striata* （Thunb.）Reichb. f. 的干燥块茎。

[产地加工] 主产于贵州、四川、湖南、湖北。夏、秋二季采挖，除去须根，洗净，置沸水中煮或蒸至无白心，晒至半干，除去外皮，晒干。

[炮制品] 白及：洗净，润透，切薄片，晒干。

[饮片辨识]

白及：本品为不规则的薄片。外表皮灰白色或黄白色。切面类白色，角质样，半透明，维管束小点状，散生。质脆。气微，味苦，嚼之有黏性。（图 11 - 4）

辨识要点：**白色薄片角质样，散生维管遇水黏。**

本品以切面色白、角质样者为佳。

仙 鹤 草

[来源] 本品为蔷薇科植物龙芽草 *Agrimonia pilosa* Ledeb. 的干燥地上部分。

[产地加工] 主产于浙江、江苏、湖北。夏、秋二季茎叶茂盛时采割，除去杂质，

晒干。切段。

[炮制品] 仙鹤草：除去残根和杂质，洗净，稍润，切段，干燥。

[饮片辨识]

仙鹤草：本品为不规则的段，茎多数方柱形，有纵沟和棱线，有节。切面中空。叶多破碎，暗绿色，边缘有锯齿；托叶抱茎。有时可见黄色花或带钩刺的果实。气微，味微苦。

辨识要点：茎方柱形有沟棱，叶暗绿色见黄花。

本品以茎红棕色、质嫩、叶多者为佳。

紫 珠 叶

[来源] 本品为马鞭草科植物杜虹花 *Callicarpa formosana* Rolfe 的干燥叶。

[产地加工] 主产于广东、广西。夏、秋二季枝叶茂盛时采摘，干燥，切段。

[炮制品] 紫珠叶：除去杂质，洗净，切段，干燥。

[饮片辨识]

紫珠叶：本品为多皱缩、卷曲的段。完整叶片展平后呈卵状椭圆形或椭圆形。先端渐尖或钝圆，基部宽楔形或钝圆，边缘有细锯齿，近基部全缘。上表面灰绿色或棕绿色，被星毛状和短粗毛；下表面淡绿色或淡棕绿色，密被黄褐色星状毛和金黄色腺点，主脉和侧脉突出，小脉伸入齿端。气微，味微苦涩。

辨识要点：椭圆叶，细锯齿，叶脉凸出金腺点。

本品以叶片完整、质嫩者为佳。

附药：大叶紫珠

[来源] 本品为马鞭草科植物大叶紫珠 *Callicarpa macrophulla* Vahl 的干燥叶或带叶嫩枝。

[炮制品] 大叶紫珠：除去杂质，喷淋清水，切段，干燥。

[饮片辨识]

大叶紫珠：本品多皱缩、卷曲，有的破碎。完整叶片展平后呈长椭圆形至椭圆状披针形。上表面灰绿色或棕绿色，被短柔毛，较粗糙。下表面淡绿色或淡棕绿色，密被灰白色绒毛，主脉和侧脉凸起，小脉伸入齿端，两面可见腺点。先端渐尖，基部楔形或钝圆，边缘有锯齿。纸质。气微，味辛微苦。

辨识要点：叶片纸质易破碎，两面披毛有腺点。

棕 榈 炭

[来源] 本品为棕榈科植物棕榈 *Trachycarpus fortunei*（Hook. f.）H. Wendl. 的干燥叶柄。

[产地加工] 主产于湖南、四川、江苏、浙江。采棕时割取旧叶柄下延部分和鞘片，除去纤维状的棕毛，晒干。

［炮制品］棕榈炭：取净棕榈，按煅炭法制炭。

［饮片辨识］

棕榈炭：本品呈不规则块状，大小不一。表面黑褐色至黑色，有光泽，有纵直条纹；触之有黑色炭粉。内部焦黄色，纤维性。略具焦香气，味苦涩。

辨识要点：表面黑褐纵直纹，内部焦黄纤维性。

本品以表面黑褐色至黑色、有光泽、触之有黑色炭粉者为佳。

血 余 炭

［来源］本品为人发制成的炭化物。

［产地加工］取头发，除去杂质，碱水洗去油垢，水漂净，晒干，焖煅成炭，放凉。

［炮制品］血余炭：取头发，除去杂质，碱水洗去油垢，清水漂净，晒干，焖煅成炭，放凉。

［饮片辨识］

血余炭：本品为不规则块状，乌黑光亮，有多数细孔。体轻，质脆。用火烧之有焦发气，味苦。

辨识要点：乌黑光亮结块状，体轻质脆多细孔。

本品以体轻、色黑、光亮者为佳。

藕 节

［来源］本品为睡莲科植物莲 *Nelumbo nucifera* Gaertn. 的干燥根茎节部。

［产地加工］主产于浙江、安徽、江苏。秋、冬二季采挖根茎（藕），切取节部，洗净，晒干，除去须根。

［炮制品］藕节：除去杂质，洗净，干燥。

藕节炭：取净藕节，按炒炭法炒至表面黑褐色或焦黑色，内部黄褐色或棕褐色。

［饮片辨识］

1. 藕节：本品呈短圆柱形，中部稍膨大。表面灰黄色至灰棕色，有残存的须根及须根痕，偶见暗红棕色的鳞叶残基。两端有残留的藕，表面皱缩有纵纹。质硬，断面有多数类圆形的孔。气微，味微甘、涩。

辨识要点：中部膨大须根痕，质硬断面多圆孔。

2. 藕节炭：形如藕节，表面黑褐色或焦褐色，内部黄褐色或棕褐色，断面可见多数类圆形的孔。气微，味微甘、涩。

本品以表面色灰黄、断面色白者为佳。

第四节 温经止血药

艾 叶

[来源] 本品为菊科植物艾 *Artemisia argyi* Levl. et Vant. 的干燥叶。

[产地加工] 主产于山东、安徽、湖北、河北，传统以湖北蕲州产者为佳，称"蕲艾"。夏季花未开时采摘，除去杂质，晒干。

[炮制品] 艾叶：除去杂质及梗，筛去灰屑。

醋艾炭：取净艾叶，按炒炭法炒至表面焦黑色，喷醋，炒干。每100kg艾叶，用醋15kg。

[饮片辨识]

1. 艾叶：本品多皱缩、破碎，有短柄。完整叶片展平后呈卵状椭圆形，羽状深裂，裂片椭圆状披针形，边缘有不规则的粗锯齿；上表面灰绿色或深黄绿色，有稀疏的柔毛和腺点；下表面密生灰白色绒毛。质柔软。气清香，味苦。（图6-7）

辨识要点：羽状深裂密生毛，揉之成绒质柔软。

2. 醋艾炭：本品为不规则的碎片，表面黑褐色，有细条状叶柄。具醋香气。

本品以叶片大、叶背灰白色、绒毛多、香气浓者为佳。

炮 姜

[来源] 本品为干姜的炮制加工品。

[产地加工] 取干姜砂烫至鼓起，表面棕褐色。全国大部分地区均可加工炮制。

[炮制品] 炮姜：取干姜，按烫法用砂烫至鼓起，表面棕褐色。

[饮片辨识]

炮姜：本品为不规则膨胀的块状，具指状分枝。表面棕黑色或棕褐色。质轻泡，断面边缘处显棕黑色，中心棕黄色，细颗粒性，维管束散在。气香、特异，味微辛、辣。

辨识要点：形似干姜质轻泡，表面棕黑内棕黄。

本品以表面鼓起、棕褐色、内部色棕黄、质疏松者为佳。

灶 心 土

[来源] 本品为久经柴草熏烧的焦黄土块。

[产地加工] 全国农村均有。在拆修柴火灶或烧柴火的窑时，将烧结的土块取下，用刀削去焦黑部分及杂质即可。

[炮制品] 灶心土：原药用刀削去四周焦黑部分及杂质，留中心红黄色或红褐色块入药。又称"伏龙肝"。

[饮片辨识]

灶心土：本品为不规则块状，大小不一。全体显红黄色至红褐色，表面有刀削痕。

质硬，易砸碎。碎断面色较深，常有蜂窝状小孔，并有烟熏气。味淡。

辨识要点：表面红褐刀削斑，断面蜂窝烟熏气。

本品以块大整齐、色红褐、断面具蜂窝状小孔、质细软者为佳。

思考与练习

1. 蒲黄和海金沙的区别是什么？
2. 焖煅和明煅的区别是什么？简述过程。

第十二章　活血化瘀药　▷▷▷▷

【实训要求】

1. 掌握：川芎、郁金、桃仁、丹参、牛膝、延胡索、红花、鸡血藤、马钱子、水蛭的用药部位及饮片基本特征。

2. 了解：五灵脂、姜黄、番红花、益母草、王不留行、土鳖虫、三棱、穿山甲的饮片基本特征。

【重点和疑难点】

1. 结合多媒体教学，通过学生自学、课堂讨论和饮片辨识掌握川芎、郁金、桃仁、丹参、牛膝、延胡索、红花、鸡血藤、马钱子、水蛭的鉴别。

2. 掌握相似中药（川芎与独活，丹参与赤芍，怀牛膝与川牛膝，泽泻和三棱）的鉴别。

第一节　活血止痛药

川　芎

[来源]　本品为伞形科植物川芎 *Ligusticum chuanxiong* Hort. 的干燥根茎。

[产地加工]　主产于四川。夏季当茎上的节盘显著突出，并略带紫色时采挖，除去泥沙，晒后烘干，再去须根。

[炮制品]　川芎：除去杂质，分开大小，洗净，润透，切厚片，干燥。

[饮片辨识]

川芎：本品为不规则的厚片，外表皮黄褐色，有皱缩纹。切面黄白色或灰黄色，具有明显波状环纹或多角形纹理，散生黄棕色油点，质坚实，气浓香，味苦、辛，微甜。（图 12 – 1）

辨识要点：周边不整"蝴蝶片"，棕色油点气浓香。

本品以切面色黄白、香气浓、油性大者为佳。

延胡索

[来源]　本品为罂粟科植物延胡索 *Corydalis yanhusuo* W. T. Wang 的干燥块茎。

［产地加工］主产于浙江。夏初茎叶枯萎时采挖，除去须根洗净，置沸水中煮至恰无白心时，取出，晒干。

［炮制品］延胡索：除去杂质，洗净，干燥，切厚片或用时捣碎。

醋延胡索：取净延胡索，按醋炙法炒干，或按醋煮法煮至醋吸尽，切厚片或用时捣碎。

［饮片辨识］

1. 延胡索：本品呈不规则的圆形厚片。外表皮黄色或黄褐色，有不规则细皱纹。切面黄色，角质样，具蜡样光泽。气微，味苦。（图12 - 2）

辨识要点：色黄质硬圆形片，切面角质蜡光泽。

2. 醋延胡索：本品形如延胡索，表面和切面黄褐色，质较硬。微具醋香气。

本品以断面金黄色、有蜡样光泽者为佳。

郁 金

［来源］本品为姜科植物温郁金 *Curcuma wenyujin* Y. H. Chen et C. Ling、姜黄 *Curcuma longa* L. 、广西莪术 *Curcuma kwangsiensis* S. G. Lee et C. F. Liang 或蓬莪术 *Curcuma phaeocaulis* Val. 的干燥块根。前两者分别习称"温郁金"和"黄丝郁金"，其余按性状不同习称"桂郁金"或"绿丝郁金"。

［产地加工］主产于四川、浙江、广西、云南。冬季茎叶枯萎后采挖，除去泥沙和细根，蒸或煮至透心干燥。

［炮制品］郁金：洗净，润透，切薄片，干燥。

［饮片辨识］

郁金：本品呈椭圆形或长条形薄片。外表皮灰黄色、灰褐色至棕灰色，具不规则的纵皱纹。切面灰棕色、橙黄色至灰黑色。角质样，内皮层环明显。（图12 - 3）

辨识要点：切面角质长梭形，内皮层环较明显。

本品以切面角质样者为佳。

姜 黄

［来源］本品为姜科植物姜黄 *Curcuma longa* L. 的干燥根茎。

［产地加工］主产于四川。冬季茎叶枯萎时采挖，洗净，煮或蒸至透心，晒干，除去须根。切厚片。

［炮制品］姜黄：除去杂质，略泡，洗净，润透，切厚片，干燥。

［饮片辨识］

姜黄：本品为不规则或类圆形的厚片。外表皮深黄色，有时可见环节。切面棕黄色至金黄色，角质样，内皮层环纹明显，维管束呈点状散在。气香特异，味苦、辛。（图12 - 3）

辨识要点：切面金黄角质样，气香特异似咖喱。

本品以切面色金黄、有蜡样光泽者为佳。

附药：片姜黄

[来源] 本品为姜科植物温郁金 *Curcuma wenyujin* Y. H. Chen et C. Ling 的干燥根茎。

[产地加工] 冬季茎叶枯萎后采挖，洗净，除去须根，趁鲜纵切厚片，晒干。

[饮片辨识]

片姜黄：本品呈长圆形或不规则的片状，大小不一。外皮灰黄色，粗糙皱缩，有时可见环节及须根痕。切面黄白色至棕黄色，有一圈环纹及多数筋脉小点。质脆而坚实。断面灰白色至棕黄色，略粉质。气香特异，味微苦而辛凉。

乳 香

[来源] 本品为橄榄科植物乳香树 *Boswellia carterii* Birdw. 及同属植物 *Boswellia bhaw-dajiana* Birdw. 树皮渗出的树脂。分为索马里乳香和埃塞俄比亚乳香，每种乳香又分为乳香珠和原乳香。

[产地加工] 主产于埃塞俄比亚、索马里。春、夏二季采收。将树干的皮部由下向上顺序切伤，使树脂渗出，数天凝成固体，即可采收。

[炮制品] 醋乳香：取净乳香，按醋炙法炒至表面光亮。每 100kg 乳香，用醋 5kg。

[饮片辨识]

醋乳香：本品呈长卵形滴乳状、类圆形颗粒或粘合成大小不等的不规则块状物。大者长达 2cm（乳香珠）或 5cm（原乳香）。表面黄白色，半透明，被有黄白色粉末，久存则颜色加深。质脆，遇热软化。破碎面有玻璃样或蜡样光泽。具特异香气，味微苦。（图 12-4）

辨识要点：**黄白色呈滴乳状，特异香气半透明。**

本品以淡黄白色、断面半透明、香气浓者为佳。

没 药

[来源] 本品为橄榄科植物地丁树 *Commiphora myrrha* Engl. 或哈地丁树 *Commiphora molmol* Engl. 的干燥树脂。分为天然没药和胶质没药。

[产地加工] 主产于索马里、埃塞俄比亚。11 月至次年 2 月，采集由树皮裂缝处渗出于空气中变成红棕色坚块的油胶树脂，拣去杂质。

[炮制品] 醋没药：取净没药，按醋炙法，炒至表面光亮。每 100kg 没药，用醋 5kg。

[饮片辨识]

醋没药：本品呈不规则的小块状或类圆形颗粒状，表面棕褐色或黑褐色，有光泽。具特异香气，略有醋香气，味苦而微辛。（图 12-4）

辨识要点：**棕褐光泽颗粒状，味苦微辛特异香。**

本品以黄棕色、断面微透明、显油润、香气浓、味苦者为佳。

五 灵 脂

[来源] 本品为鼯鼠科动物复齿鼯鼠 *Trogopterus xanthipes* Milne-Edwards 的干燥

粪便。

[产地加工] 主产于河北、山西、甘肃。全年均可采收，除去杂质，晒干。

[炮制品] 五灵脂：拣净杂质，打碎（灵脂块）或筛去灰屑（灵脂米）用。

醋五灵脂：取净五灵脂，置锅内，文火微炒，随即喷淋米醋，再炒至微干、有光泽为度，取出晾干。五灵脂每 100kg，用米醋 15kg。

酒五灵脂：取净五灵脂，文火炒至有腥气溢出、色黄黑时，立即取出，趁热均匀喷淋定量黄酒，摊开晾干。五灵脂每 100kg，用黄酒 15kg。

[饮片辨识]

1. 五灵脂：灵脂块：本品呈不规则的块状，大小不一。表面黑棕色、红棕色或灰棕色，凹凸不平，有油润性光泽。黏附的颗粒呈长椭圆形，表面常裂碎，显纤维性。质硬，断面黄棕色或棕褐色，不平坦，有的可见颗粒，间或有黄棕色树脂状物质。气腥臭。灵脂米：为长椭圆形颗粒。表面黑棕色、红棕色或灰棕色，较平滑或微粗糙，常可见淡黄色的纤维，有的略具光泽。体轻，质松，易折断，断面黄绿色或黄褐色，不平坦，纤维性。气微。

辨识要点：棕色粒长纤维性，灵脂米或灵脂块。

2. 醋五灵脂：本品形如五灵脂，表面稍有光泽，具醋香气。

3. 酒五灵脂：本品形如五灵脂，色黄黑，具酒香气。

本品以黑褐色、块状、有光泽、显油润者为佳。

降 香

[来源] 本品为豆科植物降香檀 *Dalbergia odorifera* T. Chen 树干和根的干燥心材。

[产地加工] 主产于海南。全年均可采收，除去边材，阴干。

[炮制品] 降香：除去杂质，劈成小块，碾成细粉或镑片。

[饮片辨识]

降香：本品类圆柱形或不规则块状。表面紫红色或红褐色，切面有致密的纹理。质硬，有油性。气微香，味微苦。

辨识要点：紫红块片纹理密，质硬油性气微香。

本品以质硬、有油性者为佳。

第二节 活血调经药

丹 参

[来源] 本品为唇形科植物丹参 *Salvia miltiorrhiza* Bge. 的干燥根和根茎。

[产地加工] 主产于四川、山东、河北。春、秋二季采挖，除去泥沙，干燥。

[炮制品] 丹参：除去杂质及残茎，洗净，润透，切厚片，干燥。

酒丹参：取丹参片，按酒炙法炒干。

[饮片辨识]

1. 丹参：本品呈类圆形或椭圆形的厚片。外表皮棕红色或暗棕红色，粗糙，具纵皱纹。切面有裂隙或略平整而致密，有的呈角质样，皮部红棕色，木部灰黄色或紫褐色，有黄白色放射状纹理。气微，味微苦涩。（图 12 – 5）

辨识要点：外皮粗糙棕红色，切面木部黄白芯。

2. 酒丹参：本品形如丹参片，表面红褐色，略具酒香气。

本品以外表皮色红者为佳。

红 花

[来源] 本品为菊科植物红花 *Carthamus tinctorius* L. 的干燥花。

[产地加工] 主产于河南、新疆、四川。夏季花由黄变红时采摘，阴干或晒干。

[炮制品] 红花：取原药材，除去杂质，筛去灰屑。

[饮片辨识]

红花：本品为不带子房的管状花。表面红黄色或红色。花冠筒细长，先端 5 裂，裂片呈狭条形；雄蕊 5，花药聚合成筒状，黄白色；柱头长圆柱形，顶端微分叉。质柔软。气微香，味微苦。（图 12 – 6）

辨识要点：红色管花狭条形，质地柔软气微香。

本品以色红黄、鲜艳、质柔软者为佳。

附药：西红花

[来源] 本品为鸢尾科植物番红花 *Crocus sativus* L. 的干燥柱头。

[产地加工] 主产于西班牙，我国上海已成功引种。

[饮片辨识]

西红花：本品呈线形，三分枝。暗红色，上部较宽而略扁平，顶端边缘显不整齐的齿状，内侧有一短裂隙，下端有时残留一小段黄色花柱。体轻，质松软，无油润光泽，干燥后质脆易断。气特异，微有刺激性，味微苦。（图 12 – 6）

辨识要点：暗红线形三分枝，质脆易断气特异。

桃 仁

[来源] 本品为蔷薇科植物桃 *Prunus persica*（L.）Batsch 或山桃 *Prunus davidiana*（Carr.）Franch. 的干燥成熟种子。

[产地加工] 主产于北京、山东、陕西、河南、辽宁。果实成熟后采收，除去果肉和核壳，取出种子，晒干。

[炮制品] 桃仁：除去杂质。用时捣碎。

山桃仁：除去杂质。用时捣碎。

燀桃仁：取净桃仁，按燀法去皮。用时捣碎。

燀山桃仁：取净山桃仁，按燀法去皮。用时捣碎。

炒桃仁：取焯桃仁，按清炒法炒至黄色。用时捣碎。

炒山桃仁：取焯山桃仁，按清炒法炒至黄色。用时捣碎。

[饮片辨识]

1. 桃仁：本品呈扁长卵形，长 1.2 ~ 1.8cm，宽 0.8 ~ 1.2cm，厚 0.2 ~ 0.4cm。表面黄棕色至红棕色，密布颗粒状凸起。一端尖，中部膨大，另端钝圆稍偏斜，边缘较薄。尖端一侧有短线形种脐，圆端有颜色略深不甚明显的合点，自合点处散出多数纵向维管束。种皮薄，子叶 2，类白色，富油性。气微，味微苦。(图 3 - 4)

辨识要点：黄棕扁长卵圆形，一端钝圆稍偏斜。

2. 山桃仁：本品呈类卵圆形，较小而肥厚，长约 0.9cm，宽约 0.7cm，厚约 0.5cm。

3. 焯桃仁：本品呈扁长卵形。表面浅黄白色，一端尖，中部膨大，另端钝圆稍偏斜，边缘较薄。子叶 2，富油性。气微香，味微苦。

4. 焯山桃仁：呈类卵圆形，较小而肥厚。

5. 炒桃仁：本品呈扁长卵形。表面黄色至棕黄色，可见焦斑。一端尖，中部膨大，另端钝圆稍偏斜，边缘较薄。子叶 2，富油性。气微香，味微苦。

6. 炒山桃仁：2 枚子叶多分离，完整者呈类卵圆形，较小而厚。

本品以颗粒均匀、饱满者为佳。

益 母 草

[来源] 本品为唇形科植物益母草 *Leonurus japonicus* Houtt. 的新鲜或干燥地上部分。

[产地加工] 我国大部地区均产。鲜品春季幼苗期至初夏花前期采割；干品在夏季茎叶茂盛、花未开或初开时采晒干，或切段晒干。

[炮制品] 鲜益母草：除去杂质，迅速洗净。

干益母草：除去杂质，迅速洗净，略润，切段，干燥。

[饮片辨识]

1. 鲜益母草：本品幼苗期无茎，基生叶圆心形，5 ~ 9 浅裂，每裂片有 2 ~ 3 钝齿。花前期茎呈方柱形，上部多分枝，四面凹下成纵沟；表面青绿色；质鲜嫩，断面中部有髓。叶交互对生，有柄；叶片青绿色，质鲜嫩，揉之有汁；下部茎生叶掌状 3 裂，上部叶羽状深裂或浅裂成 3 片，裂片全缘或具少数锯齿。气微，味微苦。

2. 干益母草：本品呈不规则的段。茎方形，四面凹下成纵沟，灰绿色或黄绿色。切面中部有白髓。叶片灰绿色，多皱缩、破碎。轮伞花序腋生，花黄棕色，花萼筒状，花冠二唇形。气微，味微苦。

辨识要点：茎方形，无香气，灰绿色，有白髓。

本品以质嫩、叶多、色灰绿者为佳。

附药：茺蔚子

[来源] 本品为唇形科植物益母草 *Leonurus japonicus* Houtt. 的干燥成熟果实。

[炮制品] 炒茺蔚子：取净茺蔚子，按清炒法炒至有爆声。

[饮片辨识]

炒茺蔚子：本品呈三棱形。表面灰棕色至灰褐色，有深色斑点，一端稍宽，平截状，另一端渐窄而钝尖。果皮薄，子叶类白色，富油性。有炒香气，味苦。

辨识要点：三棱形有深斑点，果皮薄有炒香气。

泽 兰

[来源] 本品为唇形科植物毛叶地瓜儿苗 *Lycopus lucidus* Turcz. var. *hirtus* Regel 的干燥地上部分。

[产地加工] 全国大部分地区均产。夏、秋二季茎叶茂盛时采割，晒干。

[炮制品] 泽兰：除去杂质，略洗，润透，切段，干燥。

[饮片辨识]

泽兰：本品呈不规则的段。茎方柱形，四面均有浅纵沟，表面黄绿色或带紫色，节处紫色明显，有白色茸毛。切面黄白色，中空。叶多破碎，展平后呈披针形或长圆形，边缘有锯齿。有时可见轮伞花序。气微，味淡。

辨识要点：茎方形，有浅沟，节紫色，白茸毛。

本品以叶多、色灰绿、质嫩者为佳。

牛 膝

[来源] 本品为苋科植物牛膝 *Achyranthes bidentata* Bl. 的干燥根。习称怀牛膝。

[产地加工] 主产于河南。冬季茎叶枯萎时采挖，除去须根和泥沙，捆成小把，晒至干皱后，将顶端切齐，晒干。

[炮制品] 牛膝：除去杂质，洗净，润透，除去残留芦头，切段，干燥。

酒牛膝：取净牛膝段，按酒炙法炒干。

[饮片辨识]

1. 牛膝：本品呈圆柱形的段。外表皮灰黄色或淡棕色，有微细的纵皱纹及横长皮孔。质硬脆，受潮变软。切面平坦，淡棕色或棕色，略呈角质样而油润，中心维管束木部较大，黄白色，其外围散有多数黄白色点状维管束，断续排列成2~4轮。气微，味微甜而稍苦涩。（图12-7，图对比辨识-5）

辨识要点：外皮黄白圆柱段，2~4轮维管束。

2. 酒牛膝：本品形如牛膝段，表面色略深，偶见焦斑，微有酒香气。

本品以切面淡棕色、略呈角质样者为佳。

附药：川牛膝

[来源] 本品为苋科植物牛膝 *Cyathula officinalis* Kuan. 的干燥根。

[炮制品] 川牛膝：除去杂质及芦头，洗净，润透，切薄片，干燥。

酒川牛膝：取净牛膝段，按酒炙法炒干。

［饮片辨识］

1. 川牛膝： 本品呈圆形或椭圆形薄片。外表皮黄棕色或灰褐色。切面浅黄色至棕黄色。可见多数排列成数轮同心环的黄色点状维管束。气微，味甜。（图 12 - 7，图对比辨识 - 5）

辨识要点：外皮灰褐圆形片，3 ~ 8 轮维管束。

2. 酒川牛膝： 本品形如川牛膝片，表面色略深，偶见焦斑，微有酒香气。

附药：土牛膝

［来源］ 本品为苋科植物牛膝的野生种的干燥根及根茎。

［产地加工］ 秋冬季地上部分枯萎或早春发苗时采挖，除去地上部分及须根，洗净，干燥。

［炮制品］ 土牛膝：除去残留芦头等杂质，洗净，润透，切短段，干燥，筛去灰屑。

［饮片辨识］

土牛膝： 本品呈类圆柱形的段状，直径 0.2 ~ 0.8cm。外表皮灰棕黄色至棕褐色，具细密纵皱纹。切面黄白色至淡棕色，有众多筋脉小点，呈同心环状排列。质坚，木质性较强。气微，味略甘而后苦，且刺激喉部。

鸡 血 藤

［来源］ 本品为豆科植物密花豆 *Spatholobus suberectus* Dunn 的干燥藤茎。

［产地加工］ 主产于广西。秋、冬二季采收，除去枝叶，切片，晒干。

［炮制品］ 鸡血藤：除去杂质，洗净，润透，切碎，晒干。

［饮片辨识］

鸡血藤： 本品为椭圆形、长矩圆形或不规则的斜切片。栓皮灰棕色，有的可见灰白色斑，栓皮脱落处显红棕色。质坚硬。切面木部红棕色或棕色，导管孔多数；韧皮部有树脂状分泌物，呈红棕色至黑棕色，与木部相间排列呈数个同心性椭圆形或偏心性半圆形环；髓部偏向一侧。气微，味涩。（图 12 - 8）

辨识要点：导管孔多红棕色，髓偏一侧树脂环。

本品以树脂状分泌物多者为佳。

王不留行

［来源］ 本品为石竹科植物麦蓝菜 *Vaccaria segetalis*（Neck.）Garcke 的干燥成熟种子。

［产地加工］ 主产于河北、山东、辽宁。夏季果实成熟、果皮尚未开裂时采割植株，晒干，打下种子，除去杂质，再晒干。

［炮制品］ 王不留行：除去杂质。

炒王不留行：取净王不留行，按清炒法炒至大多数爆开白花。

［饮片辨识］

1. 王不留行： 本品呈球形，直径约 2mm。表面黑色，少数红棕色，略有光泽，有

细密颗粒状凸起，一侧有一凹陷的纵沟。质硬。胚乳白色，胚弯曲成环，子叶2。气微，味苦涩、苦。（图12-9）

辨识要点：黑色小球质地硬（贴耳豆），炒爆开花入煎剂。

2. 炒王不留行：本品呈类球形爆花状，表面白色，质松脆。（图12-9）

本品以颗粒均匀、饱满、色乌黑者为佳。

月 季 花

[来源] 本品为蔷薇科植物月季 *Rosa chinensis* Jacq. 的干燥花。

[产地加工] 全国大部分地区均产。全年均可采收，花微开时采摘，阴干或低温干燥。

[炮制品] 月季花：取原药材，除去杂质及梗，筛去灰屑。

[饮片辨识]

月季花：本品呈类球形。花托长圆形，萼片5枚，暗绿色，端尾尖；花瓣呈覆瓦状排列，有的散落，长圆形，紫红色或淡紫红色；雄蕊多数，黄色。体轻，质脆。气清香，味淡、微苦。

辨识要点：紫红色呈类球形，花瓣覆瓦气清香。

本品以完整、色紫红、气清香者为佳。

凌 霄 花

[来源] 本品为紫葳科植物凌霄 *Campsis grandiflora*（Thunb.）K. Schum. 或美洲凌霄 *Campsis radicans*（L.）Seem. 的干燥花。

[产地加工] 全国大部分地区均产。夏、秋二季花盛开时采摘，干燥。

[炮制品] 凌霄花：取原药材，除去杂质及梗，筛去灰屑。

[饮片辨识]

凌霄花：凌霄，多皱缩卷曲，黄褐色或棕褐色。萼筒钟状，裂片5枚，裂至中部，萼筒基部至萼齿尖有5条纵棱。花冠先端5裂，裂片半圆形，下部联合呈漏斗状，表面可见细脉纹，内表面较明显。气清香，味微苦、酸。美洲凌霄，硬革质，先端5齿裂，裂片短三角状，萼筒外无明显的纵棱；花冠内表面具明显的深棕色脉纹。

辨识要点：皱缩卷曲黄褐色，萼筒钟状五纵棱。

本品以完整、色黄褐者为佳。

第三节　活血疗伤药

土 鳖 虫

[来源] 本品为鳖蠊科昆虫地鳖 *Eupolyphaga sinensis* Walker 或冀地鳖 *Steleophaga plancyi*（Boleny）的雌虫干燥体。

［产地加工］主产于江苏、浙江、湖北、河北、河南。捕捉后置沸水中烫死，晒干或烘干。

［炮制品］土鳖：取原药材，除去杂质，洗净，或筛去灰屑，干燥。

［饮片辨识］

1. 地鳖：本品呈扁平卵形。前端较窄，后端较宽，背部紫褐色，具光泽，无翅。前胸背板较发达，盖住头部；腹背板 9 节，呈覆瓦状排列。腹面红棕色，头部较小，有丝状触角 1 对，常脱落，胸部有足 3 对，具细毛和刺。腹部有横环节。质松脆，易碎。气腥臭，味微咸。

2. 冀地鳖：本品背部黑棕色，通常在边缘带有淡黄褐色斑块及黑色小点。

土鳖虫的辨识要点：扁平卵形不具翅，背有光泽腹红棕。

本品以完整、色红褐、质轻者为佳。

马钱子

［来源］本品为马钱科植物马钱 *Strychnos nux-vomica* L. 的干燥成熟种子。

［产地加工］主产于印度、越南、缅甸，现我国云南、广东、海南亦产。冬季采收成熟果实，取出种子，晒干，即为生马钱子。用砂烫至鼓起并显棕褐色或深棕色，即为制马钱子。

［炮制品］生马钱子：除去杂质。

制马钱子：取净马钱子，按烫法用砂烫至鼓起并显棕褐色或深棕色。

［饮片辨识］

1. 生马钱子：本品呈纽扣状圆板形，常一面隆起，一面稍凹下。表面密被灰棕或灰绿色绢状茸毛，自中间向四周呈辐射状排列，有丝样光泽。边缘稍隆起，较厚，有凸起的珠孔，底面中心有凸起的圆点状种脐。质坚硬，平行剖面可见淡黄白色胚乳，角质状，子叶心形，叶脉 5~7 条。气微，味极苦。

2. 制马钱子：本品形如马钱子，两面均膨胀鼓起，边缘较厚。表面棕褐色或深棕色，质坚脆，平行剖面可见棕褐色或深棕色的胚乳。微有香气，味极苦。

马钱子的辨识要点：纽扣状，两面鼓，质地硬，有剧毒。

生马钱子以个大、肉厚、表面灰棕色微带绿、有细密毛茸、质坚硬无破碎者为佳；制马钱子以表面鼓起、色棕褐、质酥松者为佳。

自然铜

［来源］本品为硫化物类矿物黄铁矿族黄铁矿。主含二硫化铁（FeS_2）。

［产地加工］主产于四川、云南、广东、湖南。采挖后，除去杂石。

［炮制品］自然铜：除去杂质，洗净，干燥。用时砸碎。

煅自然铜：取净自然铜，按煅淬法煅至暗红，醋淬至表面呈黑褐色，光泽消失并酥松。每 100kg 自然铜，用醋 30kg。

[饮片辨识]

1. 自然铜： 本品晶形多为立方体，集合体呈致密块状。表面亮淡黄色，有金属光泽；有的黄棕色或棕褐色，无金属光泽。具条纹，条痕绿黑色或棕红色。体重，质坚硬或稍脆，易砸碎，断面黄白色，有金属光泽；或断面棕褐色，可见银白色亮星。

2. 煅自然铜： 呈不规则碎粒状。灰黑色或黑褐色。质酥脆，无金属光泽。带醋酸气。（图 12－10）

辨识要点：黑褐色，碎粒状，质地酥脆铁腥味。

本品以色黄亮、断面有金属光泽者为佳。

苏　木

[来源] 本品为豆科植物苏木 *Caesalpinia sappan* L. 的干燥心材。

[产地加工] 主产于广西、广东、台湾、云南、四川。多于秋季采伐，除去白色边材，干燥。锯成长约3cm 的段，再劈成片或碾成粗粉。

[炮制品] 苏木：锯成长约3cm 的段，再劈成片或碾成粗粉。

[饮片辨识]

苏木： 本品呈不规则的薄片或不规则的纤维状块。表面呈黄色或黄棕色，有时中央可见一条黄白色髓，少数带有黄白色边材。质较细密，质硬。无臭，味微涩。

辨识要点：木质心材质地硬，棕黄白色纤维块。

本品以色黄红者为佳。

骨　碎　补

[来源] 本品为水龙骨科植物槲蕨 *Drynaria fortunei*（Kunze）J. Sm. 的干燥根茎。

[产地加工] 主产于湖北、江西、四川。全年均可采挖，除去泥沙，干燥，或再燎去绒毛（鳞片）。

[炮制品] 骨碎补：除去杂质，洗净，润透，切厚片，干燥。

烫骨碎补：取净骨碎补或片，按烫法用砂烫至鼓起，撞去毛。

[饮片辨识]

1. 骨碎补： 本品呈不规则厚片。表面深棕色至棕褐色，常残留细小棕色的鳞片，有的可见圆形的叶痕。切面红棕色，黄色的维管束点状排列成环。气微，味淡、微涩。

2. 烫骨碎补： 本品形如骨碎补或片，体膨大鼓起，质轻、酥松。

辨识要点：切面红棕质地轻，外表鳞片有残留。

本品以色棕者为佳。

血　竭

[来源] 本品为棕榈科植物麒麟竭 *Daemonorops draco* Bl. 果实渗出的树脂经加工制成。

[产地加工] 主产于印度尼西亚、马来西亚，我国广东、台湾亦产。秋季采集果

实，置蒸笼内蒸煮，使树脂渗出，凝固而成。

[炮制品] 血竭：除去杂质，打成碎粒或研成细末。

[饮片辨识]

血竭：本品略呈类圆四方形或方砖形，表面暗红，有光泽，附有因摩擦而成的红粉。质硬而脆，破碎面红色，研粉为砖红色。气微，味淡。在水中不溶，在热水中软化。

辨识要点：**暗红光泽附红粉，质地硬脆水不溶。**

本品以表面黑红色、研末血红色、火烧呛鼻者为佳。

儿 茶

[来源] 本品为豆科植物儿茶 *Acacia catechu*（L. f.）Willd. 的去皮枝、干的干燥煎膏。

[产地加工] 主产于云南。冬季采收枝、干，除去外皮，砍成大块，加水煎膏，浓缩，干燥。

[炮制品] 儿茶：用时打碎。

[饮片辨识]

儿茶：本品呈方形或不规则块状，大小不一。表面棕褐色或黑褐色，光滑而稍有光泽。质硬，易碎，断面不整齐，具光泽，有细孔，遇潮有黏性。气微，味涩、苦，略回甜。

辨识要点：**表面黑褐质地脆，断面不整有细孔。**

本品以表面黑褐色或棕褐色、有光泽、味苦涩者为佳。

刘 寄 奴

[来源] 本品为菊科植物奇蒿 *Artemisia anomala* S. Moore 的干燥全草。

[产地加工] 主产于江苏、浙江、江西。8~9月开花时割取地上部分，除去泥土，晒干。

[炮制品] 刘寄奴：除去杂质，用水稍浸，捞出润透，切段，晒干。筛去灰屑。

[饮片辨识]

刘寄奴：本品茎圆柱形，多折断。表面棕黄色至深褐色，有纵棱，被白色细毛。质坚，折断面纤维性，黄白色，中央具白色而疏松的髓，叶互生，通常干枯皱缩或脱落，完整叶展平后，呈长卵圆状披针形，上面棕绿色，下面灰绿色，密被白毛。头状花穗密集成圆锥状，淡黄色。瘦果有纵棱。气芳香，味淡。

辨识要点：**茎圆柱形叶互生，头状花序圆锥形。**

本品以叶绿、花穗黄、香气浓郁者为佳。

附药：北刘寄奴

[来源] 本品为玄参科植物阴行草 *Siphonostegia chinensis* Benth. 的干燥全草。

[炮制品] 北刘寄奴：除去杂质，洗净，切段，干燥。

[饮片辨识]

北刘寄奴：本品全体被短毛。根短而弯曲，稍有分枝。茎圆柱形，有棱，有的上部有分枝，表面棕褐色或黑棕色；质脆，易折断，断面黄白色，中空或有白色髓。叶对生，多脱落破碎，完整者羽状深裂，黑绿色。总状花序顶生，花有短梗，花萼长筒状，黄棕色至黑棕色，有明显纵棱，先端5裂，花冠棕黄色，多脱落。蒴果狭卵状椭圆形，较萼稍短，棕黑色。种子细小。气微，味淡。

辨识要点：全体棕黑被短毛，花萼筒状有纵棱。

第四节　破血消癥药

莪　术

[来源] 本品为姜科植物蓬莪术 *Curcuma phaeocaulis* Val.、广西莪术 *Curcuma kwangsiensis* S. G. Lee et C. F. Liang 或温郁金 *Curcuma wenyujin* Y. H. Chen et C. Ling 的干燥根茎。后者习称"温莪术"。

[产地加工] 主产于四川、广西、浙江。冬季茎叶枯萎后采挖，洗净，蒸或煮至透心，晒干或低温干燥后除去须根和杂质。切厚片。

[炮制品] 莪术：除去杂质，略泡，洗净，蒸软，切薄片，干燥

醋莪术：取净莪术，按醋煮法煮至透心，取出，稍凉，切厚片，干燥。

[饮片辨识]

1. 莪术：本品呈类圆形或椭圆形的厚片。外表皮灰黄色或灰棕色，有时可见环节或须根痕。切面黄绿色、黄棕色或棕褐色，内皮层环纹明显，散在"筋脉"小点。气微香，味微苦而辛。（图12－3）

辨识要点：灰黄棕色圆厚片，内皮层环筋脉点。

2. 醋莪术：本品形如莪术片，色泽加深，角质样，微有醋香气。

本品以质坚实、香气浓者为佳。

三　棱

[来源] 本品为黑三棱科植物黑三棱 *Sparganium stoloniferum* Buch. – Ham. 的干燥块茎。

[产地加工] 主产于江苏、河南、山东、江西。冬季至次年春季采挖，洗净，削去外皮，晒干。

[炮制品] 三棱：除去杂质，浸泡，润透，切薄片，干燥。

醋三棱：取净三棱片，按醋炙法炒至色变深。每100kg 三棱，用醋15kg。

[饮片辨识]

1. 三棱：本品呈类圆形的薄片。外表皮灰棕色。切面灰白色或黄白色，粗糙，有多数明显的细筋脉点。气微，味淡，嚼之有麻辣感。（图对比辨识－1）

辨识要点：类圆大片颜色白，切面粗糙有粉性。

2. 醋三棱：本品形如三棱片，切面黄色至棕黄色，偶见焦黄斑，微有醋香气。

本品以色黄白者为佳。

水　蛭

[来源]　本品为水蛭科动物蚂蟥 *Whitmania pigra* Whitman、水蛭 *Hirudo nipponica* Whitman 或柳叶蚂蟥 *Whitmania acranulata* Whitman 的干燥全体。

[产地加工]　全国大部分地区均产。夏、秋二季捕捉，用沸水烫死，晒干或低温干燥。

[炮制品]　水蛭：洗净，切段，干燥。

烫水蛭：取净水蛭段，按烫法用滑石粉烫至微鼓起。

[饮片辨识]

1. 蚂蟥：本品呈扁平纺锤形，有多数环节。背部黑褐色或黑棕色，稍隆起，用水浸后，可见黑色斑点排成 5 条纵纹；腹面平坦，棕黄色。两侧棕黄色，前端略尖，后端钝圆，两端各具有 1 个吸盘，前吸盘不显著，后吸盘较大。质脆，易折断，断面胶质状。气微腥。

2. 水蛭：本品呈扁长圆柱形，体多弯曲扭转。

3. 柳叶蚂蟥：狭长而扁。

水蛭的辨识要点：扁平纺锤多环节，两端各具一吸盘，断面角质味道腥。

4. 烫水蛭：本品呈不规则扁块状或扁圆柱形，略鼓起，表面棕黄色至黑褐色，附有少量白色滑石粉。断面松泡，灰白色至焦黄色。气微腥。

本品以色黑褐者为佳。

虻　虫

[来源]　本品为虻科动物黄绿原虻 *Arylotus bivittateinus* Takahasi、华广原虻 *Tabanus signatipennis* Portsch、指角原虻 *Tabanus yao* Macquart 或三重原虻 *Tabanus trigem-inus* Coquillett 雌性成虫的干燥体。

[产地加工]　全国大部分地区均产，以畜牧区为多。夏、秋二季捕捉，沸水烫死或用线穿起，干燥。

[炮制品]　虻虫：取原药材，拣净杂质，筛去泥屑，去除足、翅。

焙虻虫：取净虻虫，置热锅内，用文火焙至黄褐色或棕黑色，质地酥脆时取出放凉。

米炒虻虫：取净虻虫，用文火与米拌炒至米呈深黄色，取出，筛去米粒，摊开放凉。每 100kg 虻虫，用米 20kg。

[饮片辨识]

1. 虻虫：干燥的虫体呈长椭圆形。头部呈黑褐色，有凸出的两眼及长形的吸物。胸部黑褐色，背面呈壳状而光亮，翅长超过尾部。胸部下面凸出，黑棕色，具足 3 对，多碎断。腹部棕黄色，有 6 个体节。质松而脆，易破碎。气臭，味苦咸。

辨识要点：头胸黑褐长椭圆，长形吸物大复眼。

2. 焙虻虫：本品形如虻虫，黄褐色或棕黑色，质地酥脆。

3. 米炒虻虫：本品形如虻虫，虫体颜色加深，质脆易碎，有米香气。

本品以个大、完整者为佳。

斑 蝥

[来源] 本品为芫青科昆虫南方大斑蝥 *Mylabris phalerata* Pallas 或黄黑小斑蝥 *Mylabris cichorii* Linnaeus 的干燥体。

[产地加工] 全国大部分地区均产。夏、秋二季捕捉，闷死或烫死，晒干。

[炮制品] 生斑蝥：除去杂质。

米斑蝥：取净斑蝥与米拌炒，至米呈黄棕色，取出，除去头、翅、足。每100kg斑蝥，用米20kg。

[饮片辨识]

1. 南方大斑蝥：本品呈长圆形。头及口器向下垂，有较大的复眼及触角各1对，触角多已脱落。背部具革质鞘翅1对，黑色，有3条黄色或棕黄色的横纹；鞘翅下面有棕褐色薄膜状透明的内翅2片。胸腹部乌黑色，胸部有足3对。有特殊的臭气。

2. 黄黑小斑蝥：体型较小。

斑蝥的辨识要点：革质鞘翅三黄纹，胸腹黑色有臭气。

3. 米斑蝥：南方大斑蝥体型较大，头足翅偶有残留。色乌黑发亮，头部去除后的断面不整齐，边缘黑色，中心灰黄色。质脆易碎。有焦香气。黄黑小斑蝥体型较小。

本品以个大、完整、色鲜明者为佳。

穿 山 甲

[来源] 本品为鲮鲤科动物穿山甲 *Manis pentadactyla* Linnaeus 的鳞甲。

[产地加工] 主产于广西、广东、贵州、云南。收集鳞甲，洗净，晒干。

[炮制品] 穿山甲：除去杂质，洗净，干燥。

炮山甲：取净穿山甲，大小分开，按烫法用砂烫至鼓起。用时捣碎。

醋山甲：取净穿山甲，大小分开，按上法烫至鼓起，醋淬，取出，干燥。用时捣碎。每100kg穿山甲，用醋30kg。

[饮片辨识]

1. 穿山甲：本品呈扇面形、三角形、菱形或盾形的扁平片状或半折合状，中间较厚，边缘较薄，大小不一，长宽各为0.7～5cm。外表面黑褐色或黄褐色，有光泽，宽端有数十条排列整齐的纵纹及数条横线纹，窄端光滑。内表面色较浅，中部有一条明显凸起的弓形横向棱线，其下方有数条与棱线相平行的细纹。角质，半透明，坚韧而有弹性，不易折断。气微腥，味淡。

2. 炮山甲：全体膨胀呈卷曲状，黄色，质酥脆，易碎。

辨识要点：全体膨胀卷曲状，黄色质脆容易碎。

3. 醋山甲：本品形同炮山甲。金黄色。有醋香气。

本品以片匀、半透明、不带皮肉者为佳。

思考与练习

1. 姜黄、郁金、莪术的来源、药用部位、性状有何异同?
2. 水蛭、虻虫、穿山甲的炮制方法是什么? 简述过程。

第十三章　化痰止咳平喘药　▷▷▷▷

【实训要求】

1. 掌握：半夏、天南星、浙贝母、川贝母、瓜蒌、桔梗、苦杏仁、紫苏子、百部的不同炮制品、用药部位及饮片基本特征。

2. 熟悉：旋覆花、款冬花的用药部位及饮片基本特征。

3. 了解：桑白皮、葶苈子的饮片基本特征。

【重点和疑难点】

1. 结合多媒体教学，通过学生自学、课堂讨论和饮片辨识掌握半夏、天南星、浙贝母、川贝母、瓜蒌、桔梗、苦杏仁、紫苏子、百部、旋覆花、款冬花的鉴别。

2. 掌握相似中药（半夏与天南星，浙贝母与川贝母，桔梗与板蓝根，苦杏仁与桃仁，紫苏子与莱菔子）的鉴别。

第一节　温化寒痰药

半　夏

[来源] 本品为天南星科植物半夏 *Pinellia ternata*（Thunb.）Breit. 的干燥块茎。

[产地加工] 主产于四川、湖北、河南、安徽、贵州。夏、秋二季采挖，洗净，除去外皮和须根，晒干。

[炮制品] 生半夏：除去外皮和根须，晒干，用时捣碎。

法半夏：取半夏，大小分开，用水浸泡至内无干心，取出；另取甘草适量，加水煎煮 2 次，合并煎液，倒入用适量水制成的石灰液中，搅匀，加入上述已浸透的半夏，浸泡，每日搅拌 1~2 次，并保持浸液 pH 值 12 以上，至剖面黄色均匀，口尝微有麻舌感时，取出，洗净，阴干或烘干，即得。每 100kg 净半夏，用甘草 15kg、生石灰 10kg。

姜半夏：取水浸透的净半夏，另取生姜切片煎汤，加白矾与半夏共煮透，取出，晾干或晾至半干，干燥；或切薄片，干燥。每 100kg 净半夏，用生姜 25kg、白矾 12.5kg。

清半夏：取净半夏，置 8% 白矾溶液浸泡至无干心，口尝微有麻舌感，洗净，切厚片，干燥。每 100kg 净半夏，用白矾 20kg。

[饮片辨识]

1. 生半夏：本品呈类球形，有的稍偏斜。表面白色或浅黄色，顶端有凹陷的茎痕，周围密布麻点状根痕；下面钝圆，较光滑。质坚实，断面洁白，富粉性。气微，味辛辣、麻舌而刺喉。

2. 法半夏：本品呈球形或破碎成不规则颗粒状。表面淡黄白色，黄色或棕黄色。质较松脆或硬脆，断面黄色或淡黄色，颗粒者质稍硬脆。气微，味淡略甘，微有麻舌感。（图 13 - 1）

辨识要点：黄色球形有粉性。

3. 姜半夏：本品呈片状、不规则颗粒状或类球形。表面淡棕色至棕褐色。断面淡黄棕色，质硬而脆，常具有角质样光泽。气微香，味淡、微有麻舌感，嚼之略粘牙。（图 13 -1）

辨识要点：棕色球形成角质。

4. 清半夏：本品呈椭圆形、类圆形或不规则的片状。切面淡灰色至灰白色，可见灰白色点状或短线状维管束迹，有的残留栓皮处下方显淡紫红色斑纹。质脆易折。断面略显粉性或角质样。气微，味微涩，微有麻舌感。（图 13 -1）

辨识要点：灰色薄片脆易折。

本品以皮净、色白、质坚实、粉性足者为佳。

附药：半夏曲
[来源] 本品为半夏、生姜汁、白矾、六神曲、面粉等加工发酵制成的干燥曲块。
[饮片辨识]
半夏曲：本品为小立方块，表面灰黄色至黄白色，粗糙，质松易碎，气微，味微辛。
辨识要点：浅黄块状蜂窝眼。

附药：水半夏
[来源] 本品为天南星科植物鞭檐犁头尖 *Typhonium flagelliforme*（Lodd.）Blume 的块茎。
[产地加工] 主产于广东、广西、云南等地。秋冬采挖块茎，除去外皮及须根，洗净，晒干。
[炮制] 水半夏：取原药材，除去杂质，筛去碎屑。用时捣碎。
清水半夏：取净水半夏，大小分开，用8%的白矾水溶液浸泡至内无干心，口尝微有麻舌感，取出；用清水洗净，取出，切厚片，干燥，筛去碎屑。
法水半夏：取净水半夏，大小分开，用清水浸泡至内无干心，去水，加甘草-石灰液（取甘草加适量水煎2次，合并煎液，倒入用适量水制成的石灰液中，搅匀）中浸泡，每日搅拌1~2次，并保持pH值12以上，至口尝微有麻舌感、切面黄色均匀为度。洗净，阴干或烘干。
[饮片辨识]
1. 水半夏：本品呈圆锥形、半圆形或椭圆形。表面类白色至棕黄色，略有皱纹，

残留的外皮为黄白色至棕黄色，并有多数隐约可见的细小根痕，上端类圆形，有凸起的叶痕或芽痕，呈黄棕色至棕色。有的下端略尖。质坚实，断面白色，粉性。气微，味辛辣，麻舌而刺喉。

2. 清水半夏： 本品为不规则椭圆形厚片，类白色，粉性，微有麻舌感。

3. 法水半夏： 本品为圆锥形或类圆形，黄色或淡黄色，粉性，质较松，稍有麻辣感。

天 南 星

［来源］ 本品为天南星科植物天南星 *Arisaema erubescens*（Wall.）Schott、异叶天南星 *Arisaema heterophyllum* Bl. 或东北天南星 *Arisaema amurense* Maxim. 的干燥块茎。

［产地加工］ 主产于河南、河北、四川；异叶天南星主产于江苏、浙江；东北天南星主产于辽宁、吉林。秋冬二季茎叶枯萎时采挖，除去须根及外皮，干燥。

［炮制品］ 生天南星：除去杂质，洗净，干燥。

制天南星：取净天南星，按大小分别用水浸泡，每日换水 2 ~ 3 次，如起白沫时，换水后加白矾（每 100 kg 天南星，加白矾 2kg），泡一日后，再进行换水，至切开口尝微有麻舌感时取出。将生姜片、白矾置锅内加适量水煮沸后，倒入天南星共煮至无干心时取出，除去姜片，晾至四至六成干，切薄片，干燥。每 100kg 天南星，用生姜、白矾各 12.5kg。

［饮片辨识］

1. 生天南星： 本品呈扁球形。表面类白色或淡棕色，较光滑，顶端有凹陷的茎痕，周围有麻点状根痕，有的块茎周边有小扁球状侧芽。质坚硬，不易破碎，断面不平坦，白色，粉性。气微辛，味麻辣。

2. 制天南星： 本品呈类圆形或不规则薄片。黄色或淡棕色，质脆易碎，断面角质状。气微，味涩，微麻。

辨识要点：黄色薄片类圆形，切面角质半透明。

本品以个大、色白、粉性足者为佳。

附药：胆南星

［来源］ 本品为制天南星的细粉与牛、羊或猪胆汁经加工而成，或为生天南星细粉与牛、羊或猪胆汁经发酵加工而成。制天南星粉 100kg，用鲜牛胆汁（或鲜猪、羊胆汁）350kg。

［饮片辨识］

胆南星： 本品呈方块状或圆柱状。棕黄色、灰棕色或棕黑色。质硬。气微腥，味苦。

辨识要点：块状味苦色棕黑。

白 附 子

［来源］ 本品为天南星科植物独角莲 *Typhonium giganteum* Engl. 的干燥块茎。

[产地加工] 主产于河南、甘肃、湖北。秋季采挖，除去须根和外皮，晒干。

[炮制品] 生白附子：除去杂质。

制白附子：取净生白附子，大小分档，用清水浸泡，每日换水 2~3 次，数日后如起泡沫，换水后加白矾粉（每 100kg 白附子用白矾 2kg），浸泡 24 小时后再进行换水，至口尝微有麻辣感为度，取出。将生姜片、余下的白矾粉置锅内加适量水，煮沸后，倒入白附子加热共煮至内无白心时取出，除去生姜片，晾至六七成干时，切厚片，干燥。每 100kg 白附子，用生姜 25kg，白矾 12.5kg。

[饮片辨识]

1. 生白附子：本品呈椭圆形或卵圆形。表面白色或黄白色，略粗糙，有环纹及须根痕，顶端有茎痕或芽痕。质坚硬，断面白色，粉性。气微，味淡、麻辣刺舌。

2. 制白附子：本品为类圆形或椭圆形厚片，外表面淡棕色，有裂纹。切面黄色角质样。味淡，口尝微有麻舌感。

辨识要点：棕色薄片类圆形，切面角质有裂纹。

本品以个大、质坚实、色白、粉性足者为佳。

附药：关白附

[来源] 本品为毛茛科乌头属植物黄花乌头 *Aconitum coreanum*（Levl.）*Rapaics*（A. koreanum R. Raym.）的干燥子根及母根。

[炮制品] 生关白附：除去杂质，洗净，晒干。

制关白附：取净关白附，按大小个分开，加水浸泡，每日换水 1~3 次，发现起白沫时，换水后加白矾（每 100kg 关白附，用白矾 2kg），泡一日后再换水，至口尝微有麻舌感为度，取出。将生姜片、白矾粉置锅内加适量水，煮沸后，倒入关白附共煮至无干心，捞出，除去生姜片，晾至六至七成干，切薄片，干燥。每关白附 100kg，用生姜、白矾各 12.5kg。

[饮片辨识]

1. 生关白附：本品子根呈卵形或椭圆形。表面灰褐色或棕褐色，有细纵皱纹和点状根痕，顶端有芽痕。质硬，难折断，断面类白色，富粉性。母根呈长圆锥形。表面灰褐色或暗棕色，有纵皱及沟纹，并有横长凸起的根痕，散在或横列近似节状。顶端有茎基。体轻，断面有裂隙，粉性小。气微，味辛而麻舌。

2. 制关白附：本品呈长卵形或长圆锥形厚片，表面暗棕色，有环纹和须根痕。断面浅黄色，质坚硬，角质样。气微，口尝微有麻舌感。

辨识要点：长圆厚片角质样，表面环纹须根痕。

芥 子

[来源] 本品为十字花科植物白芥 *Sinapis alba* L. 或芥 *Brassica juncea*（L.）Czern. et Coss. 的干燥成熟种子。前者习称"白芥子"，后者习称"黄芥子"。

[产地加工] 主产于河南、安徽。夏末秋初果实成熟时割取植株，晒干，打下种

子，除去杂质。

[炮制品] 芥子：晒干，打下种子，除去杂质。

炒芥子：取净芥子，按清炒法炒至淡黄色或深黄色，有辣香气。

[饮片辨识]

1. 白芥子：本品呈球形。表面灰白色至淡黄色，具细微的网纹，有明显的点状种脐。种皮薄而脆，破开后内有白色折叠的子叶。有油性。气微，味辛辣。

2. 黄芥子：本品较小。表面黄色至棕黄色，少数呈暗红棕色。研碎后加水浸湿，则产生辛烈的特异臭气。

芥子的辨识要点：网状纹，点状脐，种皮薄，味辛辣。

3. 炒芥子：本品形如芥子，表面淡黄色至深黄色（炒白芥子）或深黄色至棕褐色（炒黄芥子），偶有焦斑。有香辣气。

辨识要点：颜色深，有焦斑。

本品以粒大、饱满者为佳。

皂　荚

[来源] 本品为豆科植物皂荚 *Gleditsia sinensis* Lamark 的干燥成熟果实，称"大皂角"；或为豆科植物皂荚 *Gleditsia sinensisi* Lamark. 的干燥不育果实，称"猪牙皂"。

[产地加工] 主产于四川、山东、陕西、湖北、河南。大皂角在秋季果实成熟时采摘，晒干。猪牙皂在秋季采收，除去杂质，干燥。

[炮制品] 大皂角：拣去杂质，洗净，晒干。用时捣碎。

猪牙皂：除去杂质，洗净，晒干。用时捣碎。

[饮片辨识]

1. 大皂角：本品呈扁长的剑鞘状，有的略弯曲。表面棕褐色或紫褐色，被白色粉霜，擦去后有光泽，种子所在处隆起。基部渐窄而弯曲，有短果柄或果柄痕，两侧有明显的纵棱线，质硬，摇之有声，易折断，断面黄色，纤维性。种子多数，扁椭圆形，黄棕色至棕褐色，光滑。气特异，有刺激性，味辛辣。

辨识要点：紫褐被粉大豆荚，种子多数摇有声。

2. 猪牙皂：本品呈圆柱形，略扁而弯曲。表面紫棕色或紫褐色，被灰白色蜡质粉霜，擦去后有光泽，并有细小的疣状凸起和线状或网状的裂纹。顶端有鸟喙状花柱残基，基部具果梗残痕。质硬而脆，易折断，断面棕黄色，中间疏松，有淡绿色或淡棕黄色的丝状物，偶有发育不全的种子。气微，有刺激性，味先甜而后辣。

辨识要点：紫褐被粉没种子，豆荚较小似獠牙。

本品以饱满、色紫褐、有光泽者为佳。

附药：皂角刺

[来源] 本品为豆科植物皂荚 *Gleditsia sinensis* Lam. 的干燥棘刺。

[炮制品] 皂角刺：除去杂质；未切片者略泡，切厚片，干燥。

［饮片辨识］

皂角刺：本品为长圆锥形的棘刺，刺端锐尖，多纵切成斜片或薄片，表面棕紫色，尖部红棕色。切面木部黄白色，髓部疏松，淡红棕色。质脆，易折断。气微，味淡。

辨识要点：表面棕紫刺尖锐，切面有髓色黄白。

旋 覆 花

［来源］本品为菊科植物旋覆花 *Inula joponica* Thunb. 或欧亚旋覆花 *Inula britannica* L. 的干燥头状花序。

［产地加工］全国大部分地区均产。夏秋二季花开放时采收，除去杂质，阴干或晒干。

［炮制品］旋覆花：除去梗、叶及杂质。

蜜旋覆花：取净旋覆花，按蜜炙法炒至不粘手。每100kg旋覆花，用炼蜜25kg。

［饮片辨识］

1. 旋覆花：本品呈扁球形或类球形。总苞由多数苞片组成，呈覆瓦状排列，苞片披针形或条形，灰黄色；总苞基部有时残留花梗，苞片及花梗表面被白色茸毛，舌状花一列，黄色，多卷曲，常脱落，先端3齿裂；管状花多数，棕黄色，先端5齿裂；子房顶端有多数白色冠毛。有的可见椭圆形小瘦果。体轻，易散碎。气微，味微苦。

辨识要点：条形苞片瓦状排，体轻易散宜包煎。

2. 蜜旋覆花：本品形如旋覆花，深黄色，手捻稍粘手，具蜜香气，味甜。

本品以朵大、色浅黄者为佳。

附药：金沸草

［来源］本品为菊科植物条叶旋覆花 *Inula linariifolia* Turcz. 或旋覆花 *Inula japonica* Thunb. 的干燥地上部分。

［炮制品］金沸草：除去杂质，略洗，切断，干燥。

［饮片辨识］

金沸草：本品呈不规则的段。茎呈圆柱形。表面绿褐色或棕褐色，疏被短柔毛，有多数细纵纹。质脆，断面黄白色，髓部中空。叶多破碎，完整者先端尖，基部抱茎，全缘。头状花序，冠毛白色。气微，味微苦。

辨识要点：茎表褐色被柔毛，叶基抱茎髓中空，头状花序冠毛白。

白 前

［来源］本品为萝藦科植物柳叶白前 *Cynanchum stauntonii*（Decne.）Schltr. ex Lévl. 或芫花叶白前 *Cynanchum glaucescens*（Decne.）Hand. – Mazz. 的干燥根茎和根。

［产地加工］主产于浙江、江苏、安徽、湖北。秋季采挖，洗净，晒干。

［炮制品］白前：除去杂质，洗净，润透，切段，干燥。

蜜白前：取净白前，按蜜炙法炒至不粘手。每100kg净白前，用炼蜜40kg。

[饮片辨识]

1. 白前：本品呈细长圆柱形的段，粗细不一。有分枝，稍弯曲。外表面黄白色、黄棕色或灰绿色，节明显，节处簇生纤细弯曲的细根。切面灰黄色或灰白色，中空。质脆易断。气微，味微甜。（图13-2）

　　辨识要点：根茎长段黄白色，断面中空节有根。

2. 蜜白前：本品形如白前，表面黄棕色，略具黏性，有蜜香气，味甘。

本品以色黄白者为佳。

猫 爪 草

[来源]　本品为毛茛科植物小毛茛 *Ranunculus ternatus* Thunb. 的干燥块根。

[产地加工]　主产于河南。春季采挖，除去须根和泥沙，晒干。

[炮制品]　猫爪草：除去须根和泥沙，晒干。

[饮片辨识]

猫爪草：本品呈纺锤形，形似猫爪，顶端有黄褐色残茎或茎痕。表面黄褐色或灰黄色，久存色泽变深，微有纵皱纹，并有点状须根痕和残留须根。质坚实，断面类白色或黄白色，空心或实心，粉性。气微，味微甘。

　　辨识要点：块根簇生似猫爪，点状须根断面白。

本品以色黄褐、质坚实者为佳。

第二节　清化热痰药

川 贝 母

[来源]　本品为百合科植物川贝母 *Fritillaria cirrhosa* D. Don、暗紫贝母 *Fritillaria unibracteata* Hsiao et K. C. Hsia、甘肃贝母 *Fritillaria przewalskii* Maxim.、梭砂贝母 *Fritillaria delavayi* Franch.、太白贝母 Fritillaria *taipaiensis* P. Y. Li 或瓦布贝母 *Fritillaria unibracteata* Hsiao et K. C. Hsia var. *wabuensis*（S. Y. Tang et S. C. Yue）Z. D. Liu，S. Wang et S. C. Chen 的干燥鳞茎。按性状不同分别习称"松贝""青贝""炉贝"和"栽培品"。

[产地加工]　主产于四川、青海、甘肃、云南、西藏。夏秋二季或积雪融化后采挖，除去须根、粗皮及泥沙，晒干或低温干燥。

[炮制品]　川贝母：除去须根、粗皮及泥沙，晒干或低温干燥。

[饮片辨识]

1. 松贝：本品呈类圆锥形或近球形。表面类白色。外层鳞叶2瓣，大小悬殊，大瓣紧抱小瓣，未抱部分呈新月形，习称"怀中抱月"；顶部闭合，内有类圆柱形、顶端稍尖的心芽和小鳞叶1~2枚；先端钝圆或稍尖，底部平，微凹入，中心有1个灰褐色鳞茎盘，偶有残存须根。质硬而脆，断面白色，富粉性。气微，味微苦。（图13-3）

　　辨识要点：怀中抱月顶端尖，底部平凹鳞茎盘。

2. 青贝：本品呈类扁球形，比松贝略大。外层鳞叶2瓣，大小相近，相对抱合，顶端开裂，内有心芽和小鳞叶2~3枚及细圆柱形的残茎。

辨识要点：观音合掌扁球形，顶端开裂内心芽。

3. 炉贝：本品呈长圆锥形，比青贝大。表面类白色或浅棕黄色，有的具棕色斑点。外层鳞叶2瓣，大小相近，顶部开裂而略尖，基部稍尖或较钝。栽培品呈类扁球形或类圆柱形，稍大。表面类白色或浅棕黄色，稍粗糙，有的具浅黄色斑点。外层鳞叶2瓣，大小相近，顶部多开裂而较平。

辨识要点：鳞片等大圆锥形，基部稍尖虎皮斑。

本品以整齐、色白、粉性足者为佳。

附药：平贝母

[来源] 本品为百合科植物平贝母 *Fritillaria ussuriensis* Maxim. 的干燥鳞茎。

[炮制品] 平贝母：除去杂质，用时捣碎。

[饮片辨识]

平贝母：本品呈扁球形。表面乳白色或淡黄白色，外层鳞叶2瓣，肥厚，大小相近或一片稍大抱合，顶端略平或微凹入，常稍开裂；中央鳞片小。质坚实而脆，断面粉性。气微，味苦。

辨识要点：扁球形似算盘珠，顶端略平或微凹。

附药：伊贝母

[来源] 本品为新疆贝母 *Fritillaria waLujewii* Regel 或伊犁贝母 *Fritillaria pallidi* flora Schrenk 的干燥鳞茎。

[炮制品] 伊贝母：除去须根和外皮。

[饮片辨识]

1. 新疆贝母：本品呈扁球形。表面类白色，光滑。外层鳞叶2瓣，月牙形，肥厚，大小相近而紧靠。顶端平展而开裂，基部圆钝，内有较大的鳞片和残茎、心芽各1枚。质硬而脆，断面白色，富粉性。气微，味微苦。

辨识要点：多层鳞片扁球形，顶端平展而开裂。

2. 伊犁贝母：本品呈圆锥形，较大。表面稍粗糙，淡黄白色。外层鳞叶两瓣，心脏形，肥大，一片较大或近等大，抱合。顶端稍尖，少有开裂，基部微凹陷。

辨识要点：鳞片两瓣心脏形，顶端稍尖少开裂。

浙贝母

[来源] 本品为百合科植物浙贝母 *Fritillatia thunbergii* Miq. 的干燥鳞茎。

[产地加工] 主产于浙江。初夏植株枯萎时采挖，洗净。大小分开，大者除去芯芽，习称"大贝"；小者不去芯芽，习称"珠贝"。分别撞擦，除去外皮，拌以煅过的贝壳粉，吸去擦出的浆汁，干燥；或取鳞茎，大小分开，洗净，除去芯芽，趁鲜切成厚

片，洗净，干燥，习称"浙贝片"。

[炮制品] 浙贝母：除去杂质，洗净，润透，切厚片，干燥；或打成碎块。

浙贝片：洗净后将鳞茎外层的单瓣鳞叶切制成片。

[饮片辨识]

1. 大贝：本品为鳞茎外层的单瓣鳞叶，一面凸出呈元宝状，略呈新月形。外表面灰白色，内表面白色或淡棕色，被白色粉末。质脆而硬，易折断，断面白色或淡黄白色，富粉性。气微，味微苦。（图 13-3）

2. 珠贝：本品为完整的鳞叶，略呈扁球形、高 1~1.5cm，直径 1~2.5cm。表面类白色，外层 2 枚鳞叶，肥厚，略呈肾形，相对抱合，中央有 2~3 枚皱缩的小鳞叶及干缩的细杆残茎。

3. 浙贝片：本品呈椭圆形、肾形或类圆形，直径 1~2cm，边缘表面淡黄色或白色，厚约 3mm，断面微黄白色，富粉性。质脆，易折断。

浙贝母的辨识要点：大贝单瓣似元宝，珠贝元宝瓣互抱，贝片粉性类肾形。

本品以切面白色、粉性足者为佳。

附药：湖北贝母

[来源] 本品为百合科植物湖北贝母 *Fritillaria hupehensis* Hsiao et K. C. Hsia 的干燥鳞茎。

[炮制品] 湖北贝母：除去杂质，洗净，干燥。

[饮片辨识]

湖北贝母：本品呈扁圆球形。表面类白色至淡棕色。外层鳞叶 2 瓣，肥厚，略呈肾形，或大小悬殊，大瓣紧抱小瓣，顶端闭合或开裂。内有鳞叶 2~6 枚及干缩的残茎。内表面淡黄色至类白色，基部凹陷呈窝状，残留有淡棕色表皮及少数须根。单瓣鳞叶呈元宝状。质脆，断面类白色，富粉性。气微，味苦。

辨识要点：多层鳞叶有残茎，基部凹陷呈窝状。

附药：土贝母

[来源] 本品为葫芦科植物土贝母 *Bolbostemma paniculatum*（Maxim.）Franquet 的干燥块茎。

[炮制品] 土贝母：洗净，掰开，煮至无白心，取出，晒干。

[饮片辨识]

湖北贝母：本品为不规则的块，大小不等。表面淡红棕色或暗棕色，凹凸不平。质坚硬，不易折断，断面角质样，气微，味微苦。

辨识要点：不规则块个不等，断面角质颜色棕。

瓜 蒌

[来源] 本品为葫芦科植物栝楼 *Trichosanthes kirilowii* Maxim. 或双边栝楼 *Trichosan-*

thes rosthornii Harms 的干燥成熟果实。

[产地加工] 主产于山东、浙江、河南。秋季果实成熟时，连果梗剪下，置通风处阴干。

[炮制品] 瓜蒌：将其压扁，切丝或切块。

[饮片辨识]

瓜蒌：本品呈不规则丝或块状。外表面橙红色至橙黄色，皱缩或较平滑；内表面黄白色，有红黄色丝络，果瓤橙黄色，与多数种子黏结成团。气如焦糖；味微酸、甜。（图 13 – 4）

辨识要点：橙红色呈丝块状，切面果瓤多种子，气如焦糖味酸甜。

本品以皮厚、皱缩、糖性足者为佳。

附药：瓜蒌皮

[来源] 本品为葫芦科植物栝楼 *Trichosanthes kirilowii* Maxim. 或双边栝楼 *Trichosanthes rosthornii* Harms 的干燥成熟果皮。

[炮制品] 瓜蒌皮：洗净，稍晾，切丝，晒干。

[饮片辨识]

瓜蒌皮：本品常切成二至数瓣，边缘向内卷曲。外表面橙红色或橙黄色，皱缩，有的有残存果梗；内表面黄白色。质较脆，易折断。具焦糖气，味淡、微酸。

辨识要点：外表橙红内黄白，质地较脆焦糖气。

附药：瓜蒌子

[来源] 本品为葫芦科植物栝楼 *Trichosanthes kirilowii* Maxim. 或双边栝楼 *Trichosanthes rosthornii* Harms 的干燥成熟种子。

[炮制品] 瓜蒌子：除去杂质和干瘪的种子，洗净，晒干。用时捣碎。

炒瓜蒌子：取瓜蒌子，按炒法用文火炒至微鼓起，取出，放凉。

[饮片辨识]

1. 栝楼：本品呈扁平椭圆形。表面浅棕色至棕褐色，平滑，沿边缘有一圈沟纹。顶端较尖，有种脐，基部钝圆或较狭。种皮坚硬；内种皮膜质，灰绿色，子叶2，黄白色，富油性。气微，味淡。

2. 双边栝楼：较大而扁。表面棕褐色，沟纹明显而环边较宽。顶端平截。

瓜蒌子的辨识要点：扁平椭圆颜色棕，边缘沟纹种皮硬。

3. 炒瓜蒌子：本品形似瓜蒌子，气略焦香，味淡。

竹 茹

[来源] 本品为禾本科植物青秆竹 *Bambusa tuldoides* Munro、大头典竹 *Sinocalamus beecheyanus* （Munro）McClure var. *pubescens* P. F. Li 或淡竹 *Phyllostachys nigra* （Lodd.）Munro var. *henonis* （Mitf.）Stapf ex Rendle 的茎秆的干燥中间层。

[产地加工]　主产于江苏、浙江、江西、四川。全年均可采制，取新鲜茎，除去外皮，将略带绿色的中间层刮成丝条，或削成薄片，捆扎成束，阴干。前者称"散竹茹"，后者称"齐竹茹"。

[炮制品]　竹茹：除去杂质，切段或揉成小团。

姜竹茹：取净竹茹，按姜汁炙法炒至黄色。每100kg竹茹，用生姜10kg。

[饮片辨识]

1. 竹茹：本品呈卷曲成团的不规则丝条或呈长条形薄片。宽窄厚薄不等，浅绿色、黄白色或黄绿色。纤维性，体轻松，质柔韧，有弹性。气微，味淡。

辨识要点：黄绿色呈丝团状，质地柔韧纤维性。

2. 姜竹茹：本品形如竹茹，表面黄色。微有姜香气。

本品以色绿、丝细均匀、质柔软、有弹性者为佳。

竹　沥

[来源]　本品为禾本科植物青秆竹 *Bambusa tuldoides* Munro、大头典竹 *Sinocalamus beecheyanus*（Munro）McClure var. *pubescens* P. F. Li 或淡竹 *Phyllostachys nigra*（Lodd.）Munro var. *henonis*（Mitf.）Stapf ex Rendle 的茎秆加工后提取的汁液。

[产地加工]　主产于江苏、浙江、江西、四川。系新鲜的淡竹和青竿竹等竹竿经火烤灼而流出的淡黄色澄清液汁。

[炮制品]　竹沥：为新鲜的青秆竹和淡竹等竹竿经火烤灼而流出的橙黄色澄清液汁。

[饮片辨识]

竹沥：本品为淡黄色至红棕色液汁，透明，具竹香气，味微甜。

辨识要点：黄色液体状透明，味道甜有竹香气。

本品以色泽透明者为佳。

天　竺　黄

[来源]　本品为禾本科植物青皮竹 *Bambusa textilis* McClure 或华思劳竹 *Schizostachyum chinense* Rendle 等竿内的分泌液干燥后的块状物。

[产地加工]　主产于云南、广东、广西；进口天竺黄主产于印度尼西亚、泰国、马来西亚。秋、冬二季采收。

[炮制品]　天竺黄：净制，拣去杂质，过筛去灰屑。

[饮片辨识]

天竺黄：本品为不规则的片块或颗粒，大小不一。表面灰蓝色、灰黄色或灰白色，有的洁白色，半透明，略带光泽。体轻，质硬而脆，易破碎，吸湿性强。无臭，味淡。

辨识要点：灰色易碎具光泽，半透明有吸湿性。

本品以块大、色灰白、质硬而脆、吸湿性强者为佳。

前 胡

[来源] 本品为伞形科植物白花前胡 *Peucedanum praeruptorum* Dunn 或紫花前胡 *Peucedanum decursivum* Maxim. 的干燥根。

[产地加工] 主产于浙江、湖南、四川。前者冬季至次春茎叶枯萎或未抽花茎时采挖，除去须根，洗净，晒干或低温干燥；后者秋、冬二季地上部分枯萎时采挖，除去须根，晒干，切薄片。

[炮制品] 前胡：除去杂质，洗净，润透，切薄片，晒干。

蜜前胡：取前胡片，按蜜炙法炒至不粘手。每100kg净前胡，用炼蜜20kg。

[饮片辨识]

1. 前胡：本品呈类圆形或不规则的薄片。外表皮黑褐色或灰黄色，有时可见残留的纤维状叶鞘残基。切面黄白色至淡黄色，皮部散有多数棕黄色油点，可见一棕色环及放射状纹理。气芳香，味微苦、辛。

辨识要点：黄白色有棕环纹，皮部油点味苦辛。

2. 蜜前胡：本品形如前胡片，表面深黄色，略有光泽，滋润。味微甜。

本品以切面淡黄白色、香气浓者为佳。

桔 梗

[来源] 本品为桔梗科植物桔梗 *Platycodon grandiflorum*（Jacq.）A. DC. 的干燥根。

[产地加工] 全国大部分地区均产。春、秋二季采挖，洗净，除去须根，趁鲜剥去外皮或不去外皮，干燥。

[炮制品] 桔梗：除去杂质，洗净，润透，切厚片，干燥。

[饮片辨识]

桔梗：本品呈椭圆形或不规则厚片，外皮多已除去或偶有残留。切面皮部类白色，较窄。形成层环纹明显，棕色。木部宽，有较多裂隙。气微，味微甜后苦。（图13－5，图对比辨识–2）

辨识要点：形成层显呈棕色，先甜后苦有裂隙。

本品以色白、味苦者为佳。

胖 大 海

[来源] 本品为梧桐科植物胖大海 *Stereulia lychnophora* Hance 的干燥成熟种子。

[产地加工] 主产于泰国、越南、柬埔寨。4~6月果实成熟开裂时，采收种子，晒干。

[炮制品] 胖大海：拣去杂质，筛去泥沙。

[饮片辨识]

胖大海：本品呈纺锤形或椭圆形。先端钝圆，基部略尖而歪，具浅色的圆形种脐。表面棕色或暗棕色；微有光泽，具不规则的干缩皱纹。外层种皮极薄，质脆，易脱落。中层种皮较厚，黑褐色，质松易碎，遇水膨胀成海绵状。断面可见散在的树脂状小点。

气微，味淡，嚼之有黏性。

辨识要点：橄榄形有圆种脐，遇水膨胀成海绵。

本品以个大、棕色、表面有细皱纹及光泽、无破皮者为佳。

附药：罗汉果

[来源] 本品为葫芦科植物罗汉果 *Siraitia grosvenorii*（Swingle）C. Jeffrey ex Lu et Z. Y. Zhang 的干燥果实。

[炮制品] 罗汉果：刷净灰土，果实烘干、备用，用时捣碎。

[饮片辨识]

罗汉果：本品呈卵形、椭圆形或球形。表面褐色、黄褐色或绿褐色，有深色斑块及黄色柔毛，有数条纵纹。体轻，质脆，果皮薄，易破。果瓤（中、内果皮）海绵状，浅棕色。种子扁圆形，多数；浅红色至棕红色，两面中间微凹陷，四周有放射状沟纹，边缘有槽。气微，味甜。

辨识要点：体轻质脆被柔毛，果瓤海绵味道甜。

海　藻

[来源] 本品为马尾藻科植物海蒿子 *Sargassum pallidum*（Turn.）C. Ag. 或羊栖菜 *Sargassum fusiforme*（Harv.）Setch. 的干燥藻体。前者习称"大叶海藻"，后者习称"小叶海藻"。

[产地加工] 主产于辽宁、山东、浙江、福建、广东。夏、秋二季采捞，除去杂质，洗净，切段，干燥。

[炮制品] 海藻：除去杂质，用水略漂，稍晾，切段，晒干。

[饮片辨识]

1. 大叶海藻：本品皱缩卷曲，黑褐色，有的被白霜。主干呈圆柱状，多分枝，侧枝自主枝叶腋生出，具短小的刺状凸起。初生叶披针形或倒卵形，全缘或具粗锯齿；叶腋间有生条状叶的小枝。气囊黑褐色，球形或卵圆形，有的有柄，顶端钝圆，有的具细短尖。全株质脆，潮润时柔软；水浸后膨胀，肉质，黏滑。气腥，味微咸。

辨识要点：多分枝，具刺凸，黑褐卷曲被盐霜。

2. 小叶海藻：较小，分枝互生，无刺状凸起。叶条形或细匙形，先端稍膨大，中空。气囊腋生，纺锤形或球形，囊柄较长。质较硬。

辨识要点：先段膨大细条形，体型较小无刺凸。

本品以色黑褐、白霜少者为佳。

昆　布

[来源] 本品为海带科植物海带 *Laminaria japonica* Aresch. 或翅藻科植物昆布 *Eckilnia kurome* Okam. 的干燥叶状体。

[产地加工] 主产于辽宁、山东、浙江、福建。夏、秋二季采捞，除去杂质，漂

净，稍晾，切宽丝，晒干。

[炮制品] 昆布：拣去杂质，用水漂净，稍晾，切成宽丝，晾干。

[饮片辨识]

1. 海带： 本品卷曲折叠成团，或缠结成把。全体呈绿褐色或黑褐色，表面附有白霜。用水浸软则膨胀成扁平带状，中部较厚，边缘较薄而成波状。质厚，革质状而黏滑。用手捻之不分层，残存柄扁圆柱状。有腥气，味咸。

辨识要点：扁平革质卷成团，遇水膨胀叫海带。

2. 昆布： 本品卷曲皱缩成不规则团状。全团黑色，面附有白霜，质较薄。用水浸软而膨胀呈扁平的叶状，两侧羽状深裂，裂片呈长舌形，边缘有小齿或全缘。质柔滑，用手捻之可剥离为两层。有腥气，味咸。

辨识要点：羽状深裂扁而薄，水泡手捻分两层。

本品以色黑褐、体厚者为佳。

黄 药 子

[来源] 本品为薯蓣科黄独 *Dioscorea bulbifera* L. 的块茎。

[产地加工] 主产于湖南、湖北、江苏。秋、冬二季采挖，除去根叶及须根，洗净，切片，晒干。

[炮制品] 黄药子：除去杂质，洗净，浸润至透，切丝，晒干或烘干，筛去灰屑。

[饮片辨识]

黄药子： 本品为圆形或椭圆形厚片。外皮深褐色，具皱折并密布类白色圆点状凸起的须根痕，有的尚具未去净的细小硬须根。切面淡黄色至棕黄色，密布许多橙黄色麻点。质坚脆，易折断，断面黄白色，粉性。气微，味苦。

辨识要点：断面黄色有麻点，味苦厚片粉性强。

本品以片大、外皮色棕褐、切面色黄者为佳。

海 蛤 壳

[来源] 本品为帘蛤科动物文蛤 *Meretrix meretrix* Linnaeus 或青蛤 *Cyclina sinensis* Gmelin 的贝壳，药典称"蛤壳"。

[产地加工] 主产于江苏、浙江、广东。夏、秋二季捕捞，去肉，洗净，晒干。

[炮制品] 海蛤壳：洗净，碾碎，干燥。

煅海蛤壳：取净蛤壳，按明煅法煅至酥脆。

[饮片辨识]

1. 海蛤壳： 本品为不规则碎片。碎片外面黄褐色或棕红色，可见同心生长纹。内面白色。质坚硬，断面有层纹。气微，味淡。

辨识要点：壳如扇形顶端偏，腹缘细齿质坚硬。

2. 煅海蛤壳： 本品为不规则碎片或粗粉。灰白色，碎片外面有时可见同心生长纹。质酥脆。断面有层纹。

辨识要点：灰白碎块质细腻。

本品以光滑、断面有层纹者为佳。

海 浮 石

[来源] 本品为胞孔科动物脊突苔虫 *Coxtazia aculeata* Canu et Bassler 的干燥骨骼，习称"石花"，或火山喷出的岩浆凝固形成的多孔状石块浮石，主含二氧化硅，皆称"浮石"。

[产地加工] 前者主产于浙江、江苏、福建等沿海地区，夏、秋二季捞起，清水洗去盐质及泥沙，晒干；后者主产于辽宁、山东、福建等沿海地区，全年可采，捞出洗净晒干。

[炮制品] 海浮石：除去杂质，洗净，晒干，碾碎。

煅海浮石：取净海浮石，按照煅法煅至红透，打碎。

[饮片辨识]

1. 石花： 呈珊瑚样的不规则块状，大小不等。灰白色或灰黄色，表面多凸起呈叉状分枝，中部交织如网状。体轻，入水不沉。质硬而脆，表面与断面均有多数细小孔道。气微腥，味微咸。

2. 浮石： 本品呈海绵样的不规则块状，大小不等，表面灰白色或灰黄色，居多数细孔。体轻，入水不沉。质硬而脆，断面疏松，常有玻璃或绢丝样光泽。气微，味微咸。

海浮石的辨识要点：表面粗糙细孔多，入水不沉质硬脆。

3. 煅海浮石： 本品形如海浮石，多粉状，暗灰色，质酥脆而易碎。气微，味淡。

辨识要点：暗灰粉状质酥脆。

本品以体轻、色灰白者为佳。

瓦 楞 子

[来源] 本品为蚶科动物毛蚶 *Arca subcrenata* Lischke、泥蚶 *Arca granosa* Linnaeus 或魁蚶 *Arca inflata* Reeve 的贝壳。

[产地加工] 主产于山东、浙江、福建、广东。秋、冬至次年春捕捞，洗净，置沸水中略煮，去肉，干燥。

[炮制品] 瓦楞子：洗净，干燥，碾碎。

煅瓦楞子：取净瓦楞子放坩埚内，按明煅法煅至酥脆。

[饮片辨识]

1. 毛蚶： 本品略呈三角形或扇形。壳外面隆起，有棕褐色茸毛或已脱落；壳顶凸出，向内卷曲；自壳顶至腹面有延伸的放射肋 30～34 条。壳内面平滑，白色，壳缘有与壳外面直棱相对应的凹陷，铰合部具小齿 1 列。质坚。气微，味淡。

2. 泥蚶： 本品壳外面无棕褐色茸毛，放射肋 18～21 条，肋上有颗粒状凸起。

3. 魁蚶： 本品壳外面放射肋 42～48 条。

瓦楞子的辨识要点：放射肋呈瓦楞状，边缘锯齿质地坚。

4. 煅瓦楞子：本品形同瓦楞子，或呈不规则的碎片或颗粒。灰白色，无光泽。质地酥脆。研粉后呈无定性粉末，无颗粒。

本品以放射肋线明显者为佳。

礞 石

[来源] 本品为变质岩类黑云母片岩、绿泥石化云母碳酸盐片岩、变质岩类蛭石片岩或水黑云母片岩。前两者习称"青礞石"，后两者习称"金礞石"。

[产地加工] 前者主产于江苏、湖南、湖北、四川；后者主产于河南、河北。采挖后，除去杂石和泥沙。

[炮制品] 礞石：除去砂石，打成碎块或碾成粉末。

煅礞石：取净礞石，敲成小块，按明煅法煅至酥脆。拣除砂石，研粉。

[饮片辨识]

1. 黑云母片岩：主为鳞片状或片状集合体。呈不规则扁块状或长斜块状，无明显棱角。褐黑色或绿黑色，具玻璃样光泽。质软，易碎，断面呈较明显的层片状。碎粉主为绿黑色鳞片（黑云母），有似星点样的闪光。气微，味淡。

2. 绿泥石化云母碳酸盐片岩：为鳞片状或粒状集合体。呈灰色或绿灰色，夹有银色或淡黄色鳞片，具光泽。质松，易碎，粉末为灰绿色鳞片（绿泥石化云母片）和颗粒（主为碳酸盐），片状者具星点样闪光。遇稀盐酸产生气泡，加热后泡沸激烈。气微，味淡。

3. 金礞石：本品为鳞片状集合体。呈不规则块状或碎片；无明显棱角。棕黄色或黄褐色，带有金黄色或银白色光泽。质脆，用手捻之，易碎成金黄色闪光小片。具滑腻感。气微，味淡。

礞石的辨识要点：鳞片状，有光泽，断面层状无棱角。

4. 煅礞石：本品呈粉末状，青黄色，质软，光泽消失。

青礞石以色黑绿、断面有星点者为佳；金礞石以色金黄、无杂质者为佳。

第三节 止咳平喘药

苦 杏 仁

[来源] 本品为蔷薇科植物山杏 *Prunus armeniaca* L. var. *ansu* Maxim.、西伯利亚杏 *Prunus sibirica* L.、东北杏 *Prunus mandshurica*（Maxim.）Koehne 或杏 *Prunus armeniaca* L. 的干燥成熟种子。

[产地加工] 主产于山西、河北、内蒙古、辽宁。夏季采收成熟果实，除去果肉和核壳，取出种子，晒干。

[炮制品] 苦杏仁：除去杂质，用时捣碎。

焯苦杏仁：取净苦杏仁，按焯法去皮。用时捣碎。

炒苦杏仁：取燀苦杏仁，按清炒法炒至黄色。用时捣碎。

[饮片辨识]

1. 苦杏仁：本品呈扁心形。表面黄棕色至深棕色，一端尖，另一端钝圆，肥厚，左右不对称。尖端一侧有短线形种脐，圆端合点处向上具多数深棕色的脉纹。种皮薄，子叶2，乳白色，富油性。无臭，味苦。（图3-4）

辨识要点：苦杏仁，味道苦，黄棕色，扁心形。

2. 燀苦杏仁：本品呈扁心形。表面乳白色或黄白色，一端尖，另一端圆，肥厚，左右不对称，富油性。有特异性的香气，味苦。

辨识要点：种仁单瓣乳白色，油性充足味道苦。

3. 炒苦杏仁：本品形同燀苦杏仁，表面黄色至棕黄色，微带焦斑，有香气。（图3-4）

辨识要点：表面微黄有焦斑。

本品以颗粒均匀、饱满、完整、味苦者为佳。

附药：甜杏仁

[来源]　本品为蔷薇科植物杏 *Prunus armeniaca* L. 干燥成熟的味甜种子。

[炮制品]　甜杏仁：除去杂质用时捣碎。

燀甜杏仁：取净甜杏仁，按燀法去皮。用时捣碎。

[饮片辨识]

甜杏仁：本品呈扁心形。表面淡棕色至暗棕色，一端尖锐有珠孔，傍有种脐。另一端钝圆，肥厚，左右不对称，在合点处分出多数深棕色的脉纹。除去种皮，可见乳白色子叶2，富油性。气微，味微甜。

辨识要点：形似杏仁味道甜。

紫 苏 子

[来源]　本品为唇形科植物紫苏 *Perilla frutescens* （L.） Britt. 的干燥成熟果实。

[产地加工]　主产于湖北、江苏、河南、浙江、河北。秋季果实成熟时采收，除去杂质，晒干。

[炮制品]　紫苏子：除去杂质，洗净，干燥。

炒紫苏子：取净紫苏子，按清炒法炒至有爆裂声。

[饮片辨识]

1. 紫苏子：本品呈卵圆形或类球形，直径约1.5mm。表面灰棕色或灰褐色，有微隆起的暗紫色网纹，基部稍尖，有灰白色点状果梗痕，果皮薄而脆，易压碎。种子黄白色，种皮膜质，子叶2，类白色，有油性。压碎有香气，味微辛。

辨识要点：灰褐球形暗紫纹，皮薄易碎具香气。（图1-3）

2. 炒紫苏子：本品形如紫苏子，外表灰褐色，有细裂口，具焦香气。

本品以粒饱满、色灰棕、油性足者为佳。

百 部

[来源] 本品为百部科植物直立百部 *Stemona sessilifolia*（Miq.）Miq.、蔓生百部 *Stemona japonica*（Bl.）Miq. 或对叶百部 *Stemona tuberosa* Lour. 的干燥块根。

[产地加工] 主产于安徽、山东、江苏、浙江、湖北、四川。春、秋二季采挖，除去须根，洗净，置沸水中略烫或蒸至无白心，取出，晒干。

[炮制品] 百部：拣净杂质，除去须根，洗净，润透后切段，晒干。

蜜百部：取百部片，按蜜炙法炒至不粘手。每 100kg 百部，用炼蜜 12.5kg。

[饮片辨识]

1. 百部：本品呈不规则厚片或不规则条形斜片；表面灰白色、棕黄色，有深纵皱纹；切面灰白色、淡黄棕色或黄白色，角质样；皮部较厚，中柱扁缩。质韧软。气微、味甘、苦。

辨识要点：外有皱纹皮部厚，质地韧软角质样。

2. 蜜百部：本品形同百部片，表面棕黄色或褐棕色，略带焦斑，稍有黏性。味甜。

本品以质坚实、断面角质样者为佳。

紫 菀

[来源] 本品为菊科植物紫菀 *Aster tataricus* L. f. 的干燥根和根茎。

[产地加工] 主产于河北、安徽。春、秋二季采挖，除去有节的根茎（习称"母根"）和泥沙，编成辫状晒干，或直接晒干。

[炮制品] 紫菀：除去杂质，洗净，稍润，切厚片或段，干燥。

蜜紫菀：取紫菀片（段），按蜜炙法炒至不粘手。

[饮片辨识]

1. 紫菀：本品呈不规则的厚片或须根的小段。根外表皮紫红色或灰红色，有纵皱纹。切面淡棕色，中心具棕黄色木心。气微香，味甜，微苦。

辨识要点：根茎厚片根小段，紫红外皮质柔韧。

2. 蜜紫菀：本品形如紫菀片（段），表面棕褐色或紫棕色。有蜜香气，味甜。

本品以色紫、质柔韧者为佳。

款 冬 花

[来源] 本品为菊科植物款冬 *Tussilago farfara* L. 的干燥花蕾。

[产地加工] 主产于内蒙古、陕西、甘肃、青海、山西。12 月或地冻前当花尚未出土时采挖，除去花梗和泥沙，阴干。

[炮制品] 款冬花：除去杂质及残梗。

蜜款冬花：取净款冬花，按蜜炙法用蜜水炒至不粘手。每 100kg 款冬花，用炼蜜 25kg。

[饮片辨识]

1. 款冬花：本品呈长圆棒状。单生或 2～3 个基部连生。上端较粗，中部丰满，下端渐细或带有短梗。外面被有多数鱼鳞状苞片。苞片外表面紫红色或淡红色，内表面密被白色絮状茸毛。体轻，撕开后可见白色茸毛。气香，味微苦而辛。

辨识要点：紫红棒状鱼鳞苞，撕开可见白茸毛。

2. 蜜款冬花：形如款冬花，表面棕黄色或棕褐色，稍带黏性。具蜜香气，味微甜。

本品以朵大、色紫红、无花梗者为佳。

马兜铃

[来源] 本品为马兜铃科植物北马兜铃 *Aristolochia contorta* Bge. 或马兜铃 *Aristolochia debilis* Sieb. et Zucc. 的干燥成熟果实。

[产地加工] 主产于河北、山东、陕西。秋季果实由黄变绿时采收，干燥。

[炮制品] 马兜铃：除去杂质，筛去灰屑。

蜜马兜铃：取净马兜铃，搓碎，按蜜炙法炒至不粘手。每马兜铃 100kg，用炼蜜 25kg。

[饮片辨识]

1. 马兜铃：本品呈卵圆形。表面黄绿色、灰绿色或棕褐色，有纵棱线 12 条，由棱线分出多数横向平行的细脉纹。顶端平钝，基部有细长果梗。果皮轻而脆，易裂为 6 瓣，果梗也分裂为 6 条。果皮内表面平滑而带光泽，有较密的横向脉纹。种子扁平而薄，钝三角形或扇形，边缘有翅，淡棕色。气特异，味微苦。

辨识要点：果皮连梗裂六瓣，种子扁平三角形。

2. 蜜马兜铃：形如马兜铃，稍带黏性，具蜜香气。

本品以色黄绿、种子充实者为佳。

附药：青木香

[来源] 本品为马兜铃科植物马兜铃 *Aristolochia debilis* Sieb. et Zucc. 的干燥根。

[炮制品] 青木香：除去杂质，洗净，润透，切厚片，晒干。

[饮片辨识]

青木香：本品呈圆形厚片。表面黄褐色或灰棕色，粗糙不平，有纵皱纹及须根痕。质脆，切面皮部淡黄色，木部宽广，射线类白色，放射状排列，形成层环明显，黄棕色。气香特异，味苦。

辨识要点：射线类白木部宽，形成层环较明显。

附药：天仙藤

[来源] 本品为马兜铃科植物马兜铃 *Aristolochia debilis* Sieb. et Zucc. 或北马兜铃 *Aristolochia contorta* Bge. 的干燥地上部分。

[炮制品] 天仙藤：除去杂质，切段。

[饮片辨识]

天仙藤：本品为不规则小段。茎呈细长圆柱形，略扭曲。表面黄绿色或淡黄褐色，有纵棱及节，节间不等长；质脆，易折断，断面有数个大小不等的维管束。叶互生，多皱缩、破碎，完整叶片展平后呈三角状狭卵形或三角状宽卵形，基部心形，暗绿色或淡黄褐色，基生叶脉明显，叶柄细长。气清香，味淡。

辨识要点：茎圆柱形有纵棱，叶基心形色暗绿。

枇 杷 叶

[来源] 本品为蔷薇科植物枇杷 *Eriobotrya japonica*（Thunb.）Lindl. 的干燥叶。

[产地加工] 主产于广东、浙江。全年均可采收，晒至七八成干时，扎成小把，再晒干。除去绒毛，用水喷润，切丝，干燥。

[炮制品] 枇杷叶：除去绒毛，用水喷润，切丝，干燥。

蜜枇杷叶：取枇杷叶丝，按蜜炙法炒至不粘手。每100kg枇杷叶丝，用炼蜜20kg。

[饮片辨识]

1. 枇杷叶： 本品呈丝条状，上表面灰绿色、黄棕色或红棕色，较光滑。下表面可见绒毛，主脉突出。革质而脆，易折断。气微，味微苦。

辨识要点：革质易折丝条状，叶面光滑背绒毛。

2. 蜜枇杷叶： 本品形似枇杷叶丝，表面黄棕色或红棕色，微显光泽，略带黏性。具蜜香气，味微甜。

本品以色灰绿者为佳。

桑 白 皮

[来源] 本品为桑科植物桑 *Morus alba* L. 的干燥根皮。

[产地加工] 全国大部分地区均产。秋末叶落时至次春发芽前采挖根部，刮去黄棕色粗皮，纵向剖开，剥取根皮，晒干。洗净，稍润，切丝，干燥。

[炮制品] 桑白皮：洗净，稍润，切丝，干燥。

蜜桑白皮：取桑白皮丝，按蜜炙法炒至不粘手。每桑白皮丝100kg，用炼蜜25kg。

[饮片辨识]

1. 桑白皮： 本品呈扭曲的卷筒状、槽状或板片状，长短宽窄不一。外表面白色或淡黄白色，较平坦，有的残留橙黄色或棕黄色鳞片状粗皮；内表面黄白色或灰黄色，有细纵纹。体轻，质韧，纤维性强，难折断，易纵向撕裂，撕裂时有粉尘飞扬。气微，味微甘。（图2-12）

辨识要点：鳞状粗皮卷筒状，难折易撕粉飞扬。

2. 蜜桑白皮： 本品形如桑白皮。呈深黄色，质滋润，略有黏性及光泽，有蜜香气，味甜。

本品以色白、皮厚、质柔韧、粉性足者为佳。

葶 苈 子

[来源] 本品为十字花科植物播娘蒿 *Descurainia sophia*（L.）Webb ex Prantl 或独行

菜 *Lepidium apetalum* Willd. 的干燥成熟种子。前者习称"南葶苈子"，后者习称"北葶苈子"。

[产地加工]　主产于河北、辽宁、内蒙古、江西、安徽。夏季果实成熟时采割植株，晒干，搓出种子，除去杂质。

[炮制品]　葶苈子：除去杂质及灰屑。

炒葶苈子：取净葶苈子，按清炒法炒至有爆声。

[饮片辨识]

1. 南葶苈子：本品呈长圆形略扁。表面棕色或红棕色，微有光泽，具纵沟 2 条，其中 1 条较明显。一端钝圆，另一端微凹或较平截，种脐类白色，种脐位于凹入端或平截处。气微，味微辛、苦，略带黏性。

2. 北葶苈子：本品呈扁卵形。一端钝圆，另一端尖而微凹，种脐位于凹入端。味微辛辣，黏性较强。

葶苈子的辨识要点：种子细小红棕色，凹端种脐入口黏。（图 6 - 5）

3. 炒葶苈子：本品形如葶苈子，微鼓起，外表面棕黄色至棕褐色，可见焦粒，具油香气，不带黏性。

本品以粒充实、棕色者为佳。

白　果

[来源]　本品为银杏科植物银杏 *Ginkgo biloba* L. 的干燥成熟种子。

[产地加工]　主产于河南、四川、广西、山东。秋季种子成熟时采收，除去肉质外种皮，洗净，稍蒸或略煮后，烘干。

[炮制品]　白果仁：取白果，除去杂质及硬壳。用时捣碎。

炒白果仁：取净白果仁，按清炒法炒至有香气。用时捣碎。

[饮片辨识]

1. 白果：本品略呈椭圆形，一端稍尖，另端钝。表面黄白色或淡棕黄色，平滑，具 2~3 条棱线。中种皮（壳）骨质，坚硬。内种皮膜质，种仁宽卵球形或椭圆形，一端淡棕色，另一端金黄色。气微，味甘、微苦。

辨识要点：种皮白色质坚硬，种仁甘苦可食用。

2. 炒白果仁：形似白果仁，有香气。

本品以粒大、种仁饱满、断面色淡黄者为佳。

附药：银杏叶

[来源]　本品为银杏科植物银杏 *Ginkgo biloba* L. 的干燥叶。

[炮制品]　银杏叶：去净杂质，筛去泥土。

[饮片辨识]

银杏叶：本品多皱折或破碎，完整者呈扇形。黄绿色或浅棕黄色，上缘呈不规则的波状弯曲，有的中间凹入，深者可达叶长的 4/5。具二叉状平行叶脉，细而密，光滑无毛，易纵向撕裂。叶基楔形，叶柄长 2 ~ 8cm。体轻。气微，味微苦。

辨识要点：叶片扇形平行脉，体轻味苦黄绿色。

矮 地 茶

[来源] 本品为紫金牛科植物紫金牛 *Ardisia japonica*（Thumb.）Blume 的干燥全草。

[产地加工] 主产于福建、江西、湖南。夏、秋二季茎叶茂盛时采挖，除去泥沙和杂质，洗净，切段，干燥。

[炮制品] 矮地茶：除去杂质，洗净，切段，干燥。

[饮片辨识]

矮地茶：本品呈不规则的段。根茎圆柱形而弯曲，疏生须根。茎略呈扁圆柱形，表面红棕色，具细纵纹，有的具分枝和互生叶痕。切面中央有淡棕色髓部。叶多破碎，灰绿色至棕绿色，顶端较尖，基部楔形，边缘具细锯齿，近革质。气微，味微涩。

辨识要点：茎红棕色叶棕绿，边缘锯齿近革质。

本品以茎色红棕、叶色绿者为佳。

洋 金 花

[来源] 本品为茄科植物白曼陀罗 *Datura metel* L. 的干燥花。

[产地加工] 全国大部分地区均产。4 ~ 11 月花初开时采收，晒干或低温干燥。

[炮制品] 洋金花：除去杂质及梗，筛去灰屑。

[饮片辨识]

洋金花：本品多皱缩成条状。花萼呈筒状，长为花冠的 2/5，灰绿色或灰黄色，先端 5 裂，基部具纵脉纹 5 条，表面微有茸毛；花冠呈喇叭状，淡黄色或黄棕色，先端 5 浅裂，裂片有短尖，短尖下有明显的纵脉纹 3 条，两裂片之间微凹；雄蕊 5，花丝贴生于花冠筒。柱头棒状。烘干品质柔韧，气特异；晒干品质脆，气微，味微苦。

辨识要点：筒状花萼黄棕色，喇叭花冠 5 浅裂。

本品以朵大、黄棕色、不破碎者为佳。

思考与练习

1. 半夏为什么要炮制？如何鉴别清半夏、法半夏、姜半夏？它们的炮制用了什么主要辅料和方法？

2. 半夏与天南星、白附子，白附子与白附片的区别是什么？

3. 白薇与白前有何异同？松贝与薏苡仁有何异同？

4. 桔梗的鉴别要点是什么？

5. 杏仁的炮制品有几种？为什么杏仁"生品入煎剂后下"？

第十四章 安神药 ▷▷▷

【实训要求】

1. 掌握：朱砂、酸枣仁的不同炮制品、用药部位及饮片基本特征、远志、首乌藤的用药部位及饮片基本特征。

2. 了解：磁石、龙骨、柏子仁的饮片基本特征。

【重点和疑难点】

1. 结合多媒体教学，通过学生自学、课堂讨论和饮片辨识掌握朱砂、酸枣仁的鉴别。

2. 掌握相似中药（远志与细辛）的鉴别。

第一节 重镇安神药

朱 砂

[来源] 本品为硫化物类矿物辰砂族辰砂，主含硫化汞（HgS）。

[产地加工] 主产于贵州、湖南、四川，传统以产于古之辰州（今湖南沅陵）者为道地药材。采挖后，选取纯净者，用磁铁吸净含铁的杂质和铁屑，再用水淘去杂石和泥沙。照水飞法水飞，晾干或40℃以下干燥。

[炮制品] 朱砂粉：取朱砂，用磁铁吸去铁屑，或按水飞法水飞，晾干或40℃以下干燥。

[饮片辨识]

朱砂粉：本品为朱红色极细粉末，体轻，以手指撮之无粒状物，染指。以磁铁吸之，无铁末。气微，味淡。（图14-1）

辨识要点：朱红粉末可染指。

本品以色鲜红、有光泽、无杂质者为佳。

磁 石

[来源] 本品为氧化物类矿物尖晶石族磁铁矿，主含四氧化三铁（Fe_3O_4）。

[产地加工] 主产于辽宁、河北、山东、江苏。采挖后，除去杂石和杂质。砸碎。

[炮制品] 磁石：除去杂质，砸碎。

煅磁石：取净磁石，按煅淬法煅至红透，醋淬，碾成粗粉。每 100kg 磁石，用醋 30kg。

[饮片辨识]

1. 磁石：本品为不规则的碎块。灰黑色或褐色，条痕黑色，具金属光泽。质坚硬。具磁性。有土腥气，味淡。(图 12 - 10)

辨识要点：黑褐块状有磁性，金属光泽土腥气。

2. 煅磁石：本品为不规则的颗粒。表面黑色。质硬而酥。无磁性。有醋香气。

辨识要点：黑色颗粒无磁性，质硬而酥醋香气。

本品以色灰黑、有光泽、能吸铁者为佳。

龙 骨

[来源] 本品为古代哺乳动物如三趾马、犀类、鹿类、牛类、象类等的骨骼化石。

[产地加工] 主产于山西、内蒙古、陕西。全年均可采挖，挖出后，除去泥土及杂质，贮于干燥处。

[炮制品] 龙骨：除去杂质及泥沙，打碎或碾成粉末。

煅龙骨：取净龙骨，砸成小块，按煅法煅至红透，放凉碾碎。

[饮片辨识]

1. 龙骨：本品呈骨骼状或已破碎呈不规则的块状，大小不一。表面白色、灰白色或淡棕色，多较平滑。有的具纹理与裂隙或棕色条纹和斑点。质硬，断面不平坦，关节处有多数蜂窝状小孔，吸湿性强。无臭，无味。(图 14 - 2)

辨识要点：质地坚硬骨骼状，蜂窝小孔吸湿性。

2. 煅龙骨：本品形如龙骨，为灰白色或灰褐色，质酥松。

辨识要点：质地酥脆灰白色。

本品以质硬、色白、吸湿力强者为佳。

附药：龙齿

[来源] 为古代哺乳动物如象类、犀牛类、鹿类、三趾马等的牙齿化石。

[炮制品] 龙齿：除去泥土，敲去牙床，打碎。

煅龙齿：取净龙齿，按煅法煅至红透。用时碾碎。

[饮片辨识]

1. 龙齿：本品呈齿状或破碎成不规则的块状。表面呈黄白色、浅蓝灰色或暗棕色，有的表面可见具有光泽的釉质层（珐琅质）。质地坚硬，断面粗糙，凹凸不平，有的具有不规则的棱线。吸湿性强。气微、味淡。

辨识要点：齿状表具珐琅质，断面分层吸水性。

2. 煅龙齿：本品形如龙齿，表面灰褐色或灰白色，质酥脆。

辨识要点：**质地酥脆灰褐色。**

琥 珀

[来源] 本品为古代松科植物的树脂埋藏于地下经年而成的化石样物质。从地下挖出称"琥珀"，或从煤中挖出称"煤珀"。

[产地加工] 主产于广西、云南、辽宁、河南。随时可采，从地下或煤层中挖出后，除去砂石、泥土等杂质。

[炮制品] 琥珀：拣净泥沙杂质，用时研成细粉。

[饮片辨识]

琥珀：本品呈不规则的块状、颗粒状、多角形或细粉。表面黄棕色、血红色及黑褐色。有的具光泽，近于透明，质硬而脆，断面光亮；有的颜色不一。燃烧易熔，并爆炸有声、冒白烟。气微，味淡，嚼之易碎无沙感。无杂质。（图对比辨识–3）

辨识要点：**颜色各异近透明，嚼之易碎无沙感。**

本品以色红、明亮、块整齐、质松脆、易碎者为佳。

第二节 养心安神药

酸 枣 仁

[来源] 本品为鼠李科植物酸枣 *Ziziphus jujuba* Mill. var. *spinosa*（Bunge）Hu ex H. F. Chou 的干燥成熟种子。

[产地加工] 主产于辽宁、河北、山西、内蒙古、陕西。秋末冬初采收成熟果实，除去果肉和核壳，收集种子，晒干。

[炮制品] 酸枣仁：除去残留核壳。用时捣碎。

炒酸枣仁：取净酸枣仁，按清炒法炒至鼓起，色微变深，用时捣碎。

[饮片辨识]

1. 酸枣仁：本品呈扁圆形或扁椭圆形。表面紫红色或紫褐色，平滑有光泽，有的有裂纹，有的两面均呈圆隆状凸起；有的一面较平坦，中间有 1 条隆起的纵线纹。另一面稍凸起，一端凹陷，可见线形种脐；另一端有细小凸起的合点。种皮较脆，胚乳白色，子叶 2，浅黄色，富油性。气微，味淡。（图 14–3）

辨识要点：**扁圆形，色紫红，纵线纹，富油性。**

2. 炒酸枣仁：本品形如酸枣仁，表面微鼓起，微具焦斑。略有焦香气，味淡。

本品以粒大、饱满、外皮紫红色者为佳。

柏 子 仁

[来源] 本品为柏科植物侧柏 *Platycladus orientalis*（L.）Franco 的干燥成熟种仁。

[产地加工] 主产于山东、河南、河北。秋、冬二季采收成熟种子，晒干，除去种

皮，收集种仁。

[炮制品] 柏子仁：除去杂质及残留的种皮。

柏子仁霜：取净柏子仁，按制霜法制霜。

[饮片辨识]

1. 柏子仁：本品呈长卵形或长椭圆形。表面黄白色或淡黄棕色，外包膜质内种皮，顶端略尖。有深褐色的小点，基部钝圆。质软，富油性。气微香，味淡。

辨识要点：顶端尖，基部圆，黄白油性质地软。

2. 柏子仁霜：本品为均匀、松散的淡黄色粉末，微显油性，气微香。

本品以粒饱满、色黄白、油性大者为佳。

灵 芝

[来源] 本品为多孔菌科真菌赤芝 *Ganoderma lucidum* (Leyss. ex Fr.) Karst. 或紫芝 *Ganoderma sinense* Zhao，Xu et Zhang 的干燥子实体。

[产地加工] 全国大部分地区均产。全年采收，除去杂质，剪除附有朽木、泥沙或培养基质的下端菌柄，阴干或在 40～50℃烘干。

[炮制品] 取原药材，除去杂质和泥土，切片或者用时剁成小块。

[饮片辨识]

1. 赤芝：完整者外形呈伞状，菌盖肾形、半圆形或近圆形。皮壳坚硬，黄褐色至红褐色，有光泽，具环状棱纹和辐射状皱纹，边缘薄而平截，常稍内卷。菌肉白色至淡棕色。菌柄圆柱形，侧生，少偏生，红褐色至紫褐色，光亮。孢子细小，黄褐色。切面具纵直丝纹，质坚硬，木质样。气微香，味苦涩。（图 14 - 4）

2. 紫芝：皮壳紫黑色，有漆样光泽。菌肉锈褐色。菌柄较赤芝长。

3. 栽培品：子实体较粗壮、肥厚。皮壳外常被有大量粉尘样的黄褐色孢子。

灵芝的辨识要点：切面黄褐显丝纹，质地坚硬木质样。

本品以子实体粗壮、肥厚、皮壳具光泽者为佳。

首 乌 藤

[来源] 本品为蓼科植物何首乌 *Polygonum multiflorum* Thunb. 的干燥藤茎。

[产地加工] 主产于河南、湖北、广东、广西、贵州。秋、冬二季采割，除去残叶，捆成把或趁鲜切段，干燥。

[炮制品] 首乌藤：除去杂质，洗净，切段，干燥。

[饮片辨识]

首乌藤：本品呈圆柱形的段。外表面紫红色或紫褐色。切面皮部紫红色，木部黄白色或淡棕色，导管孔明显，髓部疏松，类白色。气微，味微苦涩。

辨识要点：柱形段状色紫红，木部黄白导管孔。

本品以外皮紫褐色者为佳。

合 欢 皮

[来源] 本品为豆科植物合欢 *Albizia julibrissin* Durazz. 的干燥树皮。

[产地加工] 全国大部分地区均产。夏、秋二季剥取，晒干。

[炮制品] 合欢皮：除去杂质，洗净，润透，切丝或块，干燥。

[饮片辨识]

合欢皮：本品呈弯曲的丝或块片状。外表面灰棕色至灰褐色，稍有纵皱纹，密生明显的椭圆形横向皮孔，棕色或棕红色。内表面淡黄棕色或黄白色，平滑，具细密纵纹。切面呈纤维性片状，淡黄棕色或黄白色。气微香，味淡、微涩、稍刺舌，而后喉头有不适感。

辨识要点：弯曲条状纵皱纹，横向皮孔纤维性。

本品以皮细嫩、皮孔明显者为佳。

附药：合欢花

[来源] 本品为豆科植物合欢 *Albizia julibrissin* Durazz. 的干燥花序或花蕾。前者习称"合欢花"，后者习称"合欢米"。

[炮制品] 合欢花：将原药除去梗等杂质，筛去灰屑。

[饮片辨识]

1. 合欢花：本品为头状花序，皱缩成团。总花梗有时与花序脱离，黄绿色，有纵纹，被稀疏毛茸。花全体密被毛茸，细长而弯曲，淡黄棕色至黄褐色，无花梗或几无花梗。花萼筒状，先端5小齿；花冠先端5裂，裂片披针形；雄蕊多数，花丝细长，黄棕色至黄褐色，伸出花冠筒外。气微香，味淡。

辨识要点：外被茸毛缩成团，花萼筒状黄棕色。

2. 合欢米：本品呈棒槌状，淡黄色至黄褐色，全体被毛茸，花梗极短或无。花萼筒状，先端有5小齿；花冠未开放；雄蕊多数，细长并弯曲。基部连合，包于花冠内。气微香，味淡。

远 志

[来源] 本品为远志科植物远志 *Polygala tenuifolia* Willd. 或卵叶远志 *Polygala sibirica* L. 的干燥根。

[产地加工] 主产于山西、陕西、河北、河南。春、秋二季采挖，除去须根和泥沙，晒干。切段。

[炮制品] 远志：除去杂质，略洗，润透，切段，干燥。

制远志：取甘草，加适量水煎汤，去渣，加入净远志，用文火煮至汤吸尽，取出，干燥。每100kg远志，用甘草6kg。

[饮片辨识]

1. 远志：本品呈圆柱形的段。外表皮灰黄色至灰棕色，有横皱纹。切面棕黄色，中空。气微，味苦、微辛，嚼之有刺喉感。（图14-5）

中药饮片辨识基本技能实训

辨识要点：圆柱去心成筒状，横纵皱纹结节状。

2. 制远志：本品形同远志段，表面黄棕色，味微甜。

本品以色灰黄、肉厚、去净木心者为佳。

思考与练习

1. 含铁的矿物药有哪些？
2. 龙骨、琥珀是无机物还是有机物？为什么？
3. 合欢皮、秦皮、苦楝皮有何异同？
4. 远志的药用部位是什么？鉴别要点有哪些？
5. 首乌藤等藤茎类中药有哪些？有什么特点？

第十五章　平肝息风药 ▷▷▷▷

【实训要求】

1. 掌握：钩藤、天麻的不同炮制品、用药部位及饮片基本特征。

2. 熟悉：僵蚕的用药部位及饮片基本特征。

3. 了解：羚羊角、石决明、牡蛎、代赭石、牛黄、全蝎的饮片基本特征。

【重点和疑难点】

1. 结合多媒体教学，通过学生自学、课堂讨论和饮片辨识掌握钩藤、天麻、僵蚕的鉴别。

2. 掌握相似中药（天麻与郁金）的鉴别。

第一节　平抑肝阳药

石决明

[来源] 本品为鲍科动物杂色鲍 *Haliotis diversicolor* Reeve、皱纹盘鲍 *Haliotis discus hannai* Ino、羊鲍 *Haliotis ovina* Gmelin、澳洲鲍 *Haliotis ruber*（Leach）、耳鲍 *Haliotis asinina* Linnaeus 或白鲍 *Haliotis laevigata*（Donovan）的贝壳。

[产地加工] 我国主产于广东、山东、福建，进口澳洲鲍主产于澳洲、新西兰，耳鲍主产于印度尼西亚、菲律宾、日本。夏、秋二季捕捞，去肉，洗净，干燥。

[炮制品] 石决明：除去杂质，洗净，干燥，碾碎。

煅石决明：取净石决明，按明煅法煅至酥脆。

[饮片辨识]

1. 石决明：本品呈不规则的碎块，灰白色，有珍珠样彩色光泽。质坚硬。气微，味微咸。（图 15 - 1）

辨识要点：**彩色光泽质坚硬。**

2. 煅石决明：本品呈不规则的碎块。灰白色或青灰色，无光泽。质地酥脆。断面呈层状。

辨识要点：**灰白无光质酥脆。**

本品以内面具有珍珠样光彩者为佳。

珍 珠 母

[来源] 本品为蚌科动物三角帆蚌 Hyriopsis cumingii（Lea）、褶纹冠蚌 Cristaria plicata（Leach）或珍珠贝科动物马氏珍珠贝 Pteria martensii（Dunker）的贝壳。

[产地加工] 主产于江苏、浙江、广东、广西、海南。全年均可捕捞，去肉，洗净，干燥。

[炮制品] 珍珠母：除去杂质，打碎。

煅珍珠母：取净珍珠母，按明煅法煅至酥脆。

[饮片辨识]

1. 珍珠母：本品呈不规则鳞片状碎块。黄玉白色、淡黄褐色或银灰白色，有光彩，习称"珠光"，可片片剥离，质硬而重。气微，味淡。（图 15 - 1）

辨识要点：珍珠光泽质地硬。

2. 煅珍珠母：本品形如珍珠母，为不规则碎块或粉末状，青灰色，微显光泽。质酥脆，易碎。

辨识要点：青灰微光质酥脆。

本品以色白、内面有光泽者为佳。

牡 蛎

[来源] 本品为牡蛎科动物长牡蛎 Ostrea gigas Thunberg、大连湾牡蛎 Ostrea talienwhanensis Crosse 或近江牡蛎 Ostrea rivularis Gould 的贝壳。

[产地加工] 主产于广东、福建、浙江、江苏、山东。全年均可捕捞，去肉，洗净，晒干。

[炮制品] 牡蛎：洗净，干燥，碾碎。

煅牡蛎：取净牡蛎，按明煅法煅至酥脆。

[饮片辨识]

1. 牡蛎：本品为不规则的碎块。白色。质硬，断面层状。气微，味微咸。（图 15 - 1）

辨识要点：灰白无光质地硬。

2. 煅牡蛎：本品为不规则的碎块或粗粉。灰白色，质酥脆，断面层状。

辨识要点：灰白无光质酥脆。

本品以质坚硬、内面光洁、色白者为佳。

紫 贝 齿

[来源] 本品为宝贝科动物绶贝 Mauritia arabica（L.）、山猫眼宝贝 Cypraea lynx（L.）或蛇首眼球贝 Erosaria caputserpentis（L.）等的贝壳。

[产地加工] 主产于海南、福建、广东等地。5～7 月间捕获，除去贝肉，洗净，晒干。

[炮制品] 紫贝齿：取原药材，除去杂质，洗净，干燥，碾碎。

煅紫贝齿：取净紫贝齿，按明煅法，煅至酥脆。

[饮片辨识]

1. 紫贝齿：本品为不规则形的块片，有的卷曲或向内微凹；外表面淡灰褐色或淡青灰色，有的具紫褐色或褐色圆形斑点，有的具虚线状褐色花纹，有的边缘可见棕色排列整齐的齿。表面灰紫色，少数灰黄色，两面均平滑而具光泽，破碎面粗糙。质坚硬，气微，味淡。

辨识要点：斑点花纹有光泽，边缘具齿质地硬。

2. 煅紫贝齿：呈碎块状或粉末状，紫棕色或灰白色，质松脆。无光泽，气微，味微咸。

辨识要点：紫灰无光质地脆。

本品以壳厚、有光泽者为佳。

代 赭 石

[来源] 本品为氧化物类矿物刚玉族赤铁矿，主含三氧化二铁（Fe_2O_3）。本品药典称"赭石"。

[产地加工] 主产于山西、河北等地。采挖后，除去杂石。

[炮制品] 赭石：除去杂质，砸碎。

煅赭石：取净赭石，砸成碎块，按煅淬法煅至红透，醋淬，碾成粗粉。每100kg赭石，用醋30kg。

[饮片辨识]

1. 赭石：本品为豆状、肾状集合体，多呈不规则的扁平块状。暗棕红色或灰黑色，条痕樱红色或红棕色，有的有金属光泽。一面多有圆形的凸起，习称"钉头"，另一面与凸起相对应处有同样大小的凹窝。体重，质硬，砸碎后断面显层叠状。气微，味淡。（图 14 – 1）

辨识要点：断面层叠红棕色，金属光泽有"钉头"。

2. 煅赭石：呈暗褐色或暗红棕色，质疏松，略有醋味。

辨识要点：质地疏松暗红棕。

本品以色棕红、断面呈层叠状、有钉头者为佳。

刺 蒺 藜

[来源] 本品为蒺藜科植物蒺藜 *Tribulus terrestris* L. 的干燥成熟果实，本品药典称"蒺藜"。

[产地加工] 主产于河南、河北、山东、山西。秋季果实成熟时采割植株，晒干，打下果实，除去杂质。

[炮制品] 刺蒺藜：除去杂质。

炒刺蒺藜：取净蒺藜，按清炒法炒至微黄色。

[饮片辨识]

1. 刺蒺藜：本品由 5 个分果瓣组成，呈放射状排列。常裂为单一的分果瓣，分果瓣呈斧状；背部黄绿色，隆起，有纵棱及多数小刺，并有对称的长刺和短刺各 1 对，两侧面粗糙，有网纹，灰白色。质坚硬。气微，味苦、辛。

辨识要点：果具尖刺呈斧状，表面黄绿有网纹。

2. 炒刺蒺藜：本品多为单一的分果瓣，分果瓣呈斧状；背部棕黄色，隆起。有纵棱，两侧面粗糙，有网纹。气微香，味苦、辛。

辨识要点：刺不明显气微香。

本品以饱满坚实、色黄绿者为佳。

罗布麻叶

[来源] 本品为夹竹桃科植物罗布麻 *Apocynum venetum* L. 的干燥叶。

[产地加工] 主产于内蒙古、甘肃、新疆。夏季采收，除去杂质，干燥。

[炮制品] 罗布麻叶：取原药材，除去枝梗等杂质，洗净，干燥。

[饮片辨识]

罗布麻叶：本品多皱缩卷曲，有的破碎。完整叶片展平后呈椭圆状披针形或卵圆状披针形。淡绿色或灰绿色，先端钝，有小芒尖，基部钝圆或楔形，边缘具细齿，常反卷，两面无毛，叶脉于下表面突起；叶柄细。质脆。气微，味淡。

辨识要点：披针形，淡绿色，先端钝，具芒尖。

本品以色绿、叶片完整、无灰屑者为佳。

第二节　息风止痉药

羚 羊 角

[来源] 本品为牛科动物赛加羚羊 *Saiga tatarica* Linnaeus 的角。

[产地加工] 主产于俄罗斯。全年均可捕捉，猎取后锯取其角，晒干。

[炮制品] 羚羊角镑片：取羚羊角，置温水中浸泡，捞出，镑片，干燥。

羚羊角粉：取羚羊角，砸碎，粉碎成细粉。

[饮片辨识]

1. 羚羊角片：本品呈极薄片，微卷曲。表面白色光滑有光泽，隐约可见平直丝纹，半透明，质地柔韧。气微，味淡。

辨识要点：白色薄片半透明，光滑柔韧显丝纹。

2. 羚羊角粉：本品呈乳白色的细粉。无臭，味淡。

本品以质嫩、光润者为佳。

附药：山羊角

[来源] 本品为牛科动物山羊 *Capra hircus* Linnaeus 的角。

[炮制品] 山羊角片：将原药除去枯角、角盘、角塞等杂质。水漂，干燥。打成小

片，筛去粗粒。

[饮片辨识]

山羊角片：本品呈不规则长方形的块片。多折曲，淡黄白色，略透明，表面具细密纵行条纹。质坚韧。气微。

辨识要点：黄白色块片纵条纹。

牛　黄

[来源]本品为牛科动物牛 *Bos taurus domesticus* Gmelin 的干燥胆结石。

[产地加工]主产于华北、东北、西北。宰牛时，如发现有牛黄，即滤去胆汁，将牛黄取出，除去外部薄膜，阴干。

[炮制品]牛黄：原品入药，用时研成细粉。

[饮片辨识]

牛黄：本品多呈卵形、类球形、三角形或四方形，大小不一，少数呈管状或碎片。表面黄红色至棕黄色，有的表面挂有一层黑色光亮的薄膜，习称"乌金衣"，有的粗糙，具疣状凸起，有的具龟裂纹。易分层剥落，断面金黄色，可见细密的同心层纹，有的夹有白心。体轻，质酥脆。气清香，味苦而后甘，有清凉感，嚼之易碎，不粘牙。以少许粉末和以清水，涂于指甲上能染黄，经久不褪，习称"挂甲"。同时有清凉感直透指甲，又称"透甲"。

辨识要点：质地酥脆颜色黄，先苦后甜清凉感。

本品以完整、色棕黄、质松脆、断面层纹清晰而细腻者为佳。

附药：体外培育牛黄

[来源]本品以牛科动物牛 *Bos taurus domesticus* Gmelin 的新鲜胆汁作母液，加入去氧胆酸、胆酸、复合胆红素钙等制成。

[饮片辨识]

体外培育牛黄：本品呈球形或类球形，直径 0.5～3cm。表面光滑，呈黄红色至棕黄色。体轻，质松脆，断面有同心层纹。气香，味苦而后甘，有清凉感，嚼之易碎，不粘牙。

辨识要点：球形光滑红黄色，先苦后甜清凉感。

附药：人工牛黄

[来源]本品由牛胆粉、胆酸、猪去氧胆酸、牛磺酸、胆红素、胆固醇、微量元素等加工制成。

[饮片辨识]

人工牛黄：本品为黄色疏松粉末。味苦，微甘。

珍　珠

[来源]本品为珍珠贝科动物马氏珍珠贝 *Pteria martensii* (Dunker)、蚌科动物三角

帆蚌 *Hyriopsis cumingii*（Lea）或褶纹冠蚌 *Cristaria plicata*（Leach）等双壳类动物受刺激形成的珍珠。

[产地加工] 主产于广西、广东、海南，传统以广西合浦产者最佳。自动物体内取出，洗净，干燥。

[炮制品] 珍珠：洗净，晾干。

珍珠粉：取净珍珠，碾细，按水飞法制成最细粉。

[饮片辨识]

1. 珍珠： 本品呈类球形、长圆形、卵圆形或棒形，直径 1.5～8mm。表面类白色、浅粉红色、浅黄绿色或浅蓝色，半透明，光滑或微有凹凸，具特有的彩色光泽。质坚硬，破碎面显层纹。气微，味淡。

　　辨识要点：**珍珠光泽类球形，同心层纹质地硬。**

2. 珍珠粉： 本品呈细粉状，类白色，细粉中无光点，手捻细腻无沙粒感。气微，味淡。

本品以粒大个圆、色白光亮、破开面有层纹、无硬核者为佳。

钩　藤

[来源] 本品为茜草科植物钩藤 *Uncaria rhynchophylla*（Miq.）Jacks.、大叶钩藤 *Uncaria macrophylla* Wall.、毛钩藤 *Uncaria hirsuta* Havil.、华钩藤 *Uncaria sinensis*（Oliv.）Havil. 或无柄果钩藤 *Uncaria sessilifructus* Roxb. 的干燥带钩茎枝。

[产地加工] 主产于广西、广东、湖南、江西、四川。秋、冬二季采收，去叶，切段，晒干。

[炮制品] 钩藤：拣去杂质，去叶，洗净，晒干。

[饮片辨识]

钩藤： 本品茎枝呈圆柱形或类方柱形。表面红棕色至紫红色者具细纵纹，光滑无毛；黄绿色至灰褐色者有的可见白色点状皮孔，被黄褐色柔毛。多数枝节上对生两个向下弯曲的钩（不育花序梗），或仅一侧有钩，另一侧为凸起的疤痕；钩略扁或稍圆，先端细尖，基部较阔；钩基部的枝上可见叶柄脱落后的窝点状痕迹和环状的托叶痕。质坚韧，断面黄棕色，皮部纤维性，髓部黄白色或中空。气微，味淡。（图 15－2）

　　辨识要点：**圆柱藤茎色紫棕，单双弯钩节上生。**

本品以茎细、双钩、光滑、色紫红者为佳。

天　麻

[来源] 本品为兰科植物天麻 *Gastrodia elata* Bl. 的干燥块茎。

[产地加工] 主产于湖北、四川、云南、贵州、陕西。立冬后至次年清明前采挖，冬季茎枯时采挖者名"冬麻"，质量优良；春季发芽时采挖者名"春麻"，质量较差。采挖后，立即洗净，蒸透，敞开低温干燥。

[炮制品] 天麻：除去杂质，洗净，润透或蒸软，切薄片，干燥。

[饮片辨识]

天麻：本品呈长圆形或不规则薄片。外表面淡黄色至淡棕黄色，有时可见点状排成的横环纹。切面黄白色至淡棕色，半透明，角质样，半透明。气微，味甘。（图15-3）

辨识要点：鹦哥嘴，红小辫，点环轮，肚脐眼。

本品以色黄白、角质样、切面半透明者为佳。

附药：蜜环菌

[来源]本品为白蘑科真菌假蜜环菌 *Armillariella mellea*（Vahl. ex Fr.）Karst. 的子实体。

[产地加工]主产于东北、西北、华东、华南各地。7~8月采收子实体，晒干。

[饮片辨识]

蜜环菌：菌盖肉质，扁半球形，或平展，中部稍下凹，蜜黄色、浅黄褐色或棕褐色，中央色较暗，有直立或平伏小鳞片，或光滑，边缘有条纹。菌肉白色或类白色。菌褶白、污秽色或具斑点。菌柄圆柱形，光滑或下部有毛状鳞片，与菌盖同色，内部松软或中空。菌环白色，生于菌柄上部，有的为双环。气微，味淡。

地　龙

[来源]本品为钜蚓科动物参环毛蚓 *Pheretima aspergillum*（E. Perrier）、通俗环毛蚓 *Pheretima vulgaris* Chen、威廉环毛蚓 *Pheretima guillelmi*（Michaelsen）或栉盲环毛蚓 *Pheretima pectinifera* Michaelsen 的干燥体。前一种习称"广地龙"，后三种习称"沪地龙"。

[产地加工]主产于广东、广西、浙江。广地龙春季至秋季捕捉，沪地龙夏季捕捉，及时剖开腹部，除去内脏及泥沙，洗净，切段，晒干或低温干燥。

[炮制品]地龙：除去杂质，洗净，切段，干燥。

酒地龙：取净地龙段，按酒炙法炒至表面呈棕色时取出晾干。每100kg地龙段，用黄酒12.5kg。

[饮片辨识]

1. 广地龙：本品为薄片状小段，边缘略卷，具环节，背部棕褐色至紫灰色，腹部浅黄棕色，生殖环较亮。体轻，略呈革质，质韧不易折断，气腥，味微咸。

2. 沪地龙：本品为不规则碎段，表面灰褐色或灰棕色，多皱缩不平，生殖环带多不明显。体轻，质脆易折断，肉薄。

地龙的辨识要点：蚯蚓入药叫地龙，全体环纹气味腥。

3. 酒地龙：形如地龙段，表面色泽加深，偶见焦斑，略具酒香气。

本品以条宽、肉厚者为佳。

全　蝎

[来源]本品为钳蝎科动物东亚钳蝎 *Buthus martensii* Karsch 的干燥体。

［产地加工］主产于河南、山东、湖北、安徽。春末至秋初捕捉，除去泥沙，置沸水或沸盐水中，煮至全身僵硬，捞出，置通风处，阴干。

［炮制品］全蝎：除去杂质，洗净，干燥。

［饮片辨识］

全蝎：本品头胸部与前腹部呈扁平长椭圆形，后腹部呈尾状，皱缩弯曲。头胸部呈绿褐色，前面有 1 对短小的螯肢和 1 对较长大的钳状脚须，形似蟹螯，背面覆有梯形背甲，腹面有足 4 对，均为 7 节，末端各具 2 个爪钩；前腹部由 7 节组成，第 7 节色深，背甲上有 5 条隆脊线。背面绿褐色，后腹部棕黄色，6 节，节上均有纵沟，末节有锐钩状毒刺，毒刺下方无距。气微腥，味咸。

辨识要点：头具螯肢及脚须，背甲梯形尾带钩。

本品以完整、色黄褐、盐霜少者为佳。

蜈 蚣

［来源］本品为蜈蚣科动物少棘巨蜈蚣 *Scolopendra subspinipes mutilans* L. Koch 的干燥体。

［产地加工］主产于浙江、湖北、湖南、江苏。春、夏二季捕捉，用竹片插入头尾，绷直，干燥。

［炮制品］蜈蚣：用竹片插入头尾，洗净，微火焙黄，剪段。

［饮片辨识］

蜈蚣：本品呈扁平长条形，由头部和躯干部组成。全体共 22 个环节。头部暗红色或红褐色，略有光泽，有头板覆盖，头板近圆形，前端稍凸出，两侧贴有颚肢一对，前端两侧有触角一对。躯干部第一背板与头板同色，其余 20 个背板为棕绿色或墨绿色，具光泽，自第四背板至第二十背板上常有两条纵沟线；腹部淡黄色或棕黄色，皱缩；自第二节起，每节两侧有黄色或红褐色的步足一对；呈弯钩形，最末尾足一对，易脱落。质脆，断面灰绿色。气微腥，有特殊刺鼻的臭气，味辛、微咸。

辨识要点：扁长条，头暗红，背板墨绿足多对。

本品以条宽、腹干瘪者为佳。

僵 蚕

［来源］本品为蚕蛾科昆虫家蚕 *Bombyx mori* Linnaeus. 4～5 龄的幼虫感染（或人工接种）白僵菌 *Beauveria bassiana* (Bals.) Vuillant 而致死的干燥体。

［产地加工］主产于浙江、江苏。多于春、秋季生产，将感染白僵菌病死的蚕干燥。

［炮制品］僵蚕：淘洗后干燥，除去杂质。

炒僵蚕：取净僵蚕，按麸炒法炒至表面黄色。每 100kg 僵蚕，用麦麸 10kg。

［饮片辨识］

1. 僵蚕：本品呈类圆柱形，多弯曲皱缩。表面灰黄色，被有白色粉霜状的气生菌丝和分生孢子。头部较圆，足 8 对，体节明显，尾部略呈二分枝状。质硬而脆，易折断，断面平坦，外层白色，中间有亮棕色或亮黑色的丝腺环 4 个。气微腥，味微咸。（图 15 - 4）

辨识要点：圆柱形，被白霜，易折断，丝腺环。

2. 麸炒僵蚕：本品形同僵蚕，表面黄色，腥气减弱。

本品以肥壮、质硬、色白、断面明亮者为佳。

附药：僵蛹

[来源] 本品为蚕蛹经白僵菌发酵的制成品。

本品为蚕蛾科昆虫家蚕 *Bombyx lnori* L. 的蛹经接种白僵菌 *Beauveria bassiana*（Bals.）Viaill. 培养繁殖后的干燥蛹体。

[炮制品] 僵蛹：灭菌，烘干。

[饮片辨识]

僵蛹：本品呈长扁圆形或不规则块状，表面白色或黄白色，质轻脆易碎。有霉菌味及蚕蛹特有的腥气，味咸。

辨识要点：表面白色碎成块，质轻易碎霉腥气。

附药：雄蚕蛾

[来源] 本品为蚕蛾科昆虫家蚕 *Bombyx lnori* L. 的干燥雄性成虫。

[炮制品] 雄蚕蛾：除去杂质，去翅、足入药。

[饮片辨识]

雄蚕蛾：体长，头部较小。复眼一对，黑色，呈半圆形。口唇退化，下唇须细小。触角一对，羽毛状，雄蛾触角黑色。体翅黄褐色，肩板及前胸前缘紫褐色，前翅前缘紫褐色，杂有白色鳞片，顶角外伸较尖，前后翅中央各有透明状纹 1 枚，纹周有白、红、黑、黄等线条，腹部呈圆球形隆起，密被毛。触角、翅等常残缺。质较脆，易破碎。

辨识要点：体长头小触角黑，腹部球形质地脆。

思考与练习

1. 地龙等动物药的加工、炮制方法是什么？

2. 石决明等贝壳类中药的主要成分及鉴别要点是什么？

第十六章　开窍药 ▷▷▷▷

【实训要求】

1. 掌握： 石菖蒲的用药部位及饮片基本特征。

2. 了解： 麝香、冰片的饮片基本特征。

【重点和疑难点】

1. 结合多媒体教学，通过学生自学、课堂讨论和饮片辨识掌握石菖蒲的鉴别。

2. 掌握相似中药（石菖蒲与知母）的鉴别。

麝　香

[来源] 本品为鹿科动物林麝 *Moschus berezovskii* Flerov、马麝 *Moschus sifanicus* Przewalski 或原麝 *Mischus moschiferus* Linnaeus 成熟雄体香囊中的干燥分泌物。

[产地加工] 主产于四川、西藏、云南。野麝多在冬季至次春猎取，猎获后，割取香囊，阴干，习称"毛壳麝香"；剖开香囊，除去囊壳，习称"麝香仁"。家麝直接从其香囊中取出麝香仁，阴干或用干燥器密闭干燥。

[炮制品] 麝香：取毛壳麝香，除去囊壳，取出麝香仁，除去杂质，用时研碎。

[饮片辨识]

麝香仁： 野生者质软，油润，疏松；其中不规则圆球形或颗粒状者习称"当门子"，表面多呈紫黑色，油润光亮，微有麻纹，断面深棕色或黄棕色；粉末状者多呈棕褐色或黄棕色，并有少量脱落的内层皮膜和细毛。饲养者呈颗粒状、短条形或不规则的团块；表面不平，紫黑色或深棕色，显油性，微有光泽，并有少量毛和脱落的内层皮膜。气香浓烈而特异，味微辣、微苦带咸。

辨识要点：油润光亮色紫褐，气香浓烈而特异。

本品以颗粒色紫黑、粉末色棕褐、质柔、油润、香气浓烈者为佳。

附药：人工麝香

[来源] 本品由麝香酮、芳活素、海可素Ⅰ和海可素Ⅱ等加工制成。

冰　片

[来源] 本品为龙脑香科植物龙脑香 *Dryobalanops aromatic* Gaertner 树干经水蒸气蒸

馏所得的结晶，称天然冰片或梅片，是右旋龙脑。或菊科植物艾纳香 *Blumea balsamifera* (L.) DC. 的新鲜叶经提取加工制成的结晶，称艾片（左旋龙脑）。或樟科植物樟 *Cinnamomum camphora* (L.) Presl 的新鲜枝、叶经提取加工制成，称天然冰片（右旋龙脑）。或经化学方法合成，称冰片（合成龙脑）。

[产地加工] 龙脑香主产于东南亚地区，我国台湾有引种；艾纳香主产于广东、广西、云南等地；天然冰片主产于江西、湖南。

[炮制品] 冰片：用时研粉。

[饮片辨识]

1. 梅片（右旋龙脑）：本品为半透明片状，块状或颗粒状结晶，类白色至淡灰褐色，颗粒多成灰褐色。能升华，手捻易成白色粉末，并挥散。气清香，特异，味辛凉。

2. 艾片（左旋龙脑）：本品为白色半透明片状、块状或颗粒状结晶，质稍硬而脆，手捻不易碎。具清香气，味辛、凉，具挥发性，点燃时有黑烟，火焰呈黄色，无残迹遗留。

3. 天然冰片（右旋龙脑）：本品为白色结晶性粉末或片状结晶。气清香，味辛、凉。具挥发性，点燃时有浓烟，火焰呈黄色。

4. 冰片（合成龙脑）：本品为无色透明或白色半透明的片状松脆结晶。气清香，味辛、凉。具挥发性，点燃发生浓烟，并有带光的火焰。

辨识要点：片状结晶挥发性，辛凉透明燃浓烟。

本品以片大、色洁白、气清香纯正者为佳。

苏 合 香

[来源] 本品为金缕梅科植物苏合香树 *Liquidambar orientalis* Mill. 的树干渗出的香树脂经加工精制而成。

[产地加工] 主产于土耳其、埃及、叙利亚，我国广西、云南亦产。初夏将树皮击伤或割破，深达木部，使分泌香脂，浸润皮部。至秋季剥下树皮，榨取香脂，残渣加水煮后再榨，除去杂质，再溶解于乙醇中，滤过，蒸去乙醇，即得。

[炮制品] 苏合香：取原药材，滤去杂质。

[饮片辨识]

苏合香：本品为半流动性的浓稠液体。棕黄色或暗棕色，半透明。质黏稠。气芳香。

辨识要点：质稠液体半透明，颜色棕黄气芳香。

本品以棕黄色或暗棕色、半透明、香气浓者为佳。

附药：安息香

[来源] 本品为安息香科植物白花树 *Styrax tonkinensis* (Pierre) Craib ex Hart. 的干燥树脂。

[炮制品] 安息香：树干经自然损伤或于夏、秋二季割裂树干，收集流出的树脂，

阴干。

[饮片辨识]

安息香：本品为不规则的小块，稍扁平，常黏结成团块。表面橙黄色，具蜡样光泽（自然出脂）；或为不规则的圆柱状、扁平块状，表面灰白色至淡黄白色（人工割脂）。质脆，易碎，断面平坦，白色，放置后逐渐变为淡黄棕色至红棕色。加热则软化熔融。气芳香，味微辛，嚼之有沙粒感。

辨识要点：表面橙黄蜡样光（自然出脂），加热融化气芳香。

石 菖 蒲

[来源]本品为天南星科植物石菖蒲 *Acorus tatarinowii* Schott 的干燥根茎。

[产地加工] 主产于四川、浙江、江苏。秋、冬二季采挖，除去须根及泥沙，晒干。

[炮制品] 石菖蒲：除去杂质，洗净，润透，切厚片，干燥。

[饮片辨识]

石菖蒲：本品呈扁圆形或长条形厚片，外表皮棕褐色或灰棕色，有的可见环节及根痕。切面类白色或微显红色，呈纤维性，具明显环纹及棕色油点。气芳香，味苦、微辛。（图 16 – 1）

辨识要点：外表棕褐有环节，厚片切面有环纹。

本品以条粗、切面类白色、无须根、香气浓者为佳。

附药：九节菖蒲

[来源]本品为毛茛科植物阿尔泰银莲花 *Anemone altaica* Fisch. ex C. A. Mey. 的干燥根茎。

[炮制品] 九节菖蒲：除去杂质，洗净，干燥。

[饮片辨识]

九节菖蒲：本品略呈纺锤形，微弯曲。表面棕黄色至暗棕色，具多数半环状凸起的节（鳞叶痕），斜向交错排列，节上有 1~3 个凸起的根痕。质硬而脆，易折断，断面平坦，白色，有粉性，可见淡黄色小点（维管束）6~9 个，排列成环。气微，味微酸。

辨识要点：凸起环节交错排，断面小点列成环。

思考与练习

1. 冰片的主要成分及品种是什么？
2. 如何鉴别石菖蒲与知母？

第十七章　补虚药 ▷▷▷▷

【实训要求】

1. 掌握： 人参、党参、黄芪、白术、山药、甘草、淫羊藿、杜仲、续断、当归、何首乌、白芍、北沙参、麦冬的不同炮制品、用药部位及饮片基本特征。

2. 熟悉： 西洋参、南沙参、女贞子、玉竹的用药部位及饮片基本特征。

3. 了解： 鹿茸、菟丝子、冬虫夏草、巴戟天、肉苁蓉、补骨脂、熟地黄、阿胶、龟甲、鳖甲、天门冬、石斛、百合、枸杞子的饮片基本特征。

【重点和疑难点】

1. 结合多媒体教学，通过学生自学、课堂讨论和饮片辨识掌握人参、党参、黄芪、白术、山药、甘草、淫羊藿、杜仲、续断、当归、何首乌、白芍、北沙参、麦冬、西洋参、南沙参、女贞子、玉竹的鉴别。

2. 掌握相似中药（党参与人参，黄芪与甘草，山药、葛根与茯苓，续断与丹参，当归与川芎，麦冬与天冬，南沙参与北沙参）的鉴别。

第一节　补气药

人　参

[来源] 本品为五加科植物人参 *Panax ginseng* C. A. Mey. 的干燥根及根茎。栽培的又称"园参"；播种在山林野生状态下自然生长的又称"林下参"，习称"籽海"。

[产地加工] 主产于吉林、辽宁、黑龙江，传统以吉林抚松县产量最大，质量最好，称"吉林参"。多于秋季采挖，洗净，经晒干或烘干，润透，切薄片，干燥或用时粉碎、捣碎。

[炮制品] 人参：润透，切薄片，干燥，或用时粉碎、捣碎。

[饮片辨识]

人参： 本品呈不规则的圆形或类圆形薄片。外表皮黄色至灰黄色，具明显纵皱纹、纵沟纹，有的可见凸起的横长皮孔或断续的横环纹。切面类白色或淡黄白色，显粉性，形成层环纹棕黄色，皮部有黄棕色的点状树脂道及放射状裂隙。体轻，质脆。有特异香气，味微苦、甘。（图 17 - 1）

辨识要点：圆形薄片外纵皱，体重硬脆有裂隙。

本品以切面色淡黄白、点状树脂道多者为佳。

附药：红参

[来源] 本品为五加科植物人参 *Panax ginseng* C. A. Mey. 的栽培品经蒸制后的干燥根和根茎。

[炮制品] 红参：润透，切薄片，干燥，用时粉碎或捣碎。

[饮片辨识]

红参：本品为不规则的圆形、类圆形薄片或斜纵片。外表皮红棕色，切面红棕色或深红色。角质样。粉末棕红色。气微香而特异，味甘、微苦。

辨识要点：角质样呈红棕色。

附药：人参叶

[来源] 本品为五加科植物人参 *Panax ginseng* C. A. Mey. 的干燥叶。

[炮制品] 人参叶：晾干或烘干，除去杂质。

[饮片辨识]

人参叶：本品常扎成小把，呈束状或扇状，掌状复叶带有长柄，暗绿色，3~6枚轮生。小叶通常5枚，偶有7或9枚，呈卵形或倒卵形。上部的小叶大小相近。基部楔形，先端渐尖，边缘具细锯齿及刚毛，上表面叶脉生刚毛，下表面叶脉隆起。纸质，易碎。气清香，味微苦而甘。

辨识要点：掌状复叶带长柄，纸质易碎气清香。

西 洋 参

[来源] 本品为五加科植物西洋参 *Panax quinque folium* L. 的干燥根。

[产地加工] 主产于美国、加拿大，我国亦有栽培。秋季采挖，洗净，晒干或低温干燥，切薄片或用时打碎。

[炮制品] 西洋参：去芦，润透，切薄片，干燥或用时捣碎。

[饮片辨识]

西洋参：本品呈长圆形或类圆形薄片。外表皮浅黄褐色，切面淡黄白色至黄白色，形成棕黄色层环纹，皮部有黄棕色的点状树脂道，木质部略呈放射状纹理。气微而特异，味微苦、甘。（图17-1）

辨识要点：圆形薄片外纵皱，体轻致密无裂隙。

本品以表面横纹紧密、气清香、味浓者为佳。

党 参

[来源] 本品为桔梗科植物党参 *Codonopsis pilosula* (Franch.) Nannf.、素花党参 *Codonopsis pilosula* Nannf. var. *modesta* (Nannf.) L. T. Shen 或川党参 *Codonopsis tangshen*

Oliv. 的干燥根。

[产地加工] 前二者主产于甘肃、四川，后者主产于四川、湖北、陕西。秋季采挖，洗净，晒干，切厚片。

[炮制品] 党参：除去杂质，洗净，润透，切厚片，干燥。

米炒党参：取净党参片，按炒法用米拌炒至表面深黄色，取出，筛去米，放凉。每100kg 党参片，用米 20kg。

[饮片辨识]

1. 党参：本品为类圆形的厚片。外表皮灰黄色至黄棕色，有时可见根头部有多数疣状凸起的茎痕和芽，切面皮部淡黄色至淡黄棕色，木部淡黄色，有裂隙或放射状纹理。有特殊香气，味微甜。（图 17 - 2）

辨识要点：狮子盘头纵皱纹，皮部裂隙菊花心。

2. 米炒党参：本品形同党参片，表面深黄色，偶有焦斑。

本品以质柔润、味甜者为佳。

附药：明党参

[来源] 本品为伞形科植物明党参 *Changium smyrnioides* Wolff 的干燥根。

[炮制品] 明党参：除去须根，洗净，润透，切厚片，干燥。

[饮片辨识]

明党参：本品呈圆形或类圆形厚片。外表皮黄白色，光滑或有纵沟纹。切面黄白色或淡棕色，半透明，角质样，木部类白色，有的与皮部分离。气微，味淡。

辨识要点：圆形厚片角质样，皮部淡棕木部白。

太 子 参

[来源] 本品为石竹科植物孩儿参 *Pseudostellaria heterophylla*（Miq.）Pax ex Pax et Hoffm. 的干燥块根。

[产地加工] 主产于江苏、山东。夏季茎叶大部分枯萎时采挖，洗净，除去须根，置沸水中略烫后晒干或直接晒干。

[炮制品] 太子参：取原药材，除去杂质，抢水洗净，置沸水中略烫后晒干或直接晒干。

[饮片辨识]

太子参：本品呈细长纺锤形或细长条形，稍弯曲。表面黄白色，较光滑，微有纵皱纹，凹陷处有须根痕。顶端有茎痕。质硬而脆，断面平坦，淡黄白色，角质样；或类白色，有粉性。气微，味微甘。（图 17 - 3）

辨识要点：外表土黄似鼠尾，顶有茎痕质硬脆。

本品以肥厚、黄白色、无须根者为佳。

黄 芪

[来源] 本品为豆科植物蒙古黄芪 *Astragalus membranaceus*（Fisch.）Bge. var. *mong-*

holicus（Bge.）Hsiao 或膜荚黄芪 *Astragalus membranaceus*（Fisch.）Bge. 的干燥根。

[产地加工] 主产于山西、甘肃、黑龙江、内蒙古。春、秋二季采挖，除去须根和根头，晒干切片。

[炮制品] 黄芪：除去杂质，大小分开，洗净，润透，切厚片，干燥。

蜜炙黄芪：取黄芪片，按蜜炙法炒至不粘手。

[饮片辨识]

1. 黄芪：本品呈类圆形或椭圆形厚片。外表皮黄白色至淡棕褐色，可见纵皱纹或纵沟。切面皮部黄白色，木部淡黄色，有放射状纹理及裂隙，有的中心偶有枯朽状，黑褐色或呈空洞；质硬而韧。气微，味微甜，嚼之微有豆腥味。（图17-4，图对比辨识-2）

辨识要点：金井玉栏菊花心，质地绵韧豆腥气。

2. 蜜炙黄芪：本品形同黄芪，外表皮深黄色、浅棕黄或棕褐色，有光泽，略带黏性，具蜜香气，味甜，略带黏性，嚼之微有豆腥味。（图17-4）

辨识要点：棕褐黏性蜜香气。

本品以切面色淡黄、粉性足、味甜者为佳。

附药：红芪

[来源] 本品为豆科植物多序岩黄芪 *Hedysarum polybotrys* Hand. -Mazz. 的干燥根。

[炮制品] 红芪：除去杂质，大小分开，洗净，润透，切厚片，干燥。

[饮片辨识]

红芪：本品呈类圆形或椭圆形的厚片。外表皮红棕色或黄棕色。切面皮部黄白色，形成层环浅棕色，木质部淡黄棕色，呈放射状纹理。气微，味微甜，嚼之有豆腥味。

辨识要点：形似黄芪皮红棕。

白 术

[来源] 本品为菊科植物白术 *Atractylodes macrocephala* Koidz. 的干燥根茎。

[产地加工] 主产于浙江、安徽，传统以浙江於潜产者最佳，称为"於术"。冬季下部叶枯黄、上部叶变脆时采挖，除去泥沙，烘干或晒干，再除去须根，切厚片。

[炮制品] 白术：除去杂质，洗净，润透，切厚片，干燥。

炒白术：将蜜炙麸皮撒入热锅内，待冒烟时加入白术片，炒至焦黄色、逸出焦香气，取出，筛去蜜炙麸皮。每100kg白术片，用蜜炙麸皮10kg。

[饮片辨识]

1. 白术：本品为不规则厚片。外表面灰棕色或灰黄色，切面黄白色或淡棕色，散生棕黄色的点状油室，木部放射状纹理，烘干者切面角质样。色较深或有裂隙。气清香，味甘、微辛，嚼之略带黏性。（图17-5）

辨识要点：云头厚片灰棕色，黄色油点气清香。

2. 麸炒白术：本品形同白术，表面深黄色、黄棕色或棕褐色，偶见焦斑。略有焦香气。

辨识要点：**棕黄焦斑有香气。**

本品以切面黄白色、香味浓者为佳。

山　药

[**来源**] 本品为薯蓣科植物薯蓣 *Dioscorea opposita* Thunb. 的干燥根茎。

[**产地加工**] 主产于河南、河北，传统认为河南古怀庆府（今河南焦作所辖的温县、武陟、博爱、沁阳等县）所产者品质最佳，故有"怀山药"之称。冬季茎叶枯萎后采挖，切去根头，洗净，除去外皮和须根，干燥，习称"毛山药"；或除去外皮，趁鲜切厚片，干燥，称为"山药片"；也有选择肥大顺直的干燥山药，置清水中，浸至无干心，闷透，切齐两端，用木板搓成圆柱状，晒干，打光，习称"光山药"。

[**炮制品**] 山药：取毛山药或光山药除去杂质，分开大小个，泡润至透，切厚片，干燥。

麸炒山药：取净山药片，照麸炒法炒至黄色。

[**饮片辨识**]

1. 毛山药：本品略呈圆柱形，弯曲而稍扁。表面黄白色或淡黄色，有纵沟、纵皱纹及须根痕，偶有浅棕色外皮残留。体重，质坚实，不易折断，断面白色，粉性。气微，味淡、微酸，嚼之发黏。

2. 山药片：切片呈类圆形的厚片。表面类白色或淡黄白色，质脆，易折断，断面类白色，富粉性。（图 17 - 6，图对比辨识 - 1）

辨识要点：**不规则或圆厚片，白色质脆粉性强。**

3. 光山药：呈圆柱形，两端平齐。表面光滑，白色或黄白色。

4. 麸炒山药：本品形同山药，表面黄白色或微黄色，偶有焦斑，略有焦香气。

辨识要点：**黄白焦斑有香气。**

本品以粉性足、色白者为佳。

白扁豆

[**来源**] 本品为豆科植物扁豆 *Dolichos lablab* L. 的干燥成熟种子。

[**产地加工**] 全国大部分地区均产。秋、冬二季采收成熟果实，晒干，取出种子，再晒干。

[**炮制品**] 白扁豆：除去杂质。用时捣碎。

炒白扁豆：取净白扁豆，按清炒法炒至微黄色具焦斑。用时捣碎。

[**饮片辨识**]

1. 白扁豆：本品呈扁椭圆形或扁卵圆形。表面淡黄白色或淡黄色，平滑，略有光泽，一侧边缘有隆起的白色眉状种阜。质坚硬。种皮薄而脆，子叶 2，肥厚，黄白色。气微，味淡，嚼之有豆腥气。

辨识要点：**扁卵形，淡黄白，白色种阜似眉状。**

2. 炒白扁豆：本品形如白扁豆，表面黄色至黄褐色，部分外皮有焦斑，有的开裂，无杂质，无虫蛀。气清香，有焦香气。

辨识要点：黄褐开裂焦香气。

本品以粒大、饱满、色白者为佳。

附药：扁豆衣

[来源] 本品为豆科植物白扁豆 *Dolichos lablab* L. 的干燥种皮。

[炮制品] 生扁豆衣：将原药除去杂质，筛去灰屑。

炒扁豆衣：将生白扁豆衣清炒至微具焦斑，筛去灰屑。

[饮片辨识]

1. 生白扁豆衣：本品为破碎种皮，呈不规则卷缩状，块片大小不一，光滑，乳白色或淡黄白色。珠柄多数完整。种阜半月形，类白色。质脆，易碎。气微，味弱。

辨识要点：乳白色呈囊壳状，种阜半月质地脆。

2. 炒白扁豆衣：本品外表面及短弧状凸起呈灰黄色至淡棕黄色，有的可见焦斑，具焦香气。余同生品。

附药：扁豆花

[来源] 本品为豆科植物扁豆 *Dolichos lablab* L. 的干燥花。

[炮制品] 扁豆花：除去杂质。

[饮片辨识]

扁豆花：本品多皱缩，展开后呈不规则扁三角形。花萼宽钟状，稍二唇形，黄色至黄棕色，外被白色短毛，上唇两齿几全部合生，较大，其余 3 齿较小，近等大；花冠蝶形，黄白色至黄棕色，龙骨瓣抱合成舟状，上弯几成直角；体轻。气微，味微甘。

辨识要点：深黄色，被白毛，皱缩弯曲成虾状。

甘 草

[来源] 本品为豆科植物甘草 *Glycyrrhiza uralensis* Fisch. 、胀果甘草 *Glycyrrhiza inflata* Bat. 或光果甘草 *Glycyrrhiza glabra* L. 的干燥根和根茎。

[产地加工] 主产于内蒙古、甘肃、黑龙江。春、秋二季采挖，除去须根，晒干，切厚片。

[炮制品] 甘草：除去杂质，洗净，润透，切厚片，干燥。

蜜炙甘草：取净甘草片，按蜜炙法炒至黄色至深黄色，不粘手时取出，晾凉。每 100kg 甘草，用炼蜜 25kg。

[饮片辨识]

1. 甘草：本品为类圆形或椭圆形的厚片。表面红棕色或灰棕色，具显著的纵皱纹、沟纹、皮孔及稀疏的细根痕。质坚实，切面略显纤维性，黄白色，粉性，形成层环明显，射线放射状，有的有裂隙。气微，味甜而特殊。（图 17 -7，图对比辨识 -2）

辨识要点：外皮棕褐纵皱纹，切面纤维味道甜。

2. 蜜炙甘草：本品形同生甘草，表面黄色至深黄色，微有光泽。略带黏性。具焦香气，味甜。(图 17 - 7)

辨识要点：深黄黏性焦香气。

本品以皮细而紧、外皮色红棕、粉性足、味甜者为佳。

大　枣

[来源] 本品为鼠李科植物枣 *Ziziphus jujuba* Mill. 的干燥成熟果实。

[产地加工] 主产于河南、河北、山东、山西、陕西。秋季果实成熟时采收，晒干，用时破开或去核。

[炮制品] 大枣：除去杂质，洗净，晒干。用时破开或去核。

[饮片辨识]

大枣：本品呈椭圆形或球形。表面暗红色。略带光泽。有不规则皱纹。基部凹陷，有短果梗。外果皮薄，中果皮棕黄色或淡褐色，肉质，柔软。富糖性而油润。果核纺锤形，两端锐尖。质坚硬。气微香，味甜。

辨识要点：暗红皱缩椭圆形，皮薄肉甜富糖性。

本品以个大、色红、肉厚、味甜者为佳。

刺　五　加

[来源] 本品为五加科植物刺五加 *Acanthopanax senticosus*（Rupr. et Maxim.）Harms 的干燥根和根茎或茎。

[产地加工] 主产于黑龙江。春、秋二季采挖洗净，干燥，切厚片。

[炮制品] 刺五加：除去杂质，洗净，稍泡，润透，切厚片，干燥。

[饮片辨识]

刺五加：本品呈类圆形或不规则形的厚片。根及根茎外表皮灰褐色或黑褐色，粗糙，有细纵沟及皱纹，皮较薄，有的剥落，剥落处呈灰黄色；茎外表皮浅灰色或灰褐色，无刺，幼枝黄褐色，密生细刺。切面黄白色，显纤维性，茎的皮部薄，木部宽广，中心有髓。根及根茎有特异香气，味微辛、稍苦、涩；茎气微，味微辛。

辨识要点：厚片皮薄灰褐色，气香特异纤维性。

本品以香气浓者为佳。

绞　股　蓝

[来源] 本品为葫芦科植物绞股蓝 *Gynostemma pentaphyllum*（Thunb.）Makino 的干燥地上部分。

[产地加工] 主产于陕西、福建。秋季采割，除去杂质，晒干，切段。

[炮制品] 绞股蓝：除去杂质，洗净，稍晾，切段，干燥。

[饮片辨识]

绞股蓝：本品茎纤细，淡棕色，具纵棱数条，有时带有卷须。叶多皱缩，灰绿色，展开后，掌状复叶多为 5 片小叶，膜质，叶脉被疏柔毛，侧生小叶卵状长圆形或长圆状披针形，中央 1 片较大，先端渐尖，基部楔形，叶缘具粗锯齿。有时可见果实，圆球形，近顶端具一横环纹。气清香，味甘而微苦。

辨识要点：表面纵棱茎纤细，掌状复叶鸟趾状。

本品以叶多、气香者为佳。

红 景 天

[来源] 本品为景天科植物大花红景天 *Rhodiola crenulata*（Hook f. et Thoms.）H. Ohba 的干燥根和根茎。

[产地加工] 主产于云南、西藏、青海。秋季花茎凋枯后采挖，除去粗皮，洗净，晒干，切片。

[炮制品] 红景天：除去须根、杂质，切片，干燥。

[饮片辨识]

红景天：本品为圆形或类圆形厚片。表面棕色或红褐色，粗糙有褶皱，剥开外表皮有一层膜质黄色表皮且具粉红色花纹；宿存部分老花茎，花茎基部被三角形或卵形膜质鳞片；节间不规则，切面粉红色至紫红色，有一环纹，质轻，疏松，有时具裂隙。气芳香，味微苦涩。后甜。（图 17 - 8）

辨识要点：红棕厚片外粗糙，切面环纹体疏松。

本品以切面粉红色、气芳香者为佳。

沙 棘

[来源] 本品为胡颓子科植物沙棘 *Hippophae rhamnoides* L. 的干燥成熟果实。

[产地加工] 主产于内蒙古、新疆。秋、冬二季果实成熟或冻硬时采收，除去杂质，干燥或蒸后干燥。

[炮制品] 沙棘：除去杂质，干燥或蒸后干燥。

[饮片辨识]

沙棘：本品呈类球形或扁球形，有的数个粘连。表面橙黄色或棕红色，皱缩，顶端有残存花柱，基部具短小果梗或果梗痕。果肉油润，质柔软。种子斜卵形，表面褐色，有光泽，中间有一纵沟；种皮较硬，种仁乳白色，有油性。气微，味酸、涩。

辨识要点：橙黄皱缩类球形，油润质软味酸涩。

本品以粒大肉厚、肥润者为佳。

饴 糖

[来源] 本品为米、麦、粟或蜀黍等粮食，经发酵糖化制成，主要成分为麦芽糖。

[产地加工] 全国大部分地区均产。有软、硬两种，软者称胶饴，硬者称白饴糖，均可入药，但以胶饴为主。

[饮片辨识]

饴糖：本品为无色或微黄色或棕黄色黏稠状透明液体，具有麦芽糖浆的正常香气。甜味温和。

辨识要点：黄色黏稠微透明，口感舒润味道甜。

本品以浅黄、质黏稠、味甘、无杂味者为佳。

蜂 蜜

[来源] 本品为蜜蜂科昆虫中华蜜蜂 *Apis cerana* Fabricius 或意大利蜂 *Apis mellifera* Linnaeus 所酿的蜜。

[产地加工] 全国大部分地区均产。春至秋季采收，滤过。

[炮制品] 生蜂蜜：将蜂蜜置容器中，加热煮沸，捞去泡沫，滤去杂质。

炼蜂蜜：取净蜂蜜，置锅内，文火熬炼至黄棕色，滴成水珠。

[饮片辨识]

1. 生蜂蜜：为半透明、带光泽、浓稠的液体，白色至淡黄色或橘黄色至黄褐色，放久或遇冷渐有白色颗粒状结晶析出。气芳香，味极甜。

辨识要点：黏稠液体半透明，久放析晶味极甜。

2. 炼蜂蜜：形同蜂蜜，色泽加深，不透明，黏稠度大，能"滴水成珠"。

辨识要点：滴水成珠颜色深。

本品以稠如凝脂、味甜纯正者为佳。

附药：蜂胶

[来源] 本品为蜂蜜科昆虫意大利蜂 *Apis mellifera* L. 工蜂采集的植物树脂与其上颚腺、蜡腺等分泌物混合形成的具有黏性的固体胶状物。

[炮制品] 酒制蜂胶：取蜂胶粉碎，用乙醇浸泡溶解，滤过，滤液收回乙醇，晾干。

[饮片辨识]

酒制蜂胶：本品为固体状，30℃以上随温度升高逐渐变软，且有黏性。棕色、褐色、黑褐色，断面结构紧密、有光泽。气芳香，味微苦涩，有微麻感和辛辣感。

辨识要点：棕色质脆有光泽，遇热变软有黏性。

第二节 补阳药

鹿 茸

[来源] 本品为鹿科动物梅花鹿 *Cervus nippon* Temminck 或马鹿 *Cervus elaphus* Linnaeus 的雄鹿未骨化密生茸毛的幼角。前者习称"花鹿茸"，后者习称"马鹿茸"。

[产地加工] 主产于吉林、辽宁、黑龙江。夏、秋二季锯取鹿茸，经加工后，阴干或烘干。

［炮制品］鹿茸片：取鹿茸，燎去茸毛，刮净，以布带缠绕茸体，自锯口面小孔灌入热白酒，并不断添酒，至润透或灌酒稍蒸，横切薄片，压平，干燥。

鹿茸粉：取鹿茸，燎去茸毛，刮净，劈成碎块，研成细粉。

［饮片辨识］

1. 鹿茸片： 由于部位不同，角尖部分称"蜡片""血片"；角上部和中部称"粉片"，角下部称"骨片"。

蜡片：本品呈横切圆形薄片状，切面淡棕色或淡黄色，半透明，显蜡样光泽，外周无骨质。皮红棕色或棕色，密生红黄色或棕黄色茸毛。质坚韧。气微腥，味微咸。

血片：本品形似蜡片，切面淡棕红色。

粉片：本品呈横切圆形薄片，切面黄白色或棕褐色，略具骨质，密布小孔，皮较厚，茸毛灰褐色。质坚脆。气微腥，味微咸。

骨片：本品呈横切圆形薄片，切面中心灰白色，骨质，呈蜂窝状细孔，外周致密黑褐色。周边粗糙，皮厚，质坚脆。气微腥，味微咸。（图 17 - 9）

辨识要点：横切圆片外有皮，蜡、血、粉、骨分等级。

2. 鹿茸粉： 本品为灰白色或米黄色粉末，气微腥，味微咸。

辨识要点：灰黄粉末气微腥。

本品以质嫩、油润者为佳。

附药：鹿角

［来源］本品为鹿科动物马鹿 *Cervus elaphus* Linnaeus 或梅花鹿 *Cervus nippon* Temminck 已骨化的角或锯茸后翌年春季脱落的角基，分别习称"马鹿角""梅花鹿角""鹿角脱盘"。

［炮制品］鹿角：洗净，锯段，用温水浸泡，捞出，镑片，晾干；或锉成粗末。

［饮片辨识］

1. 鹿角： 本品为圆形或椭圆形片状。切面灰白色或青灰色，外圈骨质，中间有疏松小孔。质坚硬。无臭，味微咸。

辨识要点：横切圆片没有皮，外圈骨质质坚硬。

2. 鹿角粉： 本品多为淡黄色或棕黄色粉末，无臭，味微咸。

辨识要点：黄色无臭味微咸。

附药：鹿角胶

［来源］本品为鹿角经水煎熬、浓缩制成的固体胶。

［炮制品］鹿角胶：将鹿角锯段，漂泡洗净，分次水煎，滤过，合并滤液（或加入明矾细粉少量），静置，滤取胶液，浓缩（可加适量黄酒、冰糖、豆油）至稠膏状，冷凝，切块，晾干，即得。

［饮片辨识］

鹿角胶： 本品呈扁方形块状。黄棕色或红棕色，半透明，有的上部有黄白色泡沫层。质脆，易碎，断面光亮。气微，味微甜。

辨识要点：棕色块状半透明，一侧黄白泡沫层。

附药：鹿角霜

［来源］本品为鹿角去胶质的角块。

［炮制品］鹿角霜：将骨化角熬去胶质，取出角块，干燥，用时捣碎。

［饮片辨识］

鹿角霜：本品呈长圆柱形或不规则的块状，大小不一。表面灰白色，显粉性，常具纵棱，偶见灰色或灰棕色斑点。体轻，质酥，断面外层较致密，白色或灰白色，内层有蜂窝状小孔，灰褐色或灰黄色，有吸湿性。气微，味淡，嚼之有粘牙感。

辨识要点：灰白块状质酥脆，嚼之粘牙吸湿性。

紫 河 车

［来源］本品为健康人的干燥胎盘。

［产地加工］将新鲜胎盘除去羊膜及脐带，反复冲洗至去净血液，蒸或置沸水中略煮后，干燥。

［炮制品］紫河车：砸成小块或研成细粉。

［饮片辨识］

紫河车：本品呈不规则碎块状，黄色或黄棕色，质硬而脆，有时可见细血管，有腥气。

辨识要点：黄棕碎块质硬脆，偶见血管有腥气。

本品以整齐、色黄、血管内无残血者为佳。

附药：脐带

［来源］本品为初生健康婴儿的脐带。

［炮制品］脐带：洗漂，用金银花、甘草煎汁加黄酒与脐带同煮，沸后，烘干。

砂炒脐带：按照砂炒法，炒至发泡、质酥时取出，筛去砂，放凉，碾为细粉。

［饮片辨识］

1. 脐带：本品呈片或段状，淡黄色或浅棕色，断面有 3 个小孔，质坚韧，气微腥。

辨识要点：长条状呈半透明，质地坚韧气微腥。

2. 砂炒脐带：碾为细粉后呈浅黄色或淡棕色。

淫 羊 藿

［来源］本品为小檗科植物淫羊藿 *Epimedium brevicornu* Maxim.、箭叶淫羊藿 *Epimedium sagittatum*（Sieb. et Zucc.）Maxim.、柔毛淫羊藿 *Epimedium pubescens* Maxim. 或朝鲜淫羊藿 *Epimedium koreanum* Nakai 的干燥叶。

［产地加工］主产于山西、四川、湖北、吉林。夏、秋季茎叶茂盛时采收，晒干或

阴干。

[炮制品] 淫羊藿：除去杂质，喷淋清水，稍润，切丝，干燥。

炙淫羊藿：取羊脂油加热熔化，加入净淫羊藿丝，用文火炒至表面微黄色，均匀有光泽，取出，放凉。每100kg淫羊藿，用羊脂油（炼油）20kg。

[饮片辨识]

1. 淫羊藿： 本品呈丝片状。上表面绿色、黄绿色或淡黄色，下表面灰绿色，网脉明显，中脉及细脉凸出。边缘具黄色刺毛状细锯齿。叶片近革质。气微，味微苦。（图17-10）

辨识要点：绿色革质丝片状，叶缘具有细锯齿。

2. 炙淫羊藿： 形同淫羊藿丝，表面浅黄色显油亮光泽。微有羊油气。

辨识要点：微黄光泽羊油气。

本品以叶多、色黄绿者为佳。

巴 戟 天

[来源] 本品为茜草科植物巴戟天 *Morinda officinalis* How 的干燥根。

[产地加工] 主产于广东、广西。全年均可采挖，洗净，除去须根，晒至六七成干，轻轻捶扁，晒干。

[炮制品] 巴戟天：除去杂质。

巴戟肉：取净巴戟天，按蒸法蒸透，趁热除去木心，切段，干燥。

盐巴戟天：取净巴戟天，按盐蒸法蒸透，趁热除去木心，切段，干燥。

制巴戟天：取甘草，捣碎，加水煎汤，去渣，加入净巴戟天拌匀，按煮法煮透，趁热除去木心，切段，干燥。每100kg巴戟天，用甘草6kg。

[饮片辨识]

1. 巴戟天： 本品为扁圆柱形，略弯曲，长短不等。表面灰黄色或暗灰色，具纵纹及横裂纹；质韧，断面皮部厚，紫色或淡紫色，易与木部剥离；木部坚硬，黄棕色或黄白色。气微，味甘而微涩。

2. 巴戟肉： 本品呈扁圆形短段或不规则小块。表面灰黄色或暗褐色，具纵纹及横裂纹。切面紫色或淡紫色，中空。气微，味甘而微涩。

辨识要点：表面黄色横裂纹，断面中空显紫色。

3. 盐巴戟天： 本品呈扁圆柱形短段或不规则块。表面灰黄色或暗灰色，具纵纹和横裂纹。切面皮部厚，紫色或淡紫色，中空。气微，味甘、咸而微涩。

4. 制巴戟天： 本品为扁圆柱形短段或不规则块。表面暗灰色或灰黄色，具纵纹及横裂纹。断面皮部厚，紫色或淡紫色，中空。气微，味甘而微涩。

本品以条大、肥壮、连珠状、肉厚、色紫者为佳。

仙 茅

[来源] 本品为石蒜科植物仙茅 *Curculigo orchioides* Gaertn. 的干燥根茎。

[产地加工] 主产于四川、云南、广西、贵州。秋、冬二季采挖，除去根头和须

根，洗净，干燥，切段。

[炮制品] 仙茅：除去杂质，洗净，切段，干燥。

[饮片辨识]

仙茅：本品呈类圆形或不规则的厚片或小段。外表皮黑褐色至棕褐色，粗糙。有的可见细孔状的须根痕和纵横皱纹。切面不平坦，呈灰白色至棕褐色，有多数棕色小点，中间有深色环纹。气微香，味微苦、辛。

辨识要点：表面粗糙有皱纹，断面中心深色环。

本品以条粗、质坚、表面色黑者为佳。

杜 仲

[来源] 本品为杜仲科植物杜仲 *Eucommia ulmoides* Oliv. 的干燥树皮。

[产地加工] 主产于陕西、四川、云南、贵州、湖北。4~6月剥取，刮去粗皮，堆置"发汗"至内皮呈紫褐色，晒干。

[炮制品] 杜仲：刮去残留粗皮，洗净，切块或丝，干燥。

盐杜仲：取杜仲块或丝，按盐炙法炒至断丝、表面焦黑色。每杜仲块或丝100kg，用食盐2kg。

[饮片辨识]

1. 杜仲：本品呈小方块或丝状。外表面淡棕色或灰褐色，有明显皱纹。内表面暗紫色，光滑。质脆，易折断，断面有细密、银白色、富弹性的橡胶丝相连。气微，味稍苦。（图17-11）

辨识要点：外皮色浅内暗紫，折断之后有胶丝。

2. 盐杜仲：本品形同杜仲块或丝，表面呈焦黑，有焦斑，内表面褐色，折断时银白色胶丝弹性较差，味微咸。

辨识要点：表面焦黑味道咸，折断胶丝弹性差。

本品以皮厚、块大、去净粗皮、断面丝多、内表面暗紫色者为佳。

附药：杜仲叶

[来源] 本品为杜仲科植物杜仲 *Eucommia ulmoides* Oliv. 的干燥叶。

[炮制品] 杜仲叶：除去杂质。

[饮片辨识]

杜仲叶：本品多破碎，完整叶片展平后呈椭圆形或卵形。表面黄绿色或黄褐色，微有光泽，先端渐尖，基部圆形或广楔形，边缘有锯齿，具短叶柄。质脆，搓之易碎，折断面有少量银白色橡胶丝相连。气微，味微苦。

辨识要点：叶片质脆黄绿色，折断银白胶丝连。

续 断

[来源] 本品为川续断科植物川续断 *Dipsacus asper* Wall. ex Herry 的干燥根。

[产地加工] 主产于湖北、四川、湖南、贵州。秋季采挖，除去根和须根，用微火烘至半干，堆置"发汗"至内部变绿色时再烘干。

[炮制品] 续断片：洗净，润透，切厚片，干燥。

酒续断：取续断片，按酒炙法炒至微带黑色。每100kg续断，用黄酒10kg。

盐续断：取续断片，按盐炙法炒干。每100kg续断，用食盐2kg。

[饮片辨识]

1. 续断片： 本品为类圆形或椭圆形的厚片。外表面灰褐色或黄褐色，有纵皱纹。切面皮部墨绿色或棕褐色，木部灰黄色或黄褐色，可见放射状排列的导管束纹，形成层部位多有深色环。气微香，味苦、微甜而涩。（图对比辨识-5）

辨识要点：周边黄褐有皱纹，导管放射切面绿。

2. 盐续断： 本品形同续断，表面黑褐色，味微咸。

辨识要点：表面黑褐味微咸。

3. 酒续断： 本品形同续断，表面浅黑色或灰褐色，略有酒气。

辨识要点：表面微褐有酒气。

本品以条粗、质软、内呈黑绿色者为佳。

肉苁蓉

[来源] 本品为列当科植物肉苁蓉 *Cistanche deserticola* Y. C. Ma 或管花肉苁蓉 *Cistanche tubulosa*（Schrenk）Wight 的干燥带鳞叶的肉质茎。

[产地加工] 主产于内蒙古、新疆、甘肃。秋春季苗刚出土时和秋季动土之前采挖，除去茎尖，切段，晒干。

[炮制品] 肉苁蓉片：除去杂质，洗净，润透，切厚片，干燥。

酒苁蓉：取净肉苁蓉片，按酒炖或酒蒸法炖或蒸至酒吸尽。

[饮片辨识]

1. 肉苁蓉片： 本品为不规则的厚片，表面棕褐色或灰棕色。有的可见肉质鳞叶。切面有淡棕色或棕黄色点状维管束，排列成不规则的波状环纹，或排成条状而散列。气微，味甜、微苦。

辨识要点：棕褐肉质有鳞叶，维管束成波状环。

2. 管花肉苁蓉片： 为不规则形切片，表面棕褐色至黑褐色。切面散生点状维管束。

辨识要点：散生点状维管束。

3. 酒肉苁蓉： 本品形同肉苁蓉，表面黑棕色，切面点状维管束，排列成波状环纹。质柔润。略有酒气，味甜，微苦。

辨识要点：黑棕质润有酒气。

本品以条粗壮、密被鳞片、色棕褐、质柔润者为佳。

锁 阳

[来源] 本品为锁阳科植物锁阳 *Cynomorium songaricum* Rupr. 的干燥肉质茎。

[产地加工] 主产于内蒙古、甘肃、新疆。春季采挖，除去花序，切段，晒干。

[炮制品] 锁阳：洗净，润透，切薄片，干燥。

[饮片辨识]

锁阳：本品为不规则类圆形的薄片。外表面棕色或棕褐色，粗糙，具明显纵沟及不规则凹陷，有的残存三角形的黑棕色鳞片；切面浅棕色或棕褐色，散有黄色三角状维管束；质硬。气微，味甘而涩。

辨识要点：表面棕褐有纵沟，维管束呈三角状。

本品以个肥大、色红、坚实、断面粉性、不显筋脉者为佳。

补骨脂

[来源] 本品为豆科植物补骨脂 *Psoralea corylifolia* L. 的干燥成熟果实。

[产地加工] 主产于河南、四川、安徽、陕西。秋季果实成熟时采收果序，晒干，搓出果实，除去杂质。

[炮制品] 补骨脂：除去杂质。

盐补骨脂：取净补骨脂，按盐炙法炒至微鼓起。每生补骨脂100kg，用食盐2kg。

[饮片辨识]

1. 补骨脂：本品呈肾形，略扁。表面黑色、黑褐色或灰褐色，具细微网状皱纹。顶端圆钝，有一小凸起，凹侧有果梗痕。质硬。果皮薄，与种子不易分离；种子1，子叶2，黄白色，有油性。气香，味辛、微苦。

辨识要点：肾形黑褐网状纹，种子油性味苦辛。

2. 盐补骨脂：本品形如补骨脂，表面黑色或黑褐色，微鼓起。气微香，味微咸。

辨识要点：盐炒微鼓味微咸。

本品以粒大、色黑、饱满、坚实、无杂质者为佳。

益智仁

[来源] 本品为姜科植物益智 *Alpinia oxyphylla* Miq. 的干燥成熟果实。

[产地加工] 主产于海南、广东。夏、秋季果实由绿变红时采收，晒干或低温干燥。

[炮制品] 益智仁：除去杂质及外壳。用时捣碎。

盐益智仁：取益智仁，按盐水炙法炒干，用时捣碎。每益智仁100kg，用盐2kg。

[饮片辨识]

1. 益智仁：本品呈椭圆形，两端略尖。表面棕色或灰棕色，有纵向凹凸不平的凸起棱线，顶端有花被残基，基部常残存果梗。果皮薄而稍韧，与种子紧贴，种子集结成团，中有薄膜将种子隔为3瓣，每瓣有种子多粒。种子呈不规则的扁圆形，略有钝棱，表面灰褐色或灰黄色，外被淡棕色膜质的假种皮；质硬，胚乳白色，有特异香气，味辛，微苦。

辨识要点：种子成团分三瓣，形状扁圆有钝棱。

2. 盐益智仁：本品形如益智仁，表面呈黄褐色。略带咸味。

本品以粒大、饱满、气味浓者为佳。

菟 丝 子

[来源] 本品为旋花科植物南方菟丝子 *Cuscuta australis* R. Br. 或菟丝子 *Cuscuta chinensis* Lam. 的干燥成熟种子。

[产地加工] 我国大部分地区均产。秋季果实成熟时采收植株，晒干，打下种子，除去杂质，洗净，干燥。

[炮制品] 菟丝子：除去杂质，洗净，晒干。

盐菟丝子：取菟丝子，按盐炙法炒至微鼓起。每100kg菟丝子，用食盐2kg。

[饮片辨识]

1. 菟丝子：本品呈类球形。表面灰棕色至棕褐色，粗糙，种脐线形或扁圆形。质坚实，不易以指甲压碎。气微，味淡。（图17-12）

辨识要点：表面粗糙类球形，线形种脐质坚实。

2. 盐菟丝子：本品形如菟丝子，表面棕黄色，裂开，略有香气。

辨识要点：棕黄微鼓有香气。

本品以色灰黄、颗粒饱满者为佳。

沙 苑 子

[来源] 本品为豆科植物扁茎黄芪 *Astragalus complanatus* R. Br. 的干燥成熟种子。

[产地加工] 主产于陕西、河北。秋末冬初，果实成熟，尚未开裂时，采割植株，晒干，打下种子，除去杂质，晒干。

[炮制品] 沙苑子：除去杂质，洗净，干燥。

盐沙苑子：取净沙苑子，按盐炙法炒干。每100kg沙苑子，用食盐2kg。

[饮片辨识]

1. 沙苑子：本品略呈肾形而稍扁。表面光滑，褐绿色或灰褐色，边缘一侧微凹处具圆形种脐。质坚硬，不易破碎。子叶2，淡黄色，胚根弯曲。气微，味淡，嚼之有豆腥味。

辨识要点：扁肾形呈褐绿色，表面光滑一侧凹。

2. 盐沙苑子：本品形同沙苑子，表面起鼓，深褐绿色或深灰褐色，气微，味微咸，嚼之有豆腥味。

辨识要点：表面鼓起味微咸。

本品以颗粒饱满、色绿褐者为佳。

蛤 蚧

[来源] 本品为壁虎科动物蛤蚧 *Gekko gecko* Linnaeus 的干燥体。

[产地加工] 主产于广西、广东，进口蛤蚧主产于越南。全年均可捕捉。除去内

脏，拭净，用竹片撑开，使全体扁平顺直，低温干燥。

[炮制品] 蛤蚧：除去鳞片及头足，切成小块。

酒蛤蚧：取蛤蚧块，用黄酒浸润后烘干。

[饮片辨识]

1. 蛤蚧：本品呈不规则的片状小块，表面黑灰色或银灰色，有棕黄色的斑点及鳞甲脱落的痕迹，切面黄白色或灰黄色，脊椎骨和肋骨凸起，气腥，味微咸。

辨识要点：表面黑灰棕斑点，有骨有皮尾带环。

2. 酒蛤蚧：本品形如蛤蚧块，微有酒香气，味微咸。

本品以体大、肥壮、尾全、不破碎者为佳。

核 桃 仁

[来源] 本品为胡桃科植物胡桃 *Juglans regia* L. 的干燥成熟种子。

[产地加工] 主产于陕西、山西、河北、东北、内蒙古。秋季果实成熟时采收，除去肉质果皮，晒干再除去核壳和木质隔膜。

[炮制品] 核桃仁：除去肉质果皮及果壳，晒干。

[饮片辨识]

核桃仁：本品多破碎，为不规则的块状，有皱曲的沟槽，大小不一，完整者类球形。种皮淡黄色或黄褐色，膜状，维管束脉纹深棕色；子叶类白色，质脆，富油性；气微，味甘，种皮味涩、微苦。

辨识要点：皱曲沟槽皮膜状，子叶类白富油性。

本品以色黄、个大、饱满、油多者为佳。

冬虫夏草

[来源] 本品为麦角菌科真菌冬虫夏草菌 *Cordyceps sinensis*（BerK.）Sacc. 寄生在蝙蝠蛾科昆虫幼虫上的子座和幼虫尸体的干燥复合体。

[产地加工] 主产于四川、西藏、青海。夏初子座出土、孢子未散发时挖取，晒至六七成干，除去似纤维状的附着物及杂质，晒干或低温干燥。

[炮制品] 冬虫夏草：夏初子座出土、孢子未发散时挖出，晒至六七成干，除去似纤维状的附着物及杂质，晒干或低温干燥。

[饮片辨识]

冬虫夏草：本品由虫体与从虫体头部长出的真菌子座相连而成。虫体似蚕；表面深黄色至黄棕色，有环纹，近头部的环纹较细；头部红棕色；足 8 对，中部 4 对较明显；质脆，易折断，断面略平坦，淡黄白色；子座细长圆柱形；表面深棕色至棕褐色，有细纵皱纹，上部稍膨大；质柔韧，断面类白色。气微腥，味微苦。

辨识要点：虫体似蚕有环纹，头生子座即为草。

本品以完整、虫体丰满肥大、外色黄亮、内色白、子座短者为佳。

胡芦巴

[来源] 本品为豆科植物胡芦巴 *Trigonella foenum-graecum* L. 的干燥成熟种子。

[产地加工] 主产于河南、甘肃、四川、安徽。夏季果实成熟时，采割植株，晒干，打下种子，除去杂质。

[炮制品] 胡芦巴：除去杂质，洗净，干燥。

盐胡芦巴：取净胡芦巴，按盐水炙法炒至鼓起，微具焦斑，有香气溢出时取出，晾凉。每 100kg 胡芦巴，用食盐 2kg。

[饮片辨识]

1. 胡芦巴：本品略呈斜方形或矩形。表面黄绿色或黄棕色，平滑，两侧各具一深斜沟，相交处有点状种脐。质坚硬，不易破碎。种皮薄，胚乳呈半透明状，具黏性；子叶 2，淡黄色，胚根弯曲，肥大而长。气香，味微苦。

辨识要点：黄棕平滑斜方形，点状种脐深斜沟。

2. 盐胡芦巴：本品形如胡芦巴，表面黄棕色至棕色，偶见焦斑，略具香气，味微咸。

本品以个大、饱满、坚硬者为佳。

韭 菜 子

[来源] 本品为百合科植物韭菜 *Allium tuberosum* Rottl. ex Spreng. 的干燥成熟种子。

[产地加工] 全国各地均产。秋季果实成熟时采收果序，晒干，搓出种子，除去杂质。

[炮制品] 韭菜子：除去杂质。

盐韭菜子：取净韭菜子，按盐水炙法炒干。每 100kg 韭菜子，用食盐 2kg。

[饮片辨识]

1. 韭菜子：本品呈半圆形或半卵圆形，略扁；表面黑色，一面凸起，粗糙，有细密的网状皱纹，另一面微凹，皱纹不甚明显。顶端钝，基部稍尖，有点状凸起的种脐。质硬。气特异，味微辛。

辨识要点：黑色半圆网状纹，一面凸起气特异。

2. 盐韭菜子：本品形如韭菜子，略有香气。

本品以粒饱满、色黑者为佳。

阳 起 石

[来源] 本品为硅酸盐类矿物角闪石族透闪石，主含含水硅酸镁钙 [$Ca_2Mg_5(Si_4O_{11})_2(OH)_2$]。

[产地加工] 主产于湖北、河南、山西。全年均可采挖。去净泥土、杂质。

[炮制品] 阳起石：取原药材，去除杂质，洗净，干燥，砸成小块。

煅阳起石：取净阳起石块，按照煅淬法煅至红透，反复酒淬，取出，放冷，研碎。每 100kg 阳起石，用酒 20kg。

[饮片辨识]

1. 阳起石：呈不规则块状、扁长条状或短柱状，大小不一。白色、浅灰白色或淡绿白色，具丝绢样光泽。体较重，质较硬脆，有的略疏松。碎断面不整齐，纵面呈纤维状或细柱状。气无，味淡。

辨识要点：丝样光泽灰白色，体重质脆纤维状。

2. 煅阳起石：煅淬研细后呈青褐色粉末，无光泽。

本品以色淡绿、有光泽、质松软者为佳。

紫石英

[来源]　本品为氟化物类矿物萤石族萤石，主含氟化钙（CaF_2）。

[产地加工]　主产于山西、甘肃。采挖后除去杂石。

[炮制品]　紫石英：除去杂石，砸成碎块。

煅紫石英：取净紫石英块，按煅淬法煅透，醋淬。每100kg紫石英，用醋30kg。

[饮片辨识]

1. 紫石英：本品为不规则碎块，紫色或绿色，半透明至透明，有玻璃样光泽，气微，味淡。

辨识要点：紫色绿色半透明，玻璃光泽气味淡。

2. 煅紫石英：本品为不规则碎块或粉末，表面黄白色、棕色或紫色，无光泽，质酥脆，有醋香气，味淡。

本品以色紫、有光泽者为佳。

海狗肾

[来源]　本品为海豹科动物海豹 *Phoca vitulina* Linnaeus 或海狗科动物海狗 *Callorhinus ursins* Linnaeus 的干燥阴茎和睾丸。

[产地加工]　海狗分布于北太平洋，偶见于我国的黄海及东海；海豹分布于欧洲大西洋沿岸和北太平洋沿岸，我国见于渤海湾的沿海地区。春季冰裂时捕捉，割取，干燥。

[炮制品]　海狗肾：取原药材，洗净，干燥，用文火烤软，或置蒸笼内，蒸软，切厚片，干燥。

烫海狗肾：将滑石粉置锅内，中火加热至翻动灵活，投入净海狗肾片，翻炒至表面呈深黄色，形体鼓起时，取出，筛去滑石粉，放凉。

[饮片辨识]

1. 海狗肾：本品为干燥的阴茎和睾丸，阴茎呈圆柱形，先端较细，长 28～32cm，干缩，有不规则的纵沟及凹槽，有一条纵向的筋。外表面黄棕色或黄色，杂有褐色的斑块。后端有一长圆形、干瘪的囊状物。睾丸2枚，扁长圆形，棕褐色，半透明，各有一条细长的输精管与阴茎末端相连。输精管半透明，黄色，通常缠绕在阴茎上，附睾皱缩，附在睾丸的一侧，乳黄色。

辨识要点：干缩纵沟有纵筋，干瘪囊状棕褐色。

2. 烫海狗肾：本品形如海狗肾，外表深黄色，形体较海狗肾鼓起。

本品以形粗长、质油润、半透明、无腥臭者为佳。

附药：黄狗肾

[来源] 本品为犬科动物狗 *Canis familiaris* Linnaeus. 的干燥阴茎和睾丸。

[炮制品] 黄狗肾：取原药材，用碱水洗净，再用清水洗涤，润软或蒸软，切成小段或片，干燥。

滑石粉炒黄狗肾：取净黄狗肾，按滑石粉炒法，炒至松泡，呈黄褐色时取出，放凉。每100kg黄狗肾，用滑石粉40kg。

[饮片辨识]

1. 黄狗肾：本品为圆柱状小段或圆形片状，黄棕色，有少许毛黏附，质地坚韧，有腥味。

辨识要点：圆柱小段或圆片，质地坚韧气味腥。

2. 滑石粉炒黄狗肾：本品形如黄狗肾，质地松泡，呈黄褐色，腥味减弱。

海 马

[来源] 本品为海龙科动物线纹海马 *Hippocampus kelloggi* Jordan et Snyder、刺海马 *Hippocampus histrix* Kaup、大海马 *Hippocampus kuda* Bleeker、三斑海马 *Hippocampus trimaculatus* Leach 或小海马（海蛆）*Hippocampus japonicus* Kaup 的干燥体。

[产地加工] 主产于广东、福建、台湾。夏、秋二季捕捞，洗净，晒干，或除去皮膜和内脏，晒干。

[炮制品] 海马：用时捣碎或碾粉。

[饮片辨识]

1. 线纹海马：本品呈扁长型而弯曲，表面黄白色，头略似马，有冠状凸起，具管状长吻，口小，无牙，两眼深陷；躯干部七棱形，尾部四棱形，渐细卷曲，体上有瓦楞形的节纹并具短棘，体轻，骨质，坚硬，气微腥，味微咸。

2. 刺海马：本品头部及体上环节间的棘细而尖。

3. 大海马：本品黑褐色。

4. 三斑海马：本品体侧背部第1、4、7节的短棘基部各有1个黑斑。

5. 小海马（海蛆）：本品体型小黑褐色，节纹和短棘均较细小。

海马的辨识要点：马头蛇尾瓦楞身，尾部渐细常卷曲。

本品以个大、色黄白、头尾齐全者为佳。

附药：海龙

[来源] 本品为海龙科动物刁海龙 *Solenognathus hardwickii*（Gray）、拟海龙 *Synghathoides biafuleatus*（Bloch）或尖海龙 *Syngnathu acus* Linnaeus 的干燥体。

[炮制品] 海龙：用时捣碎或切段。

[饮片辨识]

1. 刁海龙：体狭长侧扁，全长30~50cm。表面黄白色或灰褐色。头部具管状长吻，口小，无牙，两眼圆而深陷，头部与体轴略呈钝角。躯干部宽3cm，五棱形，尾部前方六棱形，后方渐细，四棱形，尾端卷曲。背棱两侧各有1列灰黑色斑点状色带。全体被以具花纹的骨环和细横纹，各骨环内有凸起粒状棘。胸鳍短宽，背鳍较长，有的不明显，无尾鳍。骨质，坚硬。气微腥，味微咸。

2. 拟海龙：体长平扁，躯干部略呈四棱形，全长 20～22cm。表面灰黄色。头部常与体轴呈一直线。

3. 尖海龙：体细长，呈鞭状，全长 10～30cm，未去皮膜。表面黄褐色。有的腹面可见育儿囊，有尾鳍。质较脆弱，易撕裂。

海龙的辨识要点：马头蛇尾瓦楞身，体直尾细不卷曲。

哈 蟆 油

[来源] 本品为蛙科动物中国林蛙 *Rana temporaria chensinensis* David 雌蛙的输卵管，经采制干燥而得。

[产地加工] 主产于黑龙江、吉林、辽宁。经采制干燥而得。

[炮制品] 哈蟆油：取雌蛙输卵管，干燥。

[饮片辨识]

哈蟆油：本品呈不规则块状，弯曲而重叠。表面黄白色，呈脂肪样光泽，偶有带灰白色薄膜干皮；摸之有滑腻感，在温水中浸泡体积可膨胀；气腥，味微甘，嚼之有黏滑感。

辨识要点：弯曲重叠脂肪样，温水浸泡可膨胀。

本品以色黄白、有光泽、片大、肥厚、表面不带皮毛者为佳。

第三节　补血药

当　归

[来源] 本品为伞形科植物当归 *Angelica sinensis*（Oliv.）Diels 的干燥根。

[产地加工] 主产于甘肃。秋末采挖，除去须根及泥沙，待水分稍蒸发后，捆成小把，上棚，用烟火缓缓熏干，切薄片。

[炮制] 当归：除去杂质，洗净，润透，切薄片，晒干或低温干燥。

酒当归：取净当归片，按酒炙法炒干。

[饮片辨识]

1. 当归：本品呈类圆形、椭圆形或不规则薄片。外表皮黄棕色至棕褐色。切面黄白色或淡棕色，平坦，有裂隙，中间有浅棕色的形成层环，并有多数棕色的油点，香气浓郁，味甘、辛、微苦。（图 17-13）

辨识要点：切面棕环质油润，棕色油点香气浓。

2. 酒当归：本品形如当归，切面深黄色或浅棕黄色，有焦斑，味甘、微苦，香气浓厚，略有酒香气。

本品以质柔、切面黄白色、气香浓郁者为佳。

熟 地 黄

[来源] 本品为生地黄的炮制加工品。

[产地加工] 主产于河南。

[炮制品] 熟地黄。

（1）取生地黄，按酒炖法炖至酒吸尽，取出，晾晒至外皮黏液稍干时，切厚片或块，干燥即得。每100kg生地黄，用黄酒30～50kg。

（2）取生地黄，按蒸法蒸至黑润，取出，晒至约八成干，切厚片或块，干燥，即得。

[饮片辨识]

熟地黄： 本品为不规则的块片、碎块，大小、厚薄不一。表面乌黑色，有光泽，黏性大。质柔软而带韧性，不易折断，断面乌黑色，有光泽。气微，味甜。

辨识要点：通体乌黑有光泽，质地柔韧味道甜。（图2-24）

本品以块肥大、断面乌黑色、味甜者为佳。

白 芍

[来源] 本品为毛茛科植物芍药 *Paeonia lactiflora* Pall. 的干燥根。

[产地加工] 主产于浙江、安徽。夏、秋二季，采挖洗净，除去头尾和细根，置沸水中煮后，除去外皮或去皮后再煮，晒干。

[炮制品] 白芍：洗净，润透，切薄片，干燥。

炒白芍：取净白芍片，按清炒法炒至微黄色。

酒白芍：取净白芍片，按酒炙法炒至微黄色。每100kg白芍片，用黄酒10kg。

[饮片辨识]

1. 白芍： 本品呈类圆形的薄片，表面淡棕红色或类白色，平滑。切面类白色或微带棕红色，形成层环纹明显，可见稍隆起的筋脉纹呈放射状排列。气微，味微苦、酸。（图2-26，图对比辨识-1）

辨识要点：白至粉红角质样，形成层环车轮纹。

2. 炒白芍： 本品形如白芍片，表面微黄色或淡棕色，有的可见焦斑，气微香。

3. 酒白芍： 本品形如白芍片，表面微黄色或淡黄色，有的可见焦斑，微有酒香气。

本品以质坚实、类白色、粉性足者为佳。

阿 胶

[来源] 本品为马科动物驴 *Equus asinus* L. 的干燥皮或鲜皮经煎煮、浓缩制成的固体胶。

[产地加工] 主产于山东。将驴皮浸泡去毛，切块洗净，分次水煎，滤过，合并滤液，浓缩（可分别加入适量的黄酒、冰糖及豆油）至稠膏状，冷凝，切块，晾干，即得。

［炮制品］阿胶：捣成碎块。

阿胶珠：取阿胶，烘软，切成1cm左右的丁，按照烫法用蛤粉烫至成珠、内无溏心时取出，筛去蛤粉，放凉。

［饮片辨识］

1. 阿胶：本品呈长方形、方形或丁状。棕色至黑褐色，有光泽。质硬而脆，断面光亮。碎片对光照视呈棕色半透明状。气微，味微甘。

辨识要点：棕黑角质半透明，质硬而脆断面亮。

2. 阿胶珠：本品呈类球形，表面棕黄色或灰白色，附有白色粉末；体轻，质酥，易碎；断面中空或多孔状，淡黄色至棕色，气微，味微甘。

本品以乌黑、断面光亮、质脆、味甘者为佳。

何 首 乌

［来源］本品为蓼科植物何首乌 *Polygonum multiflorum* Thunb. 的干燥块根。

［产地加工］主产于河南、湖北、广东、广西、贵州。秋、冬二季叶枯萎时，采挖，削去两端，洗净，个大的切成块，干燥切厚片或块，称生何首乌。取生何首乌片或块，照炖法用黑豆汁拌匀至非铁质的适宜容器内，炖至汁液吸尽；或照蒸法清蒸或用黑豆汁拌匀后蒸，蒸至内外均呈棕褐色，晒至半干，切片，干燥，称制何首乌。

［炮制品］何首乌：除去杂质，洗净，稍浸，润透，切厚片或块，干燥。

制何首乌：取何首乌片或块，按照炖法用黑豆汁拌匀，置非铁质的适宜容器内，炖至汁液吸尽；或按蒸法，清蒸或用黑豆汁拌匀后蒸，蒸至内外均呈棕褐色，或晒至半干，切片，干燥。每100kg何首乌，用黑豆10kg。

［饮片辨识］

1. 何首乌：本品呈不规则的厚片或块，外表片红棕色或红褐色，皱缩不平，有浅沟，并有横长皮孔样凸起及细根痕。切面浅黄棕色或浅红棕色，显粉性；横切面有的皮部可见云锦状花纹，中央木部较大，有的呈木心。气微，味微苦而干涩。（图17-14）

辨识要点：颜色棕红质地坚，云锦花纹有粉性。

2. 制何首乌：本品形如何首乌，表面黑褐色或棕褐色，凹凸不平，质坚硬，断面角质样，棕褐色或黑色；气微，味微甘而苦涩。（图17-14）

辨识要点：颜色黑褐质地坚，云锦花纹角质样。

生何首乌以切面有云锦状花纹、粉性足者为佳；制何首乌以质坚硬、断面角质样、棕褐色或黑色者为佳。

龙 眼 肉

［来源］本品为无患子科植物龙眼 *Dimocarpus longan* Lour. 的假种皮。

［产地加工］主产于广东、广西、福建。夏、秋二季采收成熟果实，干燥，除去壳、核，晒至干爽不黏。

［炮制品］龙眼肉：去壳、核，晒干至干爽不黏。

[饮片辨识]

龙眼肉：本品为纵向破裂的不规则薄片，或呈囊状，棕黄色至棕褐色，半透明。外表皮皱缩不平，内表面光亮而有细纵皱纹；薄片者质柔润，囊状者质稍硬，气微香，味甜。

辨识要点：囊状薄片半透明，皱缩不平气香甜。

本品以肉厚、片大、色棕黄、味甜者为佳。

第四节　补阴药

北 沙 参

[来源] 本品为伞形科植物珊瑚菜 *Glehnia littoralis* Fr. Schmidt ex Miq. 的干燥根。

[产地加工] 主产于山东、河北、辽宁。春、秋二季采挖，除去须根，洗净，稍晾，置沸水中烫后，除去外皮，干燥；或洗净直接干燥。

[炮制品] 北沙参：除去残茎和杂质，略润，切段，干燥。

[饮片辨识]

北沙参：本品呈圆形厚片，表面淡黄白色，略粗糙，偶有残存外皮，不去外皮的表面黄棕色。有细纵皱纹和纵沟，并有黄棕色点状细根痕；表面有黄棕色点状细根痕；质脆，易折断，角质样，断面不整齐，皮部浅黄白色，形成层环纹明显，木部黄色；气微，味微甘。

辨识要点：外表粗糙有根痕，淡黄角质有环纹。

本品以根条粗细均匀、质地坚实、去净栓皮、色黄白者为佳。

南 沙 参

[来源] 本品为桔梗科植物轮叶沙参 *Adenophora tetraphylla*（Thunb.）Fisch. 或沙参 *Adenophora stricta* Miq. 的干燥根。

[产地加工] 主产于安徽、浙江、江苏、贵州。春、秋二季采挖，除去须根后，趁鲜刮去粗皮，洗净，干燥。

[炮制品] 南沙参：除去根茎，洗净，润透，切厚片，干燥。

[饮片辨识]

南沙参：本品呈圆形厚片，表面黄白色或淡黄棕色，凹陷处常有残留粗皮，多数有深陷横纹，呈断续的环状，有的有纵纹和纵沟；体轻，质松泡，断面不平坦，黄白色，多裂隙；气微，味微苦。（图对比辨识-5）

辨识要点：表具横纹留粗皮，体轻质泡多裂隙。

本品以根粗大、饱满、无外皮、色黄白者为佳。

百 合

[来源] 本品为百合科植物卷丹 *Lilium lancifolium* Thunb. 、百合 *Lilium brownie* F. E. Brown var. *viridulum* Baker 或细叶百合 *Lilium pumilum* DC. 的干燥肉质鳞叶。

[产地加工] 主产于湖南、湖北、江苏、浙江、安徽。秋季采挖，洗净，剥取鳞叶，置沸水中略烫，干燥。

[炮制品] 百合：除去杂质。

蜜百合：取净百合，按蜜炙法炒至不粘手。每100kg百合，用炼蜜5kg。

[饮片辨识]

1. 百合：本品呈长椭圆形。表面类白色、淡棕黄色或微带紫色，有数条纵直平行的白色维管束。顶端稍尖，基部较宽，边缘薄，微波状，略向内弯曲。质硬而脆，断面较平坦，角质样。气微，味微苦。

辨识要点：椭圆瓣片呈角质，类白色有纵筋脉。

2. 蜜百合：本品形如百合，有蜜香气。

本品以鳞瓣均匀、肉厚、筋少、质坚、色白、味微苦者为佳。

麦 冬

[来源] 本品为百合科植物麦冬 *Ophiopogon japonicus* （L. f） Ker-Gawl. 的干燥块根。

[产地加工] 主产于浙江、四川。夏季采挖洗净，反复暴晒、堆置，至七八成干，除去须根，干燥。

[炮制品] 麦冬：除去杂质，洗净，润透，轧扁，干燥。

[饮片辨识]

麦冬：本品呈纺锤形，两端略尖，长1.5～3cm，直径0.3～0.6cm。表面黄白色或淡黄色，有细纵纹。质柔韧，断面黄白色，半透明，中柱细小，气微香，味甘、微苦。（图17－15）

辨识要点：黄白纵纹纺锤形，半透明有小木心。

本品以肥大、淡黄白色、半透明、嚼之有黏性者为佳。

附药：山麦冬

[来源] 本品为百合科植物湖北麦冬 *Liriope spicata* （Thunb.） Lour. var. *prolifera* Y. T. Ma 或短葶山麦冬 *Liriope muscari* （Decne.） Baily 的干燥块根。

[产地加工] 夏初采挖，洗净，反复暴晒、堆置，至近干，除去须根，干燥。

[饮片辨识]

1. 湖北麦冬：呈纺锤形，两端略尖，表面淡黄色至棕黄色，具不规则纵皱纹。质柔韧，干后质硬脆，易折断，断面淡黄色至棕黄色，角质样，中柱细小。气微，味甜，嚼之发黏。

2. 短葶山麦冬：稍扁，具粗纵纹。味甘、微苦。

天 冬

[来源] 本品为百合科植物天冬 *Asparagus cochinchinensis*（Lour.）Merr. 的干燥块根。

[产地加工] 主产于贵州、四川、云南、广西。秋、冬二季采挖，洗净，除去茎基和须根，置沸水煮或蒸至透心，趁热除去外皮，洗净干燥。

[炮制品] 天冬：除去杂质，迅速洗净，切薄片，干燥。

[饮片辨识]

天冬：本品呈圆形薄片。表面黄白色至淡黄棕色，半透明，光滑或具深浅不等的纵皱纹，偶有残存的灰棕色外皮。质硬或柔润，有黏性，断面角质样，中柱黄白色。气微，味苦、微甘。（图 17-15）

辨识要点：淡黄棕色半透明，断面角质有黏性。

本品以肥大、质密、黄白色、半透明者为佳。

石 斛

[来源] 本品为兰科植物金钗石斛 *Dendrobium nobile* Lindl. 、霍山石斛 *Dendrobium huoshanense* C. Z. Tang et S. J. Cheng、鼓槌石斛 *Dendrobium chrysotoxum* Lindl. 或流苏石斛 *Dendrobium fimbriatum* Hook. 的栽培品及其同属植物近似种的新鲜或干燥茎。

[产地加工] 主产于广西、贵州、云南、湖北。全年均可采收，鲜用者除去根和泥沙，干用者采收后除去杂质，用开水略烫或烘软，再边搓边烘晒，至叶鞘搓净，干燥。霍山石斛11月至翌年3月采收，除去叶、根须及泥沙等杂质，洗净，鲜用，或加热除去叶鞘制成干条；或边加热边扭成螺旋形或弹簧状，干燥，称"霍山石斛枫斗"。

[炮制品] 干石斛：除去残根，洗净，切段，干燥。

鲜石斛：洗净，切段。

[饮片辨识]

1. 干石斛：本品呈扁圆柱形或圆柱形的段。表面金黄色、绿黄色或棕黄色，有光泽，有深纵沟或纵棱，有的可见棕褐色的节。切面黄白色至黄褐色，有多数散在的筋脉点。气微，味淡或微苦，嚼之有黏性。

辨识要点：黄绿光泽有纵沟，切面筋脉嚼之黏。

2. 鲜石斛：呈圆柱形或扁圆柱形的段。表面黄绿色，光滑或有纵纹，肉质多汁。气微，味微苦而回甜，嚼之有黏性。

辨识要点：或黄或绿有纵沟，味淡或苦嚼之黏。

本品以色金黄、有光泽、质柔韧者为佳。

附药：铁皮石斛

[来源] 本品为兰科植物铁皮石斛 *Dendrobium officinale* Kimura et Migo 的干燥茎。

[产地加工] 11月至翌年3月采收，除去杂质，剪去部分须根，边加热边扭成螺旋形或弹簧状，烘干；或切成段，干燥或低温烘干，前者习称"铁皮枫斗"（耳环石斛）；

后者习称"铁皮石斛"。

[饮片辨识]

1. 铁皮枫斗：本品呈螺旋形或弹簧状，通常为 2~6 个旋纹，茎拉直后长。表面黄绿色或略带金黄色，有细纵皱纹，节明显，节上有时可见残留的灰白色叶鞘；一端可见茎基部留下的短须根。质坚实，易折断，断面平坦，灰白色至灰绿色，略角质状。气微，味淡，嚼之有黏性。

2. 铁皮石斛：呈圆柱形的段，长短不等。

辨识要点：铁皮石斛圆柱形，铁皮枫斗螺旋形，黄绿颜色谓铁皮，味淡不苦嚼之黏。

玉 竹

[来源] 本品为百合科植物玉竹 *Polygonatum odoratum* （Mill.） Druce 的干燥根茎。

[产地加工] 主产于湖南、湖北、江苏、浙江。秋季采挖，除去须根，洗净，晒至柔软后，反复揉搓、晾晒至无硬心，晒干；或蒸透后，揉至半透明，晒干。

[炮制品] 玉竹：除去杂质，洗净，润透，切厚片或段，干燥。

[饮片辨识]

玉竹：本品呈不规则厚片或段。外表皮黄白色至淡棕色，半透明，有时可见环节。切面角质样或显颗粒性。气微，味甘，嚼之发黏。

辨识要点：黄棕角质半透明，切面筋脉味道甜。

本品以条长、肉肥、色黄白、光泽柔润者为佳。

黄 精

[来源] 本品为百合科植物滇黄精 *Polygonatum kingianum* Coll. et Hemsl. 、黄精 *Polygonatum sibiricum* Red. 或多花黄精 *Polygonatum cyrtonema* Hua 的干燥根茎。按形状不同，习称"大黄精""鸡头黄精""姜形黄精"。

[产地加工] 主产于贵州、湖南、湖北、四川、安徽。春、秋二季采挖，除去须根，洗净，置沸水中略烫或蒸至透心，干燥。

[炮制品] 黄精：除去杂质，洗净，略润，切厚片，干燥。

酒黄精：取净黄精，按酒炖法或酒蒸法炖透或蒸透，稍晾，切厚片，干燥。每 100kg 黄精，用黄酒 20kg。

[饮片辨识]

1. 黄精：本品呈不规则的厚片，外表皮淡黄色至黄棕色。切面略呈角质样，淡黄色至黄棕色，可见多数淡黄色筋脉小点，质稍硬而韧。气微，味甜，嚼之有黏性。

2. 酒黄精：本品呈不规则的厚片，表面棕褐色至黑色，有光泽，中心棕色至浅褐色，可见筋脉小点。质较柔软，味甜，微有酒香气。

辨识要点：黑棕角质半透明，切面筋脉嚼之黏。

本品以块大、肥润、色黄、断面透明者为佳。

枸 杞 子

[来源] 本品为茄科植物宁夏枸杞 *Lycium barbarum* L. 的干燥成熟果实。

[产地加工] 主产于宁夏。夏、秋二季果实呈红色时采收，热风烘干，除去果梗，或晾至皮皱后，晒干，除去果梗。

[饮片辨识]

枸杞子：本品呈类纺锤形或椭圆形，表面红色或暗红色，顶端有小凸起状的花柱痕，基部有白色果梗痕。果皮柔韧，皱缩；果肉肉质柔润。种子 20～50 粒，类肾形，扁而翘，表面浅黄色或棕黄色。气微，味甜。

辨识要点：皮红皱缩椭圆果，肉质柔润种子多。

本品以粒大、色红、肉厚、质柔润、籽少、味甜者为佳。

墨 旱 莲

[来源] 本品为菊科植物鳢肠 *Eclipta prostrata* L. 的干燥地上部分。

[产地加工] 产于江苏、浙江、江西、湖北、广东。花开时采割，晒干。

[炮制品] 墨旱莲：除去杂质，略洗，切段，干燥。

[饮片辨识]

墨旱莲：本品呈不规则的段。茎圆柱形，表面绿褐色或墨绿色，具纵棱，有白毛，切面中空或有白色髓。叶多皱缩或破碎，墨绿色，密生白毛，展平后，可见边缘全缘或具浅锯齿；头状花序。气微，味微咸。

辨识要点：叶墨绿色被白毛，茎具纵棱头状花。

本品以色绿、无杂质者为佳。

女 贞 子

[来源] 本品为木犀科植物女贞 *Ligustrum lucidum* Ait. 的干燥成熟果实。

[产地加工] 主产于浙江、江苏、湖北、湖南、江西。冬季果实成熟时采收，除去枝叶，稍蒸或置沸水中略烫后干燥或直接干燥。

[炮制品] 女贞子：除去杂质，洗净，干燥。

酒女贞子：取净女贞子，按酒炖法或酒蒸法炖至酒吸尽或蒸透。每100kg 女贞子，用黄酒 20kg。

[饮片辨识]

1. 女贞子：本品呈卵圆形、椭圆形或肾形。表面黑紫色或灰黑色，皱缩不平，基部有果梗痕或具宿萼及短梗。体轻，外果皮薄，中果皮较松软，易剥离，内果皮木质，黄棕色，具纵棱，破开后种子通常为 1 粒，肾形，紫黑色，油性，气微，味甘、微苦涩。

辨识要点：肾形黑紫皱缩果，体轻基部有宿萼。

2. 酒女贞子：本品形如女贞子，表面黑褐色或灰黑色，常附有白色粉霜，微有酒香气。

本品以粒大、饱满、色泽黑、质坚实者为佳。

桑 椹

[来源] 本品为桑科植物桑 *Morus alba* L. 的干燥果穗。

[产地加工] 主产于江苏、浙江、湖南、四川。4~6月果实变红时采收，晒干或略蒸后晒干。

[炮制品] 桑椹：晒干，除去杂质。

[饮片辨识]

桑椹：本品为聚花果，由多数小瘦果集合而成，呈长圆形。黄棕色或暗紫色，有短果序梗。小瘦果卵圆形，稍扁，外具肉质花被片4，气微味微酸而甜。

辨识要点：暗紫聚花果长圆，果序梗短味酸甜。

本品以个大、色暗紫、肉厚者为佳。

黑 芝 麻

[来源] 本品为脂麻科植物脂麻 *Sesamum indicum* L. 的干燥成熟种子。

[产地加工] 主产于山东、河南、湖北、四川。秋季果实成熟时采割植株，晒干，打下种子，除去杂质，再晒干。

[炮制品] 黑芝麻：除去杂质，洗净，晒干。用时捣碎。

炒黑芝麻：取净黑芝麻，按清炒法炒至有爆声。用时捣碎。

[饮片辨识]

1. 黑芝麻：本品呈扁卵圆形，长约3mm，宽约2mm，表面黑色，平滑或有网状皱纹，尖端有棕色点状种脐。种皮薄，子叶2，白色，富油性。气微，味甘，有油香气。

辨识要点：扁卵圆形一端尖，表面黑色有油香。

2. 炒黑芝麻：本品形如黑芝麻，微鼓起，有的可见爆裂痕，有油香气。

本品以个大、色黑、饱满、无杂质者为佳。

龟 甲

[来源] 本品为龟科动物乌龟 *Chinemys reevesii*（Gray）的背甲及腹甲。

[产地加工] 主产于湖北、湖南、江苏、浙江、安徽。全年均可捕捉，以秋、冬二季为多，捕捉后杀死或用沸水烫死，剥取背甲和腹甲，除去残肉，晒干。

[炮制品] 龟甲：置蒸锅内，沸水蒸45分钟，取出，放入热水中，立即用硬刷除尽皮肉，洗净，晒干。

醋龟甲：取净龟甲，按照烫法用砂子炒至表面淡黄色，取出，醋淬，干燥。用时捣碎。每100kg龟甲，用醋20kg。

[饮片辨识]

1. 龟甲：本品呈不规则片状，表面棕黄色，有的有沟纹，有的边缘呈锯齿状，质坚硬，自骨板处断裂。气微腥，味微咸。（图17-16）

2. 醋龟甲：本品呈不规则的块状。背甲盾片略呈拱状隆起，腹甲盾片呈平板状，大小不一。表面黄色或棕褐色，有的可见深棕褐色斑点，有不规则纹理。内表面棕黄色或棕褐色，边缘有的呈锯齿状。断面不平整，有的有蜂窝状小孔。质松脆。气微腥，味微咸，微有醋香气。

辨识要点：龟甲片状分腹背，边缘锯齿色黄褐。

以块大、完整、无残肉者为佳。

附药：龟甲胶

［来源］本品为龟甲经水煎煮、浓缩制成的固体胶。

［炮制品］龟甲胶：将龟甲漂泡洗净，分次水煎，滤过，合并滤液（或加入白矾细粉少许），静置，滤取胶液，浓缩（可加适量的黄酒、冰糖及豆油）至稠膏状，冷凝，切块，晾干，即得。

［饮片辨识］

龟甲胶：本品呈长方形或方形的扁块。深褐色。质硬而脆，断面光亮，对光照视时呈半透明状。气微腥，味淡。

辨识要点：方形扁块深褐色，质硬而脆气微腥。

鳖　甲

［来源］本品为鳖科动物鳖 *Trionyx sinensis* Wiegmann 的背甲。

［产地加工］主产于湖北、湖南、安徽、江苏、浙江。全年均可捕捉，以秋、冬二季为多，捕捉后杀死，置沸水中烫至背甲上的硬皮能剥落时，取出，剥取背甲，除去残肉，晒干。

［炮制品］鳖甲：置蒸锅内，沸水蒸45分钟，取出，放入热水中，立即用硬刷除去皮肉，洗净，干燥。

醋鳖甲：取净鳖甲，按照烫法用砂烫至表面淡黄色，取出，醋淬，干燥，用时捣碎。每100kg鳖甲，用醋20kg。

［饮片辨识］

1. 鳖甲：本品呈不规则的碎片，外表面黑褐色或墨绿色，略有光泽，内表面类白色，中部甲片有凸起的脊椎骨，两侧甲片凸起有肋骨。质坚硬，气微腥，味淡。（图17-16）

辨识要点：鳖生背甲具网纹，外表墨绿内类白。

2. 醋鳖甲：本品形如鳖甲，表面呈淡棕黄色，质酥脆，略具醋香味。

本品以块大、完整、无残肉者为佳。

思考与练习

1. 人参的不同炮制品种有哪些？人参与西洋参有何异同？
2. 黄芪与甘草有何异同？
3. 麦冬与天冬、麦冬与太子参有何异同？
4. 南沙参与北沙参有何异同？
5. 山药等白色片、块状中药如何鉴别？
6. 熟地黄等黑色中药如何鉴别？

第十八章　收涩药 ▷▷▷

【实训要求】

1. 掌握：五味子、山茱萸的不同炮制品、用药部位及饮片特征。

2. 熟悉：肉豆蔻、覆盆子、金樱子的用药部位及饮片特征。

3. 了解：麻黄根、乌梅、诃子、桑螵蛸、芡实、莲子的饮片基本特征。

【重点和疑难点】

1. 结合多媒体教学，通过学生自学、课堂讨论和饮片辨识，掌握五味子、山茱萸、肉豆蔻、覆盆子、金樱子的鉴别。

2. 掌握相似中药（肉豆蔻与草果）的鉴别。

第一节　固表止汗药

麻 黄 根

[来源] 本品为麻黄科植物草麻黄 *Ephedra sinica* Stapf 或中麻黄 *Ephedra intermedia* Schrenk et C. A. Mey. 的干燥根和根茎。

[产地加工] 主产于山西、河北、甘肃、内蒙古、新疆。秋末采挖，除去残茎、须根和泥沙，干燥。

[炮制品] 麻黄根：除去残茎、须根洗净，润透，切厚片，干燥。

[饮片辨识]

麻黄根：本品为类圆形厚片，外表面红棕色或灰棕色，有纵皱纹及支根痕。外皮粗糙，易成片状脱落。切面皮部黄白色，木部淡黄色或黄色，具有纤维性，有放射状纹路，有的中心有髓。气微，味微苦。

辨识要点：棕色皱纹支根痕，表皮易落纤维性。

本品以质硬、外皮色红棕、切面色黄白者为佳。

浮 小 麦

[来源] 为禾本科植物小麦 *Triticum aesetivum* L. 的干燥轻浮瘪瘦果实。

[产地加工] 全国各地均产。收获时，扬起其轻浮干瘪者，或以水淘之，晒干。

[炮制品] 浮小麦：收获时，扬起其轻浮干瘪者；或以水淘之，以浮起者为佳，晒干。

炒浮小麦：取浮小麦，按照清炒法炒至颜色加深，有香气逸出时，取出晾干。

[饮片辨识]

1. 浮小麦：本品呈长圆形，长约 6mm，直径 1.5 ~ 2.5mm，表面黄白色或浅黄棕色，略皱缩，腹面中央有一纵行深沟，顶端钝形，具黄白色柔毛，另一端略尖，质较硬，断面白色，粉性。气弱，味淡。

辨识要点：未熟小麦体干瘪，粉性味淡浮于水。

2. 炒浮小麦：本品形如浮小麦。表面深棕色，略有光泽，有麦香气；味甘。

本品以粒均匀、轻浮者为佳。

附药：小麦

[来源] 本品为禾本科植物小麦 *Triticum asetivum* L. 的成熟颖果。

[炮制品] 小麦：取小麦，出去杂质，晒干。

[饮片辨识]

小麦：本品呈长圆形，两端略尖，表面浅黄色或黄色，稍皱缩，腹面中央有一纵行深沟，质硬，断面白色，有粉性。

辨识要点：成熟小麦体长圆，粉性味淡纵深沟。

糯 稻 根

[来源] 本品为禾本科一年生草本糯稻 *Oryza sativa* L. var. *glutinosa* Matsum. 的干燥根茎及根。

[产地加工] 全国各地均产。10 月间糯稻收割后采收，晒干。

[炮制品] 糯稻根：稻子收割后采挖，除去残茎，洗净，晒干。

[饮片辨识]

糯稻根：根茎及根簇生成卵形或半圆形的团块，根茎呈圆锥形，黄棕色，极短，上端留有圆形中空的茎基，周围有叶鞘部分，四周密生须根；须根棕黄色或黄白色，有稀疏的纵皱纹，有的生有极微细的支根；须根柔软，断面黄白色。

辨识要点：圆锥根茎顶茎基，黄白须根密簇生。

本品以根长、体轻、质软、色黄棕者为佳。

第二节 敛肺涩肠药

五 味 子

[来源] 本品为木兰科植物五味子 *Schisandra chinensis* (Turcz.) Baill. 的干燥成熟果实，习称 "北五味子"，《中国药典》名 "五味子"；或木兰科植物华中五味子 *Schisandra sphenanthera* Rehd. et Wils. 的干燥成熟果实，习称 "南五味子"，《中国药典》名

"南五味子"。

[产地加工] 北五味子主产于辽宁、吉林；南五味子主产于西南及长江流域以南各省。秋季果实成熟时采摘，晒干或蒸后晒干，除去果梗和杂质。

[炮制品] 五味子：除去杂质。用时捣碎。

醋五味子：取净五味子，按醋制法蒸至黑色。用时捣碎。

[饮片辨识]

1. 北五味子：本品呈不规则球形或者扁球形，直径 5～8mm，表面红色、紫红或暗红色，皱缩，显油润；有的表面呈黑红色或出现"白霜"。果肉柔软气微，味酸；种子 1～2 粒，肾形，表面棕黄色，有光泽，种皮薄脆。果肉气微，味酸；种子破碎后有香气，味辛、微苦。

2. 南五味子：本品呈球形或扁球形，直径 4～6mm。表面棕红色至暗棕色，干瘪，皱缩，果肉常紧贴于种子上。种子 1～2 粒，肾形，表面棕黄色，有光泽，种皮薄而脆。果肉气微，味微酸。

五味子的辨识要点：乌黑球果表皱缩，种子肾形五味全。（图 18－1）

3. 醋五味子：本品形如五味子，表面乌黑色，油润，稍有光泽。具醋香味。

本品以粒大、色红、肉厚、有光泽、显油润者为佳。

乌 梅

[来源] 本品为蔷薇科植物梅 Prunus mume（Sieb.）Sieb. et Zucc. 的干燥近成熟果实。

[产地加工] 主产于四川、浙江、福建。夏季果实近成熟时采收，低温烘干后焖至色变黑。

[炮制品] 乌梅：除去杂质，洗净，干燥。

乌梅肉：取净乌梅，水润使软或蒸软，去核。

乌梅炭：取净乌梅，按炒炭法炒至皮肉鼓起。

[饮片辨识]

1. 乌梅：本品呈类球形或扁球形，表面黑色或棕黑色，皱缩不平，基部有圆形果梗痕。果核坚硬，椭圆形，棕黄色，表面有凹点；种子扁卵形，淡黄色。气微，味极酸。（图 18－2）

辨识要点：乌黑皱缩球形果，核硬凹点果肉酸。

2. 乌梅肉：本品为黑色或棕黑色皱缩果皮。

3. 乌梅炭：本品形如乌梅，皮肉鼓起，表面焦黑色。味酸略有苦味。

本品以个大、肉厚、色黑柔润、味极酸者为佳。

五 倍 子

[来源] 本品为漆树科植物盐肤木 Rhus chinensis Mill.、青麸杨 Rhus potaninii Maxim. 或红麸杨 Rhus punjabensis Stew. var. sinica（Diels）Rehd. et Wils. 叶上的虫瘿，主要由五

倍子蚜 *Melaphis chinensis*（Bell）Baker 寄生而形成。根据外形不同，可分为"肚倍"和"角倍"。

［产地加工］ 主产于四川、贵州、陕西、河南、湖北。秋季采摘，置沸水中略煮或蒸至表面呈灰色，杀死蚜虫，取出，干燥。

［炮制品］ 五倍子：取五倍子，敲开，取出杂质。

［饮片辨识］

1. 肚倍：呈长圆形或纺锤形囊状。表面灰褐色或灰棕色，微有柔毛。质硬而脆，易破碎，断面角质样，有光泽，内壁平滑，有黑褐色死蚜虫及灰色粉状排泄物。气味特异。

2. 角倍：呈菱形，具不规则的钝角状分枝，柔毛较明显，壁较薄。

五倍子的辨识要点：瘿壳灰褐被柔毛，内有虫尸味极涩。

本品以个大、完整、壁厚、色灰褐者为佳。

罂 粟 壳

［来源］ 本品为罂粟科植物罂粟 *Papaver somniferum* L. 的干燥成熟果壳。

［产地加工］ 主产于甘肃。秋季将成熟果实或已割取浆汁后的成熟果实摘下，破开，除去种子和枝梗，干燥。

［炮制品］ 罂粟壳：除去杂质，捣碎或洗净，润透，切丝，干燥。

蜜罂粟壳：取净罂粟壳丝，按蜜炙法炒至放凉后不粘手。

［饮片辨识］

1. 罂粟壳：本品呈不规则的丝或块，外表面黄白色、浅棕色至淡紫色，平滑，偶见残留柱头，内表面黄白色，有的具棕黄色的假隔膜，气微清香，味微苦。

辨识要点：表面黄棕内隔膜，柱头排列呈放射。

2. 蜜罂粟壳：本品形如罂粟壳丝，表面微黄色，略有黏性，味甜，微苦。

本品以色黄白、皮厚者为佳。

诃 子

［来源］ 本品为使君子科植物诃子 *Terminalia chebula* Retz. 或绒毛诃子 *Terminalia chebula* Retz. var. *tomentella* Kurt. 的干燥成熟果实。

［产地加工］ 主产于云南。秋、冬二季果实成熟时采收，除去杂质，晒干。

［炮制品］ 诃子：除去杂质，洗净，干燥。用时打碎。

诃子肉：取净诃子，稍浸，闷润，去核，干燥。

［饮片辨识］

1. 诃子：本品为长圆形或卵圆形，表面黄棕色或暗棕色，略具光泽，有 5～6 条纵棱线和不规则的皱纹，基部有圆形果梗痕。质坚实。果肉黄棕色或黄褐色。果核浅黄色，粗糙，坚硬。种子狭长纺锤形，种皮黄棕色，子叶 2，白色，相互重叠卷旋。气微，味酸涩后甜。

辨识要点：卵圆黄棕具皱纹，果核坚实味酸涩。

2. 诃子肉： 果肉厚 0.2 ~ 0.4cm，黄棕色或黄褐色，内表面色浅，粗糙。

本品以表面黄棕色、微皱、有光泽、肉厚者为佳。

石 榴 皮

[来源] 本品为石榴科 *Punica granatum* L. 的干燥果皮。

[产地加工] 主产于陕西、四川、湖南。秋季果实成熟时收集果皮，晒干。

[炮制品] 石榴皮：除去杂质，洗净，切块，干燥。

石榴皮炭：取净石榴皮，按炒炭法炒至表面黑黄色，内部棕褐色。

[饮片辨识]

1. 石榴皮： 本品呈不规则的长条状或不规则的块状。外表面红棕色、棕黄色或暗棕色，略有光泽，有多数疣状凸起，有时可见筒状宿萼及果梗痕。内表面黄色或红棕色，有种子脱落后的小凹坑及隔瓤残迹。切面黄色或鲜黄色，略显颗粒状，气微，味苦涩。

辨识要点：石榴食籽药用皮，内留凹坑味苦涩。

2. 石榴皮炭： 本品形如石榴皮丝或块，表面黑黄色，内部棕褐色。

本品以皮厚、色红棕者为佳。

肉 豆 蔻

[来源] 本品为肉豆蔻科植物肉豆蔻 *Myristica fragrans* Houtt. 的干燥种仁。

[产地加工] 主产于马来西亚、印度尼西亚、斯里兰卡，我国广东、广西、云南亦有栽培。冬、春二季果实成熟时采收，除去皮壳后干燥。

[炮制品] 肉豆蔻：除去杂质，洗净，干燥。

麸煨肉豆蔻：取净肉豆蔻，加入麸皮，麸煨温度 150 ~ 160℃，约 15 分钟，至麸皮呈焦黄色，肉豆蔻呈棕褐色，表面有裂隙时取出，筛去麸皮，放凉。用时捣碎。每 100kg 肉豆蔻，用麸皮 40kg。

[饮片辨识]

1. 肉豆蔻： 本品呈卵圆形或椭圆形。表面灰棕色或灰黄色，有时外被白粉（石灰粉）。全体有浅色纵行沟纹和不规则网状沟纹，种脐位于宽端，呈浅色圆形凸起，合点呈暗凹陷，种脊呈纵沟状，连接两端。质坚，断面显棕黄色相杂的大理石花纹。宽端可见干燥皱缩的胚，富油性。气香浓烈，味辛。（图 5 - 4）

辨识要点：卵圆灰棕气浓香，断面大理石花纹。

2. 麸煨肉豆蔻： 本品形如肉豆蔻，表面为棕褐色，有裂隙。气香，味辛。

本品以个大、体重、坚实、香气浓者为佳。

赤 石 脂

[来源] 本品为硅酸盐类矿物多水高岭石族多水高岭石，主含四水硅酸

铅[$Al_4(Si_4O_{10})(OH)_8 \cdot 4H_2O$]。

[产地加工] 主产于山西、河南、江苏、陕西。采挖后，除去杂石。

[炮制品] 赤石脂：除去杂质，打碎或研细粉。

煅赤石脂：取赤石脂细粉，用醋调匀，搓条，切段，干燥，按明煅法煅至红透。用时捣碎。

[饮片辨识]

1. 赤石脂：本品为块状集合体，呈不规则的块状。粉红色、红色至紫红色，或有红白相间的花纹。质软，易碎，断面有的具有蜡样光泽。吸水性强，具有黏土气，味淡，嚼之无沙粒感。（图 14 - 1）

辨识要点：红色矿石质易碎，断面蜡光黏土气。

2. 煅赤石脂：呈棕红色或红褐色，质地酥脆。

本品以色红、光滑、细腻、吸水性强者为佳。

禹 余 粮

[来源] 本品为氢氧化物类矿物褐铁矿，主含碱式氧化铁[$FeO(OH)$]。

[产地加工] 主产于河南、江苏。采挖后，除去杂石。

[炮制品] 禹余粮：除去杂石，洗净泥土，干燥，即得。

煅禹余粮：取净禹余粮，砸成碎块，按煅淬法煅至红透。每100kg禹余粮，用醋30kg。

[饮片辨识]

1. 禹余粮：本品为块状集合体，呈不规则的斜方块状。表面红棕色、灰棕色或浅棕色，多凹凸不平或附有黄色粉末。断面多显深棕色与淡棕色或浅黄色相间的层纹，各层硬度不同，质松部分指甲可划动。体重，质硬。气微，味淡，嚼之无沙粒感。

辨识要点：表面棕色附黄粉，体重质硬斜方块。

2. 煅禹余粮：呈红棕色或红褐色，质地酥脆。

本品以红棕色、断面显层纹者为佳。

第三节 固精缩尿止带药

山 茱 萸

[来源] 本品为山茱萸科植物山茱萸 Cornus officinalis Sieb. et Zucc. 的干燥成熟果肉。

[产地加工] 主产于河南、浙江。秋末冬初果皮变红时采收果实，用文火烘干或置沸水中略烫，及时除去果核，干燥。

[炮制品] 山萸肉：除去杂质和残留果核。

酒萸肉：取净山萸肉，按酒炖法或酒蒸法炖或蒸至酒吸尽。

[饮片辨识]

1. 山萸肉：本品呈不规则的片或囊状。表面紫红色至紫黑色，皱缩，有光泽。顶端有的有圆形宿萼痕，基部有果梗痕。质柔软。气微，味酸、涩、微苦。

辨识要点：紫色皱缩有光泽，去核加工囊片状。（图7-3）

2. 酒萸肉：本品形如山茱萸，表面紫黑色或黑色，质滋润柔软，微有酒香气。（图7-3）

本品以肉厚、色紫红、油润柔软者为佳。

覆 盆 子

[来源]本品为蔷薇科植物华东覆盆子 *Rubus chingii* Hu 的干燥果实。

[产地加工]主产于浙江、福建、湖北。夏初果实由绿变绿黄时采收，除去梗、叶，置沸水中略烫或略蒸，取出，干燥。

[炮制品]覆盆子：置沸水中略烫或略蒸，取出，干燥。筛去灰屑，拣净杂质，去柄。

[饮片辨识]

覆盆子：本品为聚合果，由多数小核果聚合而成，呈圆锥形或扁圆锥形。表面黄绿色或淡棕色，顶端钝圆，基部中心凹入。宿萼棕褐色，下有果梗痕。小果易剥落，每个小果呈半月形，背面密被灰白色茸毛，两侧有明显的网纹，腹部有凸起的棱线，体轻，质硬，气微，味微酸涩。

辨识要点：聚合果，似草莓，小果易落半月形。

本品以个大、饱满、色黄绿者为佳。

桑 螵 蛸

[来源]本品为螳螂科昆虫大刀螂 *Tenodera sinensis* Saussure、小刀螂 *Statilia maculata*（Thunberg）或巨斧螳螂 *Hierodula patellifera*（Serville）的干燥卵鞘。以上3种分别习称"团螵蛸""长螵蛸"及"黑螵蛸"。

[产地加工]全国大部分地区均产。深秋至次春采集，除去杂质，蒸至虫卵死后干燥。

[炮制品]桑螵蛸：除去杂质，蒸透，干燥。用时剪碎。

[饮片辨识]

1. 团螵蛸：本品略呈圆柱形或半圆形，由多层膜状薄片叠成。表面浅黄褐色，上面带状隆起不明显，底面平坦或有凹沟。体轻，质松而韧，横断面可见外层为海绵状，内层为许多放射状排列的小室。室内各有一个细小椭圆形卵，深棕色，有光泽；气微腥，味淡或微咸。

2. 长螵蛸：本品略呈长条形，一端较细。表面灰黄色，上面带状隆起明显，两侧各有一条暗棕色浅沟和斜向纹理，质硬而脆。

3. 黑螵蛸：本品略呈平行四边形。表面灰褐色，上面带状隆起明显，两侧有斜向纹理，近尾端微向上翘，质硬而韧。

桑螵蛸的辨识要点：膜片层叠内有卵，体轻质松海绵状。（图18-3）

本品以完整、色黄褐、卵未孵化者为佳。

金 樱 子

[来源] 本品为蔷薇科植物金樱子 *Rosa laevigata* Michx. 的干燥成熟果实。

[产地加工] 主产于四川、湖南、广东、江西。10~11月果实成熟变红时采收，干燥，除去毛、刺。

[炮制品] 金樱子肉：取净金樱子，略浸，润透，纵切两瓣，除去毛、核，干燥。

[饮片辨识]

金樱子肉：本品呈倒卵圆形纵剖瓣。表面红黄色或红棕色，有凸起的棕色小点。顶端有花萼残基，下部渐尖，花托壁厚1~2mm，内面淡黄色，残存淡黄色绒毛。气微，味甘，微涩。

辨识要点：**外有小点似花瓶，内面淡黄残存毛。**

本品以个大、色红黄者为佳。

海 螵 蛸

[来源] 本品为乌贼科动物无针乌贼 *Sepiella maindroni* de Rochebrune 或金乌贼 *Sepia esculenta* Hoyle 的干燥内壳。

[产地加工] 主产于浙江、江苏、广东、福建。收集乌贼鱼的骨状内壳，洗净，干燥。

[炮制品] 海螵蛸：除去杂质，洗净，干燥，砸成小块。

[饮片辨识]

海螵蛸：本品多为不规则或类方形小块，类白色或微黄色，有细密波状横层纹。体轻，质松，易折断，断面粉质，显疏松层纹。味淡。（图18-4）

辨识要点：**黄白小块有层纹，体轻质松显粉性。**

本品以色白者为佳。

莲 子

[来源] 本品为睡莲科植物莲 *Nelumbo nucifera* Gaertn. 的干燥成熟种子。

[产地加工] 主产于湖南、福建、江苏、浙江。秋季果实成熟时，采割莲房，取出果实，除去果皮，干燥，或除去莲子心后干燥。

[炮制品] 莲子：略浸，润透，切开，去心，干燥。

[饮片辨识]

莲子：本品略呈椭圆形或类球形。表面浅黄棕色至红棕色，有细纵纹和较宽的脉纹。一端中心呈乳头状凸起，深棕色，多有裂口，其周边略下陷。质硬，种皮薄，不易剥离。子叶2，黄白色，肥厚，中有空隙。气微，味甘，微涩；莲子心味苦。

辨识要点：**棕色椭圆有脉纹，一端开口内中空。**

本品以个大、饱满者为佳。

附药：莲须

[来源] 本品为睡莲科植物莲 *Nelumbo nucifera* Gaertn. 的干燥雄蕊。

[饮片辨识]

莲须：本品呈线状。花药扭转，纵裂，淡黄色或棕黄色。花丝纤细，稍弯曲，长1.5~1.8cm，淡紫色。气微香，味涩。

辨识要点：花丝纤细稍弯曲，花药扭转呈纵裂。

附药：莲房

[来源] 本品为睡莲科植物莲 *Nelumbo nucifera* Gaertn. 的干燥花托。

[炮制品] 莲房：取净莲房，洗净，晒干。

莲房炭：取净莲房，切碎，按煅炭法制炭。

[饮片辨识]

1. 莲房： 本品呈倒圆锥形或漏斗状，多撕裂。表面灰棕色至紫棕色，具细纵纹和皱纹，顶面有多数圆形孔穴，基部有花梗残基。质疏松，破碎面海绵样，棕色。气微，味微涩。

辨识要点：棕色质松海绵样，顶生孔穴漏斗状。

2. 莲房炭： 本品形如莲房，呈黑褐色。

附药：莲子心

[来源] 本品为睡莲科植物莲 *Nelumbo nucifera* Gaertn. 的成熟种子中的干燥幼叶及胚根。

[炮制品] 莲子心：剖开莲子，取子叶及胚根，晒干。

[饮片辨识]

莲子心：本品略呈细圆柱形。幼叶绿色，一长一短，卷成箭形，先端向下反折，两幼叶间可见细小胚芽。胚根圆柱形，黄白色。质脆，易折断，断面有数个小孔。气微，味苦。

辨识要点：长短绿叶间胚芽，黄白胚根圆柱形。

附药：荷叶

[来源] 本品为睡莲科植物莲 *Nelumbo nucifera* Gaertn. 的干燥叶。

[炮制品] 荷叶：取荷叶，喷水，稍润，切丝，干燥。

荷叶炭：取净荷叶，按煅炭法煅成炭。

[饮片辨识]

1. 荷叶： 本品呈不规则的丝状，上表面深绿色或黄绿色，较粗糙。下表面淡棕色，较光滑，叶脉明显凸起，质脆易破碎。稍有清香，味微苦。

辨识要点：上表绿色下面棕，叶脉凸起质脆碎。

2. 荷叶炭： 本品呈不规则的片状，表面棕褐色或黑褐色，气焦香，味涩。

附药：荷梗

[来源] 本品为睡莲科植物莲 *Nelumbo nucifera* Gaertn. 的叶柄或花柄。

[炮制品] 荷梗：除去荷叶及莲蓬，洗净，晒干。

[饮片辨识]

荷梗：本品呈近圆柱，具深浅不等的纵沟纹，并疏生短刺状凸起。体轻、质脆，易折断，断面可见数个大小不等的孔道。气微，味淡。

辨识要点：圆柱有沟生短刺，体轻易折有孔道。

附药：石莲子

[来源] 本品为睡莲科植物莲 *Nelumbo nucifera* Gaertn. 的经霜老熟干燥果实。

[炮制品] 石莲子：除去杂质，洗净，干燥。

石莲肉：取净石莲子，砸开，去壳及心，取净肉；或煮软后，切开，去壳及心，取净肉。

[饮片辨识]

1. 石莲子：本品呈卵圆形或椭圆形，两端略尖，表面灰棕色或黑棕色，平滑，被白色粉霜，果实极坚硬，不易破开，砸开后可见椭圆形种子1粒，种皮红褐色，不易剥离。种子的一端具凸起的帽状物，种仁两瓣，淡黄白色，显粉性，胚绿色。无臭，味涩，微甜。

辨识要点：黑色椭圆被白霜，皮硬坚实不易破。

2. 石莲肉：本品种皮红褐色，种仁淡黄白色，无臭，味涩，微甜。

芡 实

[来源] 本品为睡莲科植物芡 *Euryale ferox* Salisb. 的干燥成熟种仁。

[产地加工] 主产于江苏、山东、湖南、湖北、四川。秋末冬初采收成熟果实，除去果皮，取出种子，洗净，再除去硬壳（外种皮），晒干。

[炮制品] 芡实：除去杂质即可。

麸炒芡实：取净芡实，按麸炒法炒至微黄色。

[饮片辨识]

1. 芡实：本品呈类球形，多为破粒，完整者直径 5～8mm。表面有棕红色内种皮，一端黄白色，约占全体的1/3，有凹点状的种脐痕，除去内种皮显白色，质硬，断面白色，有粉性。

辨识要点：一端棕红类球形，质硬粉性断面白。

2. 麸炒芡实：本品形如芡实，表面黄色或微黄色，味淡，微酸。

本品以颗粒饱满、断面色白、粉性足者为佳。

刺 猬 皮

[来源] 本品为刺猬科动物刺猬 *Erinaceus europaeus* Linnaeus 或达乌尔猬 *Hemiechinus* dauricus Sundevall 的干燥外皮。

[产地加工] 全国大部分地区均产。全年可捕捉。将皮剥下，阴干。

[炮制品] 刺猬皮：取刺猬皮，用碱水浸泡，将污垢洗刷干净，再用清水洗净，润透，剁成小方块，干燥。

滑石粉炒刺猬皮：取刺猬皮，按滑石粉炒法炒至黄色、鼓起、皮卷曲、刺尖秃，取出，放凉。每100kg刺猬皮，用滑石粉40kg。

[饮片辨识]

1. 刺猬皮：本品呈多角形板刷状或直条状，有的边缘卷曲成筒状或盘状。外表面密生错综交叉的针状硬刺，灰白色、黄色或灰褐色，长1.5~2.5cm，腹面有软毛。内表面灰棕色或棕褐色，有点状凸起，偶有筋肉残留。具特殊的腥臭味。

辨识要点：密生交叉针状刺，质地坚韧气腥臭。

2. 滑石粉炒刺猬皮：本品形如刺猬皮，外表片质地发泡，鼓起，黄色，刺体膨胀，刺尖秃，易折断，边缘皮毛脱落，呈焦黄色。

本品以肉质刮净、刺毛整洁者为佳。

椿 皮

[来源] 本品为苦木科植物臭椿 *Ailanthus altissima* （Mill.）Swingle 的干燥根皮或干皮。

[产地加工] 主产于浙江、江苏、湖北、河北。全年均可剥取，晒干，或刮去粗皮晒干。

[炮制品] 椿皮：除去杂质，洗净，润透，切成丝或段，干燥。

麸炒椿皮：取椿皮丝（段），按麸炒法炒至微黄色。

[饮片辨识]

1. 椿皮：本品呈不规则的丝条状或段状。外表面灰黄色或黄褐色，粗糙，有多数纵向皮孔样凸起和不规则纵、横裂纹，除去粗皮者显黄白色。内表面淡黄色，较平坦，密布梭形小孔或小点。气微，味苦。

辨识要点：外皮粗糙有裂纹，内表平坦具小孔。

2. 麸炒椿皮：本品形如椿皮丝（段），表面黄色或褐色，微有香气。

本品以皮厚、无粗皮、色黄白者为佳。

鸡 冠 花

[来源] 本品为苋科植物鸡冠花 *Celosia cristata* L. 的干燥花序。

[产地加工] 全国大部分地区均产。秋季花盛开时采收，晒干。

[炮制品] 鸡冠花：除去杂质和残茎，切段。

鸡冠花炭：取净鸡冠花，按炒炭法炒至焦黑色。

[饮片辨识]

1. 鸡冠花：本品呈不规则的块段。扁平，有的呈鸡冠状。表面红色、紫色或黄白色。可见黑色扁圆肾形的种子。气微味淡。

辨识要点：扁平花序似鸡冠，黑色种子呈肾形。

2. 鸡冠花炭：本品形如鸡冠花。表面黑褐色，内部焦褐色。可见黑色种子，具有焦香气，味苦。

本品以朵大而扁、色泽鲜明者为佳。

思考与练习

1. 南、北五味子如何鉴别？
2. 收涩药中果实种子类中药有哪些？如何鉴别？

第十九章　涌吐药 ▷▷▷

【实训要求】

了解：常山、瓜蒂、胆矾的来源、饮片的基本特征。

常　山

[来源] 本品为虎耳草科植物常山 *Dichroa febrifuga* Lour. 的干燥根。

[产地加工] 主产于四川、贵州。秋季采挖，除去须根，洗净晒干，切薄片。

[炮制品] 常山：除去杂质，分开大小，浸泡，润透，切薄片，晒干。

炒常山：取常山片，按清炒法炒至色变深。

[饮片辨识]

1. 常山：本品呈不规则薄片，外表片淡黄色，无外皮。切面黄白色，有放射状纹理。质硬，气微，味苦。

辨识要点：外皮易剥质坚硬，切面纹理放射状。

2. 炒常山：本品形如常山片，表面黄色。

本品以切面黄白色、味苦者为佳。

附药：蜀漆

[来源] 本品为虎耳草科植物常山 *Dichroa febrifuga* Lour. 的嫩枝叶。

[产地加工] 主产于四川、贵州。夏季采收，晒干。

[炮制] 蜀漆：除去杂质，洗净，润软，切段，干燥。

[饮片辨识]

蜀漆：本品茎圆柱形或微具不规则的棱，灰绿色至淡灰棕色，可见交互对生的叶和叶痕，表面有细微的纵纹；体轻，质硬脆，折断面纤维状。木质部淡黄色或淡黄绿色，中空，嫩茎心大。叶皱缩，多破碎或脱落，灰绿色至灰棕绿色。完整叶展平后呈长椭圆形；叶缘除基部外具细锯齿，上表面被疏短毛，下表面仅脉上具短毛；有叶柄。气微，味淡，微涩。

甜 瓜 蒂

[来源] 本品为葫芦科植物甜瓜 *Cucumis melo* L. 的干燥果蒂。

[产地加工] 全国各地均产。夏、秋季果熟时采收，取下果蒂，阴干。

[炮制品] 瓜蒂：除去杂质，洗净，阴干。

［饮片辨识］

瓜蒂：本呈圆柱形，多扭曲。表面黄褐色或黄绿色，具纵棱，接近果实的一端渐膨大，边缘反卷。质硬而韧，不易折断，断面纤维性。气微，味苦。

辨识要点：果柄圆柱多扭曲，一端膨大质坚韧。

本品以色黄褐、味苦者为佳。

胆 矾

［来源］本品为开采铜、铅、锌等矿物时选取。硫酸盐类矿物胆矾族胆矾，主含水硫酸铜（$CuSO_4 \cdot 5H_2O$）。

［产地加工］主产于云南、山西。全年均可采收。

［炮制品］胆矾：净制，拣去杂质，捣成小块。

［饮片辨识］

胆矾：呈不规则斜方形棱柱状结晶体，大小不一。深蓝色或淡蓝色，半透明，有玻璃样光泽。质脆，易碎，碎块呈棱柱状。无臭，味涩。

辨识要点：蓝色晶体半透明。

本品以块大、色深蓝、半透明者为佳。

藜 芦

［来源］本品为百合科植物藜芦 *Veratrum nigrum* L.、牯岭藜芦 *Veratrum schindleri* Loes. f.［Veratrum cavaleriei Loes. f.］、毛穗藜芦 *Veratrum maackii* Regel［Veratrum mand- schuricum Loes. f.］、兴安藜芦 *Veratrum Dahuricum*（*Turcz.*）Loes. f.［Veratrum Album L. var. Dahuricum Turcz.］及毛叶藜芦 *Veratrum grandiforum*（*Maxim.*）Loes. f［Veratrum puberulum Loes. f］的根及根茎。

［产地加工］藜芦主产于山西、河南、山东、辽宁等地；牯岭藜芦主产于江苏、浙江、安徽、江西等地；毛穗藜芦主产于辽宁、吉林、黑龙江；兴安藜芦产于东北各省；毛叶藜芦产于浙江、江西、湖北、湖南、台湾等地。5~6月未抽花葶前采挖，除去叶，洗净晒干或开水浸烫后晒干或烘干。本品气微，味苦、辛，有刺喉感；粉末有强烈的催嚏性。

［饮片辨识］

藜芦：本品根茎短粗，表面褐色。上端残留棕色纤维状的叶基，下面丛生须根。表面黄白色或灰褐色，上端有细密的横皱纹，下端多纵皱纹。质脆，易折断，断面白色，粉性，中心有一淡黄色的木质部，易与皮部分离。气微，味辛，极苦，粉末有强烈的催嚏性。

辨识要点：根茎粗短生须根，上端横纹下纵纹。

本品以根粗坚实、断面粉性者为佳。

思考与练习

1. 常山的饮片特征的是什么？
2. 胆矾的主要成分是什么？

第二十章 攻毒杀虫止痒药 ▷▷▷

【实训要求】

了解： 硫黄、土荆皮、雄黄的来源、饮片的基本特征。

雄 黄

[来源] 本品为硫化物类矿物雄黄族雄黄，主含二硫化二砷（As_2S_2）。

[产地加工] 主产于湖南、湖北、贵州。采挖后，除去杂质。

[炮制品] 雄黄粉：取雄黄按水飞法水飞，晾干。

[饮片辨识]

雄黄粉： 手质松脆，捏即成粉，橙黄色，无光泽。微有特异的臭气，味淡。

辨识要点：橙黄色，蒜臭气，燃烧之后变成砒。

本品以色红、有光泽者为佳。

硫 黄

[来源] 本品为自然元素类矿物硫族自然硫，采挖后，加热熔化，除去杂质；或用含硫矿物经加工制得。

[产地加工] 主产于山西、河南、山东。采挖后，加热融化，除去杂质，或用含硫矿物经加工制得。

[炮制品] 硫黄：除去杂质，敲成碎块。

制硫黄：取净硫黄块，与豆腐同煮，至豆腐显黑绿色时，取出，漂净，阴干。每100kg硫黄，用豆腐200kg。

[饮片辨识]

1. 硫黄： 不规则块状。黄色或略呈绿黄色。表面不平坦，呈脂肪光泽，常有多数小孔。用手握紧置于耳旁，可闻轻微的爆裂声。体轻，质松，易碎，断面常呈针状结晶形。有特异的臭气，味淡。（图20-1）

辨识要点：表面黄色有小孔，断面针晶有臭气。

2. 制硫黄： 不规则的结晶块，表面黄褐色或黄绿色，臭气不明显。

辨识要点：表面黄色有小孔，断面针晶臭气小。

本品以色黄、光亮、质松脆者为佳。

白 矾

[来源] 本品为硫酸盐类矿物明矾石经加工提炼制成。主含含水硫酸铝钾〔KAl$(SO_4)_2 \cdot 12H_2O$〕。

[产地加工] 主产于甘肃、山西、湖北、安徽、浙江。全年均可采挖，将采得的明矾使用水溶解，滤过，滤液加热浓缩，放冷后所得结晶即为白矾。

[炮制品] 白矾：除去杂质，用时捣碎。

枯矾：取净白矾，按明煅法煅至松脆。

[饮片辨识]

1. 白矾：呈不规则块状或粒状。无色或淡黄白色，透明或半透明。表面略平滑或凹凸不平，具细密纵棱，有玻璃样光泽。质硬而脆。气微，味酸、微甘而极涩。

辨识要点：块状色浅能透明，细密纵棱味酸涩。

2. 枯矾：呈不透明白色蜂窝状或海绵状固体块状物或细粉，无结晶样物质，体轻质松，手捻易碎，味酸涩。

辨识要点：白色蜂窝不透明，手捻易碎体轻松。

本品以块大、无色透明者为佳。

附药：皂矾

[来源] 本品为硫酸盐类矿物水绿矾的矿石。主含含水硫酸亚铁（$FeSO_4 \cdot 7H_2O$）。

[炮制品] 皂矾：取原药材，除去杂质，打碎。

煅皂矾：取净皂矾，按明煅法煅至红透。

[饮片辨识]

1. 皂矾：本品为不规则碎块。浅绿色或黄绿色，半透明，具光泽，表面不平坦。质硬脆，断面具玻璃样光泽。有铁锈气，味先涩后微甜。

辨识要点：表面不平颜色绿，玻璃光泽铁锈气。

2. 煅皂矾：本品为赤红色粉末，略有醋味。

蛇 床 子

[来源] 本品为伞形科植物蛇床 *Cnidium monnieri*（L.）Cuss. 的干燥成熟果实。

[产地加工] 全国大部分地区均产。夏、秋二季果实成熟时采收，除去杂质，晒干。

[炮制品] 蛇床子：除去杂质，晒干。

[饮片辨识]

蛇床子：本品为双悬果，呈椭圆形。表面灰黄色或灰褐色，顶端有 2 枚向外弯曲的柱基，基部偶有细梗。分果的背面有薄而凸起的纵棱 5 条，接合面平坦，有 2 条棕色略凸起的纵棱线。果品松脆，揉搓易脱落。种子细小，灰棕色，显油性。气香，味辛凉，有麻舌感。

辨识要点：**双悬果背 5 纵棱，香气较弱味辛凉。**

本品以颗粒饱满、灰黄色、香气浓者为佳。

土 荆 皮

[来源] 本品为松科植物金钱松 *Pseudolarix amabilis*（Nelson）Rehd. 的干燥根皮或近根树皮。

[产地加工] 主产于浙江、安徽、江苏。多为栽培，夏季剥取，晒干。

[炮制品] 土荆皮：洗净，略润，切丝，干燥。

[饮片辨识]

土荆皮：本品呈条片状或卷筒状。外表面灰黄色，有时可见灰白色横向皮孔样凸起。内表面黄棕色至红棕色，具细纵纹。切面淡红棕色至红棕色，有时可见有细小白色结晶，可层层剥离。气微，味苦而涩。

辨识要点：**表面灰黄有皮孔，切面红棕有结晶。**

本品以色红棕者为佳。

附药：木槿皮

[来源] 本品为锦葵科植物木槿 *Hibiscus syriacus* L. 的干燥树皮。

[炮制品] 木槿皮：除去杂质，洗净，润透，切段，晒干。

[饮片辨识]

木槿皮：本品多呈槽状或单筒状，长短不一。外表面青灰白色或灰褐色，有弯曲的纵皱纹点状小凸起（皮孔）。内表面淡黄白色，光滑，有细纵纹。质韧，断面强纤维性。气微，味淡。

辨识要点：**外表灰色皱纹弯，质韧断面纤维性。**

蜂 房

[来源] 本品为胡蜂科昆虫果马蜂 *Polistes olivaceous*（DeGeer）、日本长脚胡蜂 *Polistes japonicus* Saussure 或异腹胡蜂 *Parapolybia varia* Fabricius 的巢。

[产地加工] 全国大部分地区均产。秋、冬二季采收，晒干或略蒸，除去死蜂死蛹，晒干。

[炮制品] 蜂房：除去杂质，剪块。

[饮片辨识]

蜂房：本品呈圆盘状或不规则的扁块状，有的似莲房状，大小不一。表面灰白色或灰褐色。腹面有多数整齐的六角形房孔，背面有 1 个或数个黑色短柄。体轻，质韧，略有弹性。气微，味辛淡。

辨识要点：**体轻质韧扁块状，六角房孔排列齐。**

本品以色灰白、体轻、稍有弹性者为佳。

附药：蜂蜡

[来源] 本品为蜜蜂科昆虫中华蜜蜂 *Apis cerana* Fabricius 或意大利蜂 *Apis mellifera* Linnaeus 分泌的蜡。

[炮制品] 蜂蜡：将蜂巢置水中加热，滤过，冷凝取蜡或再精制而成。

[饮片辨识]

蜂蜡：本品为不规则团块，大小不一。呈黄色、淡黄棕色或黄白色，不透明或微透明，表面光滑。体较轻，蜡质，断面沙粒状，用手搓捏能软化。有蜂蜜样香气，味微甘。

辨识要点：表面光滑质地轻，蜂蜜香气味微甘。

樟　脑

[来源] 本品为樟科植物樟 *Cinnamomum camphora*（L.）Presl. 的枝、干、叶及根部，经提炼制得的颗粒状结晶（天然樟脑）或用化学合成法制得（合成樟脑）。

[产地加工] 主产于长江以南地区及西南地区，以台湾产量最大、质量亦佳。多在 9~12 月砍伐老树，锯劈成碎片，置蒸馏器中进行蒸馏，冷却后即得粗制樟脑，再经升华精制而得精致樟脑。

[炮制品] 樟脑：自樟科植物中提取。

[饮片辨识]

樟脑：本品为白色结晶性粉末或无色半透明的硬块。有刺激性特臭，味初辛而后清凉。在常温中易挥发，燃烧时发生黑烟及有光的火焰。

辨识要点：白色结晶有特臭。

蟾　酥

[来源] 本品为蟾蜍科动物中华大蟾蜍 *Bufo bufo gargarizans* Cantor 或黑眶蟾蜍 *Bufo melanostictus* Schneider 的干燥分泌物。

[产地加工] 主产于山东、河北、江苏、浙江。多于夏、秋二季捕捉蟾蜍，洗净，挤取耳后腺及皮肤腺的白色浆液，加工，干燥，捣碎，加白酒浸渍，时常搅动至呈稠膏状，干燥，粉碎，即成蟾酥粉。

[炮制品] 蟾酥粉：取蟾酥，捣碎，加白酒浸渍，时常搅动至呈稠膏状，干燥，粉碎。

[饮片辨识]

1. 蟾酥：本品呈扁圆形团块状或片状。棕褐色或红棕色。团块状者质坚，不易折断，断面棕褐色，角质状，微有光泽；片状者质脆，易碎，断面红棕色，半透明。气微腥，味初甜而后有持久的麻辣感，粉末嗅之作嚏。

辨识要点：棕色团状或片状，角质易碎气微腥。

2. 蟾酥粉：气微腥，味初甜而后有持久的麻辣感，粉末嗅之作嚏。

本品以色红棕、断面角质状、半透明者为佳。

附药：蟾皮

［来源］本品为蟾蜍科动物中华大蟾蜍 *Bufo bufo gargarizans* Cantor 或黑眶蟾蜍 *Bufo melanostictus* Schneider 除去内脏的干燥体。

［炮制品］蟾皮：取原药材，除去杂质及灰屑，切去头爪，切成小块或片，洗净，干燥。

制蟾皮：取砂子置锅内，用武火炒热后加入净蟾皮块，拌炒至焦黄发泡时，取出筛去砂子，放凉。

［饮片辨识］

1. 蟾皮：本品呈扁平片状。外皮粗糙，多疣状凸起，背部灰褐色，腹部黄白色，有明显的黑色斑纹。质韧，不易折断。气腥臭，味咸而麻舌。

辨识要点：外皮粗糙疣凸起，质韧难折气腥臭。

2. **制蟾皮：**形同蟾皮块或片，表面焦黄色，内面淡黄色，有泡状凸起，可见麻点花纹。质轻而脆。

附药：守宫

［来源］本品为壁虎科动物无蹼壁虎 *Gekko swinhonis* Gunther 或其他几种壁虎的干燥全体。

［产地加工］夏、秋二季捕捉。捕捉后处死，用竹片贯穿头腹，将尾用绳固定于竹片上撑开，然后用微火烤干或晒干。

大　蒜

［来源］本品为百合科植物大蒜 *Allium sativum* L. 的鳞茎。

［产地加工］全国各地均产。大蒜夏季叶枯时采挖，除去须根和泥沙，通风晾晒至外皮干燥。

［炮制品］大蒜：除去须根和泥沙，通风晾晒至外皮干燥。

［饮片辨识］

大蒜：本品呈类球形。表面被白色、淡紫色或紫红色的膜质鳞皮。顶端略尖，中间有残留花葶，基部有多数须根痕。剥去外皮，可见独头或 6~16 个瓣状小鳞茎，着生于残留花茎基周围。鳞茎瓣略呈卵圆形，外皮膜质，先端略尖，一面弓状隆起，剥去皮膜，白色，肉质。气特异，味辛辣，具刺激性。

辨识要点：蒜瓣白色味辛辣。

思考与练习

1. 如何鉴别雄黄粉？
2. 如何鉴别蛇床子？

第二十一章　拔毒化腐生肌药 ▷▷▷▷

【实训要求】

了解：红粉、炉甘石、硼砂的来源、饮片的基本特征。

红　粉

[来源] 本品为红氧化汞（HgO）。

[产地加工] 主产于河北、湖北、湖南、江苏。以水银、火硝、白矾为原料加工而成的红色升华物。

[饮片辨识]

红粉：本品为橙红色片状或粉状结晶，片状的一面光滑略具光泽，另一面较粗糙。粉末橙色。质硬，性脆；遇光颜色逐渐变深。气微。

辨识要点：橙黄块状或粉末，质重而脆略光泽。

本品以色红、块片不碎、有光泽者为佳。

轻　粉

[来源] 本品为氯化亚汞（Hg_2Cl_2）。

[产地加工] 主产于湖南、湖北、云南。以水银、白矾、食盐等经升华法炼制而成。

[炮制品] 轻粉：取原药材，除去杂质，碾成细粉。

[饮片辨识]

轻粉：本品为白色有光泽的鳞片状或雪花状结晶，或结晶性粉末；遇光颜色缓缓变暗。

辨识要点：白色片状结晶体，体轻无臭有光泽。

本品以色白、片大、质轻、明亮有光泽者为佳。

附药：水银

[来源] 本品为液态金属汞，主含汞（Hg）。

[炮制品] 水银。

[饮片辨识]

水银：本品为银白色液体，具金属光泽，不透明，质重，易流动或分裂成小球，流过处不留污痕，不粘手，遇热易挥发，无臭。

辨识要点：银白液态质量重，易裂成球可挥发。

砒 石

[来源] 本品为氧化物类矿物砷华或硫化物类矿物毒砂、雄黄、雌黄经加工制成的三氧化二砷（As_2O_3）。

[产地加工] 主产于江西、湖南、广东、贵州。采挖后，除去杂石。药材分白砒（白信石）与红砒（红信石）两种，二者三氧化二砷（As_2O_3）的含量均在96%以上，但前者更纯，后者还含有少量硫化砷等红色矿物质。药用以红砒为主。砒石升华的精制品即砒霜。

[炮制品] 砒石：取原材料，除去杂质，碾细。

制砒石：取原药材，砸成小块，用白面包裹，置热锅内，不断翻动，用文火炒至微黄色，剥掉白面。

[饮片辨识]

砒石：砒石有红、白之分。药用以红砒为主，呈不规则块状，淡红色、淡黄色或红、黄相间。略透明或不透明，具玻璃样光泽或绢丝样光泽或无光泽。质脆，易砸碎，断面凹凸不平或呈层状。气无，烧之，有蒜样臭气。极毒，不能口尝。

辨识要点：气无烧之蒜臭气，砒石极毒不能尝。

白砒以块状、色白、有晶莹直纹、无滓者为佳。红砒以块状、色红润、有晶莹直纹、无滓者为佳。研细粉用。

铅 丹

[来源] 本品为纯铅经加工制成的氧化物，也称红丹。主要含四氧化三铅（Pb_3O_4）。

[产地加工] 主产于河南、广东、福建。

[炮制品] 除去杂质。

[饮片辨识]

铅丹：本品应为橙红色或橙黄色粉末，光泽暗淡，不透明，质重，用手指搓揉，先有沙性触感，后觉细腻，能使手指染成橙黄色。有金属性辛味。

辨识要点：橙色粉末光泽暗，质重染手有辛味。

本品以细腻光滑、色橙红、无粗粒者为佳。

附药：密陀僧

[来源] 为粗制氧化铅。将铅熔融后，用长铁棍在熔铅中旋转几次，部分熔铅附于铁棍上，然后取出浸入冷水中，熔铅冷却后变成氧化铅固体，即为密陀僧。

[炮制品] 密陀僧：除去杂质，打碎。

[饮片辨识]

密陀僧：本品呈不规则的块状，大小不一。橙红色，镶嵌着具有金属光泽的小块，对光照之闪闪发光。表面粗糙，有时一面呈橙黄色而略平滑。质硬体重，易砸碎，断面红褐色，气无，粉末黄色。

辨识要点：质硬体重橙红色，容易砸碎粉末黄。

炉甘石

[来源] 本品为碳酸盐类矿物方解石族菱锌矿，主含碳酸锌（$ZnCO_3$）。

[产地加工] 产于广西、湖南、四川。采挖后，洗净，晒干，除去杂石，打碎。

[炮制品] 炉甘石：除去杂质，打碎。

煅炉甘石：取净炉甘石，按明煅法煅至红透，再按水飞法水飞，干燥。

[饮片辨识]

1. 炉甘石：本品为块状集合体，呈不规则的块状，灰白色或淡红色。表面粉性，无光泽，凹凸不平，多孔，似蜂窝状。体轻，易碎。气微，味微涩。

辨识要点：多孔块状似蜂窝，体轻易碎无光泽。

2. 煅炉甘石：本品呈白色、淡黄色或粉红色的粉末；体轻，质松软而细腻光滑。气微，味微涩。

本品以块大、色白或色淡红、体轻浮者为佳。

硼 砂

[来源] 本品为天然硼砂矿经净制而成的结晶，主含四硼酸钠（$Na_2B_4O_7 \cdot 10H_2O$）。

[产地加工] 主产于青海、西藏、云南、四川。采挖后，除去杂质，捣碎。

[炮制品] 硼砂：碾成细粉。

煅硼砂：将硼砂砸成小块，置锅内加热，炒至鼓起小泡成雪白色结块，取出，放凉。

[饮片辨识]

1. 硼砂：本品为菱形、短柱状结晶体组成的不整齐块状，大小不一。无色透明或白色半透明，有玻璃样光泽。日久则风化成白色粉末，不透明，微有脂肪样或土样光泽。体轻，质脆易碎。气微，味微咸、后微辛凉。

辨识要点：无色透明结晶体，风化之后不透明。

2. 煅硼砂：本品为无色半透明的结晶或白色结晶性粉末。无臭，有风化性，水溶液显碱性反应。

本品以色白、透明者为佳。

思考与练习

1. 如何鉴别砒石？

2. 如何鉴别硼砂？

附录一 药名笔画索引 ▷▷▷▷

二画

丁公藤/85
丁香/115
八角茴香/114
人工牛黄/199
人工麝香/204
人参/207
人参叶/208
儿茶/162
九节菖蒲/206
九香虫/129
刀豆/129

三画

三七/144
三棱/163
干姜/113
土大黄/144
土木香/123
土贝母/175
土牛膝/158
土荆皮/253
土茯苓/57
土鳖虫/159
大叶紫珠/147
大血藤/57
大豆黄卷/40
大青叶/53
大枣/213
大黄/71
大蒜/255

大蓟/140
大腹皮/128
山羊角/198
山麦冬/231
山豆根/59
山茱萸/242
山药/211
山银花/52
山楂/131
山慈菇/63
千年健/91
千里光/64
千金子/77
川木香/123
川木通/103
川贝母/173
川牛膝/157
川乌/80
川芎/151
川楝子/124
广金钱草/109
广藿香/93
女贞子/234
小麦/238
小金钱草/109
小茴香/114
小通草/104
小蓟/140
马齿苋/61
马勃/59

马钱子/160
马兜铃/185

四画

王不留行/158
天山雪莲/92
天仙藤/185
天冬/231
天花粉/45
天竺黄/177
天南星/169
天麻/200
木瓜/83
木香/122
木贼/41
木通/103
木槿皮/253
木蝴蝶/60
五加皮/90
五灵脂/153
五味子/238
五倍子/239
太子参/209
车前子/102
车前草/102
瓦楞子/181
牛黄/199
牛蒡子/36
牛膝/157
升麻/39
片姜黄/153

化橘红/121

月季花/159

丹参/154

乌药/124

乌梢蛇/82

乌梅/239

六神曲/131

火麻仁/73

巴豆/77

巴豆霜/77

巴戟天/218

水牛角/68

水半夏/168

水银/256

水蛭/164

五画

玉竹/233

玉米须/101

甘松/128

甘草/212

甘遂/74

艾叶/149

石韦/106

石决明/195

石莲子/246

石菖蒲/206

石斛/232

石榴皮/241

石膏/43

龙齿/190

龙骨/190

龙胆/50

龙眼肉/229

平贝母/174

北刘寄奴/162

北豆根/59

北沙参/230

四季青/65

生地黄/66

生姜/30

生姜汁/31

生姜皮/31

代赭石/197

仙茅/218

仙鹤草/146

白及/146

白术/210

白头翁/61

白芍/228

白芷/33

白花蛇舌草/63

白附子/169

白茅根/142

白矾/251

白果/187

白前/172

白扁豆/211

白蔹/64

白鲜皮/51

白薇/69

瓜蒌/175

瓜蒌子/176

瓜蒌皮/176

冬瓜子/100

冬瓜皮/100

冬虫夏草/223

冬葵子/106

玄参/67

半边莲/62

半枝莲/62

半夏/167

半夏曲/168

母丁香/115

丝瓜络/89

六画

老鹳草/89

地龙/201

地耳草/110

地肤子/105

地骨皮/69

地榆/141

地锦草/62

芒硝/72

西红花/155

西青果/60

西河柳/36

西洋参/208

百合/230

百部/184

当归/227

肉苁蓉/220

肉豆蔻/241

肉桂/113

朱砂/189

竹叶/45

竹沥/177

竹茹/176

延胡索/151

自然铜/160

伊贝母/174

血余炭/148

血竭/161

全蝎/201

合欢皮/192

合欢花/193

刘寄奴/162

羊蹄/143

关白附/170

灯心草/107

江西金钱草/109

决明子/47

守宫/255

安息香/205

冰片/204

阳起石/224

防己/87

防风/32

红大戟/75

红花/155

红芪/210

红豆蔻/116

红参/208

红粉/256

红景天/214

七画

麦冬/231

麦芽/132

远志/193

赤小豆/65

赤石脂/241

赤芍/67

芫荽/138

芫花/75

花椒/116

花蕊石/146

芥子/170

苍术/94

苍耳子/34

苍耳草/34

芡实/246

苎麻根/143

芦荟/73

芦根/44

苏木/161

苏合香/205

杜仲/219

杜仲叶/219

豆蔻/96

豆蔻壳/96

连钱草/108

连翘/52

吴茱萸/114

牡丹皮/67

牡蛎/196

体外培育牛黄/199

何首乌/229

伸筋草/83

皂角刺/171

皂矾/252

皂荚/171

佛手/125

谷芽/133

谷精草/41

龟甲/235

龟甲胶/236

辛夷/35

羌活/33

灶心土/149

沙苑子/222

沙棘/214

没药/153

沉香/123

诃子/240

补骨脂/221

灵芝/192

阿胶/228

陈皮/119

附子/112

忍冬藤/52

鸡内金/134

鸡血藤/158

鸡骨草/111

鸡冠花/247

八画

青木香/185

青风藤/84

青皮/121

青果/60

青葙子/48

青蒿/69

青黛/54

玫瑰花/126

苦杏仁/182

苦参/50

苦楝皮/135

枇杷叶/186

板蓝根/53

松子仁/74

松花粉/84

刺五加/213

刺猬皮/246

刺蒺藜/197

郁李仁/73

郁金/152

虎杖/109

昆布/179

昆明山海棠/85

明党参/209

罗布麻叶/198

罗汉果/179

败酱草/58

垂盆草/110

知母/44

使君子/135

侧柏叶/142

佩兰/93

金沸草/172

金荞麦/57

金钱白花蛇/82

金钱草/108

金银花/51

金樱子/244

乳香/153

鱼腥草/57

狗脊/91

饴糖/214

京大戟/75

炉甘石/258

油松节/84

泽兰/157

泽泻/100

建神曲/132

降香/154

细辛/33

九画

贯众/54

珍珠/199

珍珠母/195

珍珠草/111

荆芥/32

荆芥炭/32

茜草/145

荜茇/117

荜澄茄/117

草乌/81

草豆蔻/96

草果/97

茵陈/108

茯苓/98

茯苓皮/99

茯神/99

茺蔚子/156

胡芦巴/223

胡荽/35

胡黄连/70

胡椒/116

荔枝核/125

南瓜子/136

南沙参/230

枳壳/122

枳实/121

枳椇子/102

柏子仁/191

栀子/46

枸杞子/233

柿蒂/129

威灵仙/80

砒石/257

厚朴/94

厚朴花/95

砂仁/95

砂仁壳/96

牵牛子/77

轻粉/256

鸦胆子/61

韭菜子/224

虻虫/164

哈蟆油/227

骨碎补/161

钩藤/200

香加皮/101

香附/125

香橼/126

香薷/31

重楼/56

禹余粮/242

胆矾/250

胆南星/169

胖大海/178

独活/79

姜黄/152

前胡/177

首乌藤/192

炮姜/149

洋金花/188

穿山龙/86

穿山甲/165

穿心莲/53

扁豆衣/212

扁豆花/212

络石藤/88

绞股蓝/213

十画

秦艽/86

秦皮/50

蚕沙/83

莱菔子/133

莲子/244

莲子心/245

莲房/245

莲须/245

莪术/163

荷叶/245

荷梗/246

桂枝/30

桔梗/178

桃仁/155

核桃仁/223

夏枯草/46

柴胡/38

党参/208

鸭跖草/46

铁皮石斛/232

铅丹/257

臭梧桐/88

射干/59

徐长卿/80

脐带/217

狼毒/76

高良姜/115

拳参/56

益母草/156

益智仁/221

凌霄花/159

浙贝母/174

娑罗子/127

海马/226

海风藤/84

海龙/226

海金沙/105

海金沙藤/106

海狗肾/225

海桐皮/88

海浮石/181

海蛤壳/180

海螵蛸/244

海藻/179

浮小麦/237

浮萍/40

通草/104

桑叶/37

桑白皮/186

桑枝/87

桑寄生/90

桑椹/234

桑螵蛸/243

十一画

黄芩/48

黄芪/209

黄连/48

黄狗肾/226

黄药子/180

黄柏/49

黄精/233

草薢/107

菟丝子/222

菊叶三七/144

菊花/37

梅花/127

雪莲花/91

常山/249

野菊花/55

蛇床子/252

蛇蜕/82

银杏叶/187

银柴胡/70

甜瓜蒂/249

甜杏仁/183

猪苓/99

猪胆粉/64

猫爪草/173

麻黄/29

麻黄根/237

鹿角/216

鹿角胶/216

鹿角霜/217

鹿茸/215

旋覆花/172

商陆/76

羚羊角/198

淫羊藿/217

淡竹叶/45

淡豆豉/40

密陀僧/257

密蒙花/47

续断/219

绿豆/65

绿豆衣/65

十二画

琥珀/191

斑蝥/165

款冬花/184

葫芦/101

葛花/40

葛根/39

葱白/35

葶苈子/186

萹蓄/105

椒目/117

棕榈炭/147

硫黄/251

雄蚕蛾/203

雄黄/251

紫贝齿/196

紫石英/225

紫花地丁/55

紫苏子/183

紫苏叶/30

紫苏梗/30

紫河车/217

紫草/68

紫草茸/68

紫珠叶/147

紫菀/184

景天三七/145

蛤蚧/222

黑芝麻/235

黑豆/66

锁阳/220

番泻叶/72

湖北贝母/175

滑石/103

寒水石/44

十三画

墓头回/58

蒲公英/54

蒲黄/145

椿皮/247

槐花/141

槐角/142

硼砂/258

雷丸/137

雷公藤/89

路路通/85

蜈蚣/202
蜂房/253
蜂胶/215
蜂蜡/254
蜂蜜/215
蜀漆/249
矮地茶/188

十四画

蔓荆子/38
榧子/138
槟榔/136
酸枣仁/191
磁石/189
豨莶草/87
蝉蜕/37
罂粟壳/240
鲜地黄/66
漏芦/56

蜜环菌/201
熊胆粉/63

十五画

蕲蛇/81
樟脑/254
墨旱莲/234
稻芽/133
僵蚕/202
僵蛹/203
熟地黄/227
鹤虱/137
鹤草芽/137

十六画

薤白/127
薏苡仁/99
薄荷/36
橘叶/120

橘红/120
橘络/120
橘核/120

十七画

藁本/34
檀香/124

十八画以上

藕节/148
藜芦/250
覆盆子/243
礞石/182
瞿麦/104
鳖甲/236
蟾皮/255
蟾酥/254
糯稻根/238
麝香/204

附录二　药名拼音索引 ▷▷▷▷

A

矮地茶/188

艾叶/149

安息香/205

B

八角茴香/114

巴豆/77

巴豆霜/77

巴戟天/218

白扁豆/211

白矾/251

白附子/169

白果/187

白花蛇舌草/63

白及/146

白蔹/64

白茅根/142

白前/172

白芍/228

白术/210

白头翁/61

白薇/69

白鲜皮/51

白芷/33

百部/184

百合/230

柏子仁/191

败酱草/58

斑蝥/165

板蓝根/53

半边莲/62

半夏/167

半夏曲/168

半枝莲/62

北豆根/59

北刘寄奴/162

北沙参/230

荜茇/117

荜澄茄/117

萆薢/107

萹蓄/105

扁豆花/212

扁豆衣/212

鳖甲/236

槟榔/136

冰片/204

薄荷/36

补骨脂/221

C

蚕沙/83

苍耳草/34

苍耳子/34

苍术/94

草豆蔻/96

草果/97

草乌/81

侧柏叶/142

柴胡/38

蝉蜕/37

蟾皮/255

蟾酥/254

常山/249

车前草/102

车前子/102

沉香/123

陈皮/119

赤芍/67

赤石脂/241

赤小豆/65

茺蔚子/156

重楼/56

臭梧桐/88

川贝母/173

川楝子/124

川木通/103

川木香/123

川牛膝/157

川乌/80

川芎/151

穿山甲/165

穿山龙/86

穿心莲/53

垂盆草/110

椿皮/247

磁石/189

刺蒺藜/197

刺猬皮/246

刺五加/213

葱白/35

D

大豆黄卷/40
大腹皮/128
大黄/71
大蓟/140
大青叶/53
大蒜/255
大血藤/57
大叶紫珠/147
大枣/213
代赭石/197
丹参/154
胆矾/250
胆南星/169
淡豆豉/40
淡竹叶/45
当归/227
党参/208
刀豆/129
稻芽/133
灯心草/107
地耳草/110
地肤子/105
地骨皮/69
地锦草/62
地龙/201
地榆/141
丁公藤/85
丁香/115
冬虫夏草/223
冬瓜皮/100
冬瓜子/100
冬葵子/106
豆蔻/96
豆蔻壳/96
独活/79
杜仲/219

杜仲叶/219

E

阿胶/228
莪术/163
儿茶/162

F

番泻叶/72
防风/32
防己/87
榧子/138
蜂房/253
蜂胶/215
蜂蜡/254
蜂蜜/215
佛手/125
茯苓/98
茯苓皮/99
茯神/99
浮萍/40
浮小麦/237
附子/112
覆盆子/243

G

干姜/113
甘草/212
甘松/128
甘遂/74
高良姜/115
藁本/34
葛根/39
葛花/40
蛤蚧/222
钩藤/200
狗脊/91
枸杞子/233
谷精草/41
谷芽/133

骨碎补/161
瓜蒌/175
瓜蒌皮/176
瓜蒌子/176
关白附/170
贯众/54
广藿香/93
广金钱草/109
龟甲/235
龟甲胶/236
桂枝/30

H

哈蟆油/227
海风藤/84
海浮石/181
海蛤壳/180
海狗肾/225
海金沙/105
海金沙藤/106
海龙/226
海马/226
海螵蛸/244
海桐皮/88
海藻/179
寒水石/44
诃子/240
合欢花/193
合欢皮/193
何首乌/229
荷梗/246
荷叶/245
核桃仁/223
鹤草芽/137
鹤虱/137
黑豆/66
黑芝麻/235
红参/208

红大戟/75

红豆蔻/116

红粉/256

红花/155

红景天/214

红芪/210

厚朴/94

厚朴花/95

胡黄连/70

胡椒/116

胡芦巴/223

胡荽/35

葫芦/101

湖北贝母/175

虎杖/109

琥珀/191

花椒/116

花蕊石/146

滑石/103

化橘红/121

槐花/141

槐角/142

黄柏/49

黄狗肾/226

黄精/233

黄连/48

黄芪/209

黄芩/48

黄药子/180

火麻仁/73

J

鸡骨草/110

鸡冠花/247

鸡内金/134

鸡血藤/158

建神曲/132

江西金钱草/109

姜黄/152

僵蚕/202

僵蛹/203

降香/154

椒目/117

绞股蓝/213

芥子/170

金沸草/172

金钱白花蛇/82

金钱草/108

金荞麦/57

金银花/51

金樱子/244

京大戟/75

荆芥/32

荆芥炭/32

景天三七/145

九节菖蒲/206

九香虫/129

韭菜子/224

桔梗/178

菊花/37

菊叶三七/144

橘核/120

橘红/120

橘络/120

橘叶/120

瞿麦/104

决明子/47

K

苦参/50

苦楝皮/135

苦杏仁/182

款冬花/184

昆布/179

昆明山海棠/85

L

莱菔子/133

狼毒/76

老鹳草/89

雷公藤/89

雷丸/137

藜芦/250

荔枝核/125

连钱草/108

连翘/52

莲房/245

莲须/245

莲子/244

莲子心/245

灵芝/192

凌霄花/159

羚羊角/198

刘寄奴/162

硫黄/251

六神曲/131

龙齿/190

龙胆/50

龙骨/190

龙眼肉/229

漏芦/56

芦根/44

芦荟/73

炉甘石/258

鹿角/216

鹿角胶/216

鹿角霜/217

鹿茸/215

路路通/85

绿豆/65

绿豆衣/65

罗布麻叶/198

罗汉果/179

络石藤/88

M

麻黄/29

麻黄根/237

马勃/59

马齿苋/61

马兜铃/185

马钱子/160

麦冬/231

麦芽/132

蔓荆子/38

芒硝/72

猫爪草/173

没药/153

玫瑰花/126

梅花/127

虻虫/164

礞石/182

密蒙花/47

密陀僧/257

蜜环菌/201

明党参/209

墨旱莲/234

母丁香/115

牡丹皮/67

牡蛎/196

木瓜/83

木蝴蝶/60

木槿皮/253

木通/103

木香/122

木贼/41

墓头回/58

N

南瓜子/136

南沙参/230

牛蒡子/36

牛黄/199

牛膝/157

女贞子/234

糯稻根/238

O

藕节/148

P

胖大海/178

炮姜/149

佩兰/93

硼砂/258

砒石/257

枇杷叶/186

片姜黄/153

平贝母/174

蒲公英/54

蒲黄/145

Q

脐带/217

蕲蛇/81

千金子/77

千里光/64

千年健/91

牵牛子/76

铅丹/257

前胡/177

芡实/246

茜草/145

羌活/33

秦艽/86

秦皮/50

青黛/54

青风藤/84

青果/60

青蒿/69

青木香/185

青皮/121

青葙子/48

轻粉/256

全蝎/201

拳参/56

R

人工牛黄/199

人工麝香/204

人参/207

人参叶/208

忍冬藤/52

肉苁蓉/220

肉豆蔻/241

肉桂/113

乳香/153

S

三棱/163

三七/144

桑白皮/186

桑寄生/90

桑螵蛸/243

桑椹/234

桑叶/37

桑枝/87

沙棘/214

沙苑子/222

砂仁/95

砂仁壳/96

山慈菇/63

山豆根/59

山麦冬/231

山羊角/198

山药/211

山银花/52

山楂/131

山茱萸/242

商陆/76

蛇床子/252

蛇蜕/82
射干/59
麝香/204
伸筋草/83
升麻/39
生地黄/66
生姜/30
生姜皮/31
生姜汁/31
石菖蒲/206
石膏/43
石斛/232
石决明/195
石莲子/246
石榴皮/241
石韦/106
使君子/135
柿蒂/129
守宫/255
首乌藤/192
熟地黄/227
蜀漆/249
水半夏/168
水牛角/68
水银/256
水蛭/164
丝瓜络/89
四季青/65
松花粉/84
松子仁/74
苏合香/205
苏木/161
酸枣仁/191
娑罗子/127
锁阳/220

T

太子参/209

檀香/124
桃仁/155
体外培育牛黄/199
天冬/231
天花粉/45
天麻/200
天南星/169
天山雪莲/92
天仙藤/185
天竺黄/177
甜瓜蒂/249
甜杏仁/183
铁皮石斛/232
葶苈子/186
通草/104
土贝母/175
土鳖虫/159
土大黄/144
土茯苓/57
土荆皮/253
土木香/123
土牛膝/158
菟丝子/222

W

瓦楞子/181
王不留行/158
威灵仙/80
乌梅/239
乌梢蛇/82
乌药/124
芫荽/138
吴茱萸/114
蜈蚣/202
五倍子/239
五加皮/90
五灵脂/153
五味子/238

X

西河柳/36
西红花/155
西青果/60
西洋参/208
豨莶草/87
细辛/33
夏枯草/46
仙鹤草/146
仙茅/218
鲜地黄/66
香附/125
香加皮/101
香薷/31
香橼/126
小茴香/114
小蓟/140
小金钱草/109
小麦/238
小通草/104
薤白/127
辛夷/35
雄蚕蛾/203
雄黄/251
熊胆粉/63
徐长卿/80
续断/219
玄参/67
旋覆花/172
雪莲花/91
血竭/161
血余炭/148

Y

鸦胆子/61
鸭跖草/46
延胡索/151
芫花/75

羊蹄/143

阳起石/224

洋金花/188

野菊花 /55

伊贝母/174

饴糖/214

益母草/156

益智仁/221

薏苡仁/99

茵陈/108

银柴胡/70

银杏叶/187

淫羊藿/217

罂粟壳/240

油松节/84

鱼腥草/57

禹余粮/242

玉米须/101

玉竹/233

郁金/152

郁李仁/73

远志/193

月季花/159

Z

皂矾/252

皂荚/171

皂角刺/171

灶心土/149

泽兰/157

泽泻/100

樟脑/254

浙贝母/174

珍珠/199

珍珠草/111

珍珠母/196

知母/44

栀子/46

枳椇子/102

枳壳/122

枳实/121

朱砂/189

猪胆粉/64

猪苓/99

竹沥/177

竹茹/176

竹叶/45

苎麻根/143

紫贝齿/196

紫草/68

紫草茸/68

紫河车/217

紫花地丁/55

紫石英/225

紫苏梗/30

紫苏叶/30

紫苏子/183

紫菀/184

紫珠叶/147

自然铜/160

棕榈炭/147

附　图 ▷▷▷▷

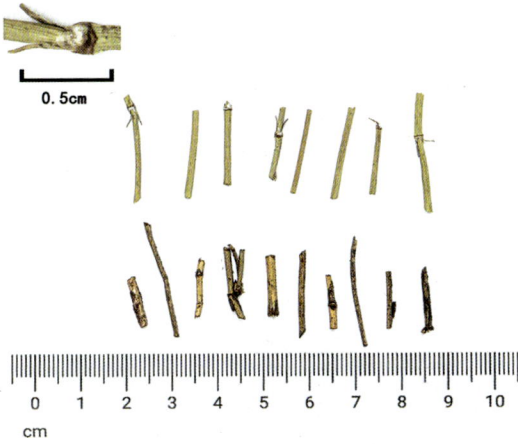

图1-1　麻黄（上）　蜜麻黄（下）

细节图：麻黄（节上有细小鳞叶）

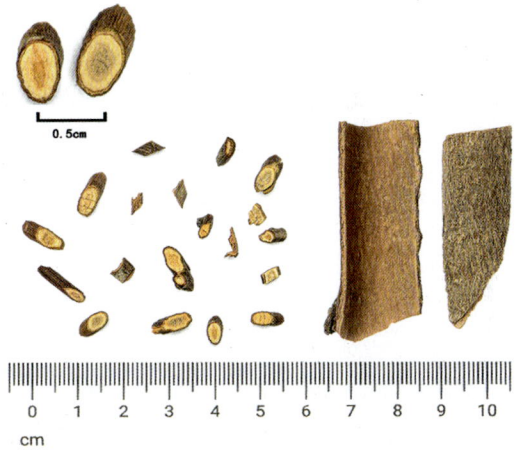

图1-2　桂枝（左）　肉桂（右）

细节图：桂枝（皮部红棕，髓类圆或略方）

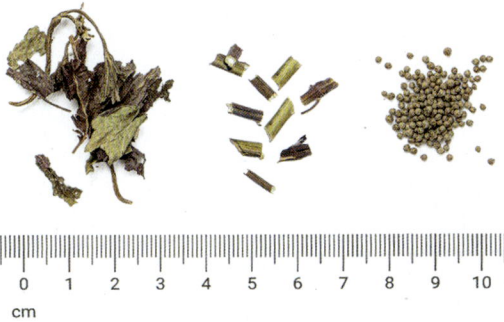

图1-3　紫苏叶　紫苏梗　紫苏子（从左至右）

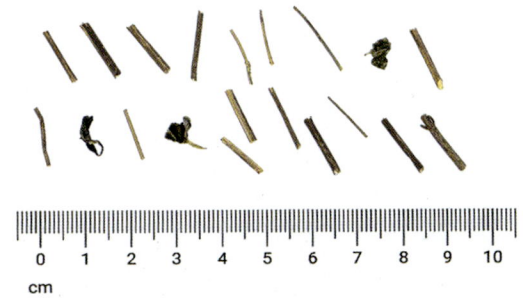

图1-4　香薷

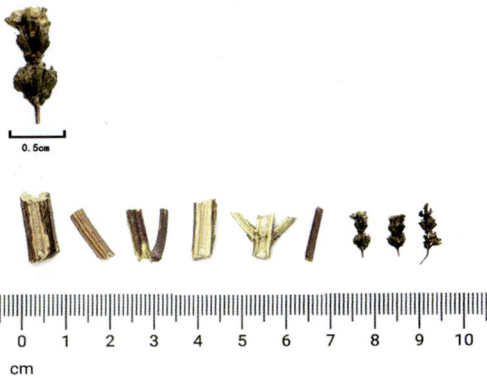

图1-5　荆芥（穗状花序）

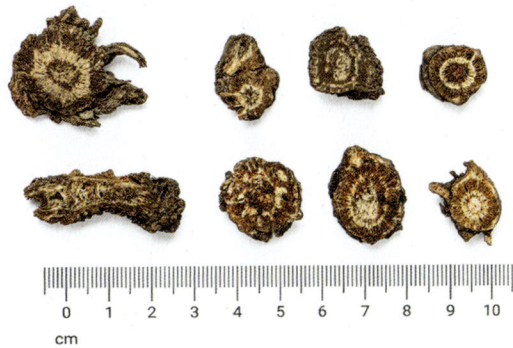

图1-6　羌活

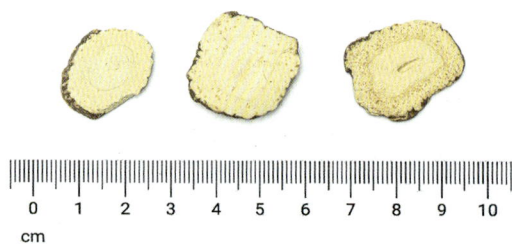

图1-7 白芷（粉性、形成层环纹、油点）

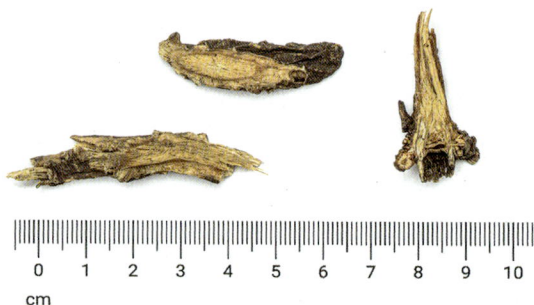

图1-8 藁本

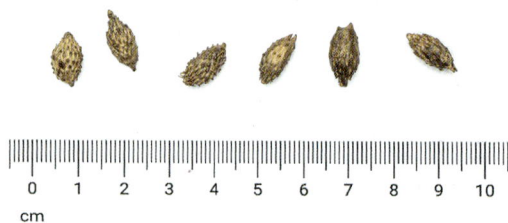

图1-9 炒苍耳子

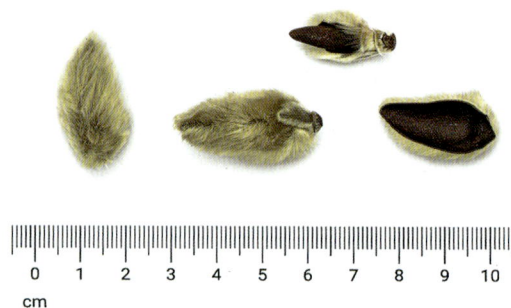

图1-10 辛夷（毛笔头）

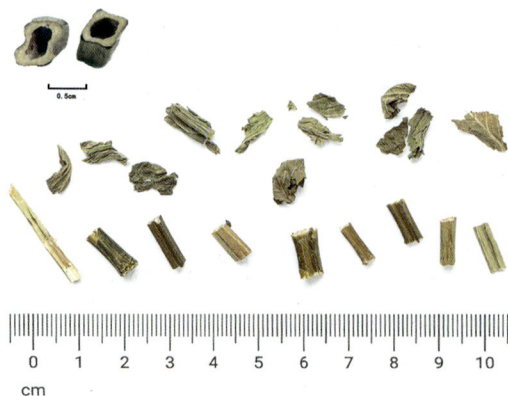

图1-11 薄荷（茎方柱形，切面白色，中空）

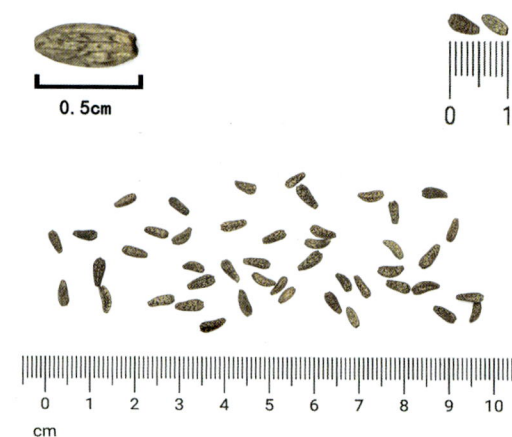

图1-12 牛蒡子（纵棱、褐色斑点）

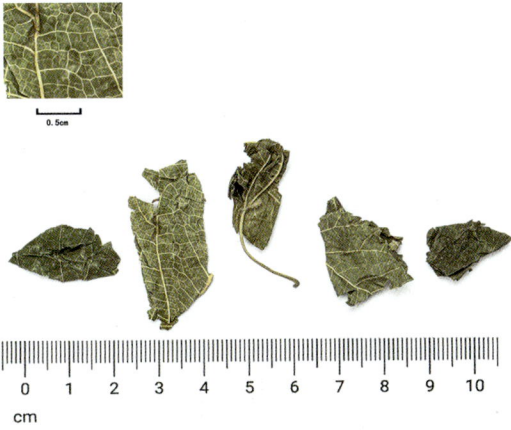

图 1 - 13 桑叶（网状叶脉）

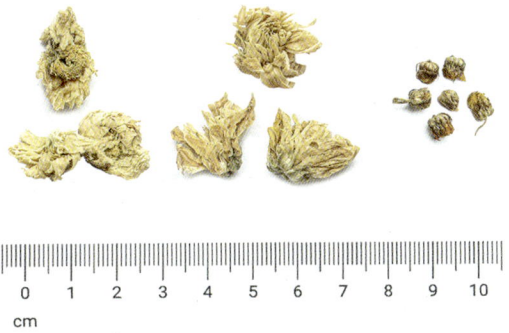

图 1 - 14 菊花（杭菊 亳菊）野菊花（从左至右）

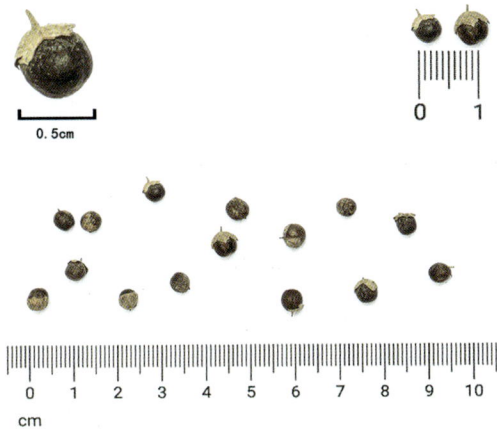

图 1 - 15 蔓荆子（宿萼）

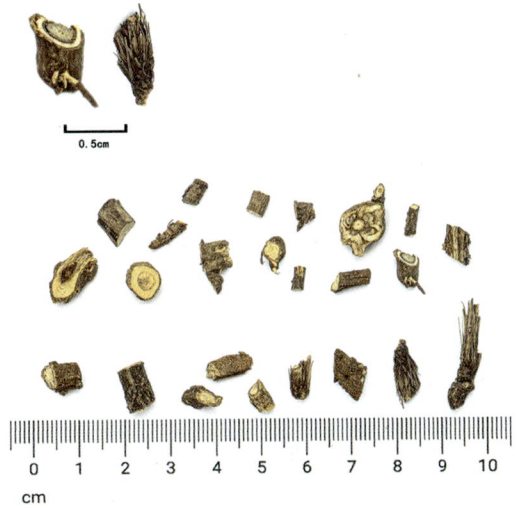

图 1 - 16 北柴胡（上） 南柴胡（下）
细节图：北柴胡（左，支根痕多见）
南柴胡（右，细毛状纤维）

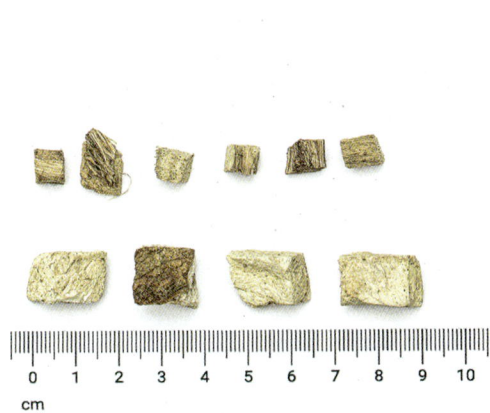

图 1 - 17 葛根（上） 粉葛（下）

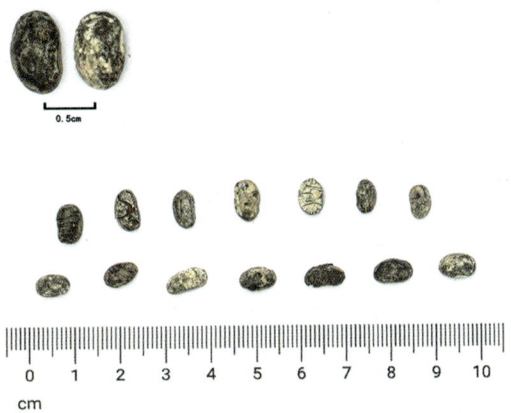

图 1 - 18 淡豆豉（表面黑色，皱缩不平）

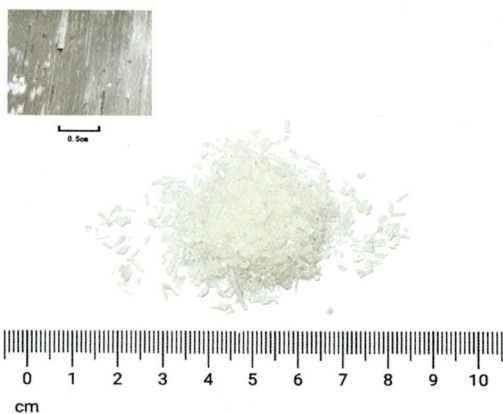

0.5cm

图 2-1 石膏（纤维状、绢丝样光泽）

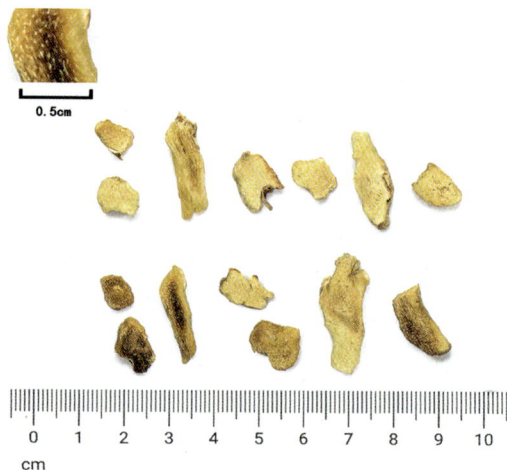

0.5cm

图 2-2 知母（上） 盐知母（下）
细节图：盐知母（色黄或微带焦斑）

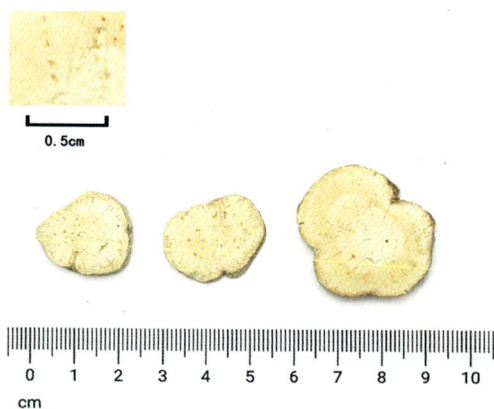

0.5cm

图 2-3 天花粉（粉性、筋脉放射状）

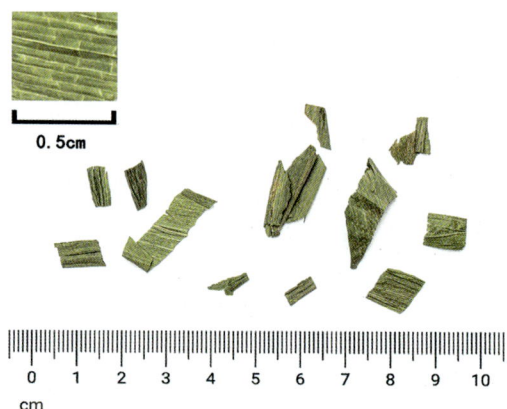

0.5cm

图 2-4 淡竹叶（平行叶脉）

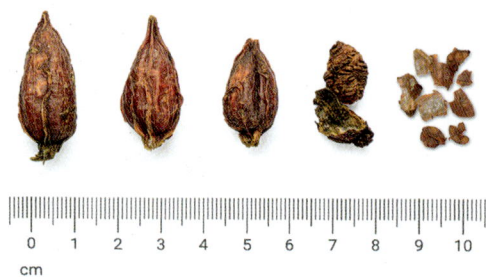

图 2-5 栀子

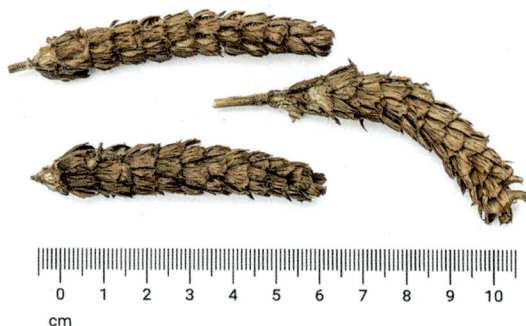

图 2-6 夏枯草

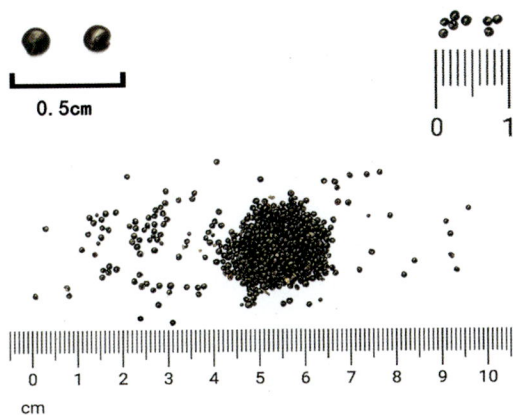

图 2-7 青葙子（表面黑色，光亮）

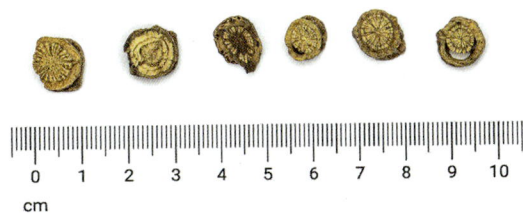

图 2-8 黄芩

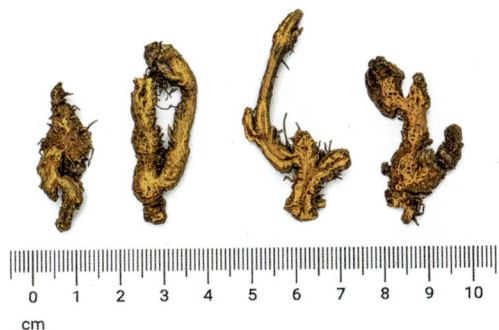

图 2-9 黄连

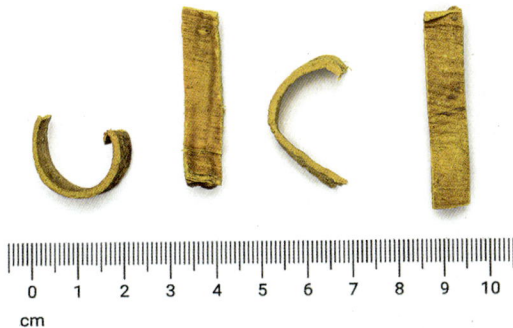

图 2-10 黄柏

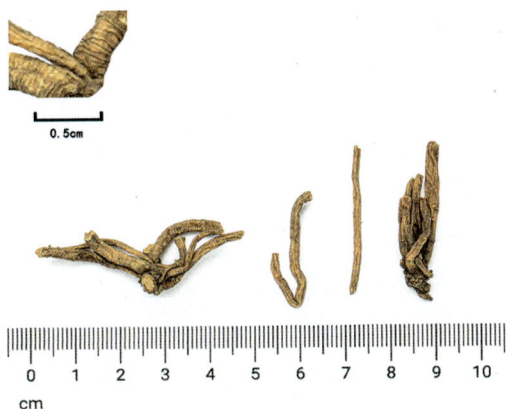

图 2-11 龙胆（横皱纹，纵皱纹）

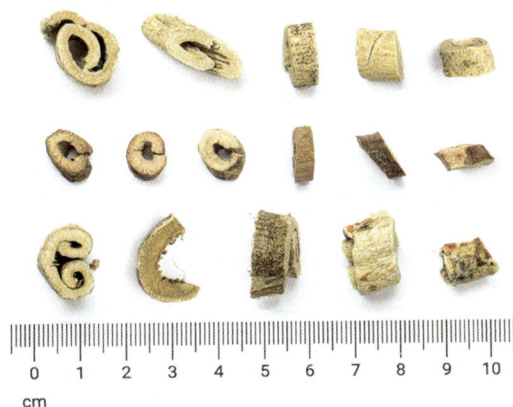

图 2-12 白鲜皮 牡丹皮 桑白皮（从上至下）

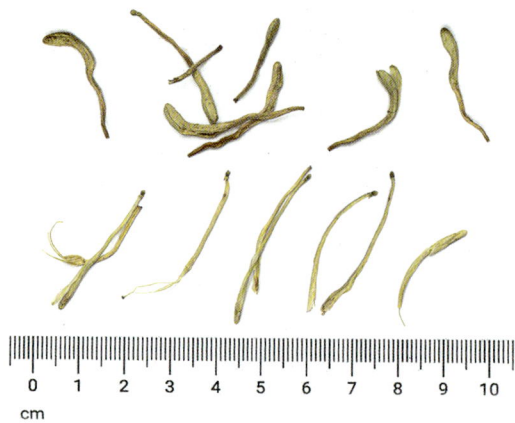

图 2-13 金银花（上） 山银花（下）

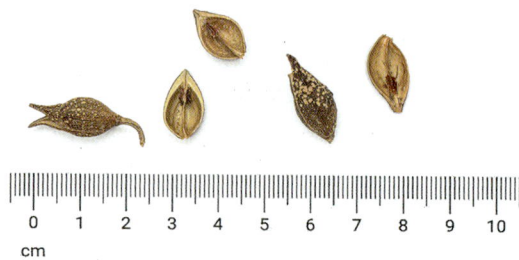

图 2-14 连翘

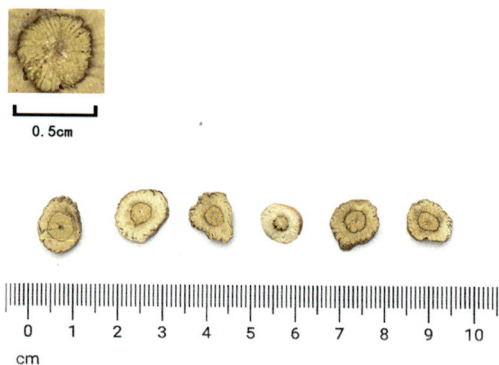

0.5cm

图 2-15 板蓝根（金井玉栏）

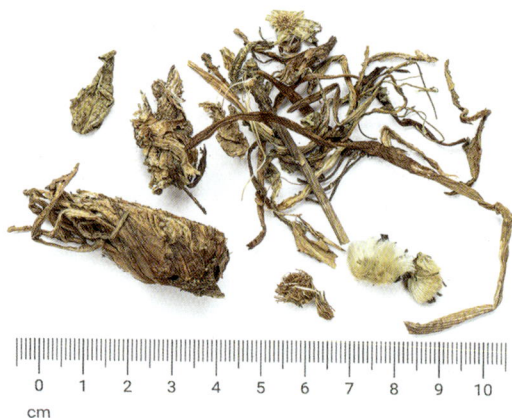

图 2-16 蒲公英

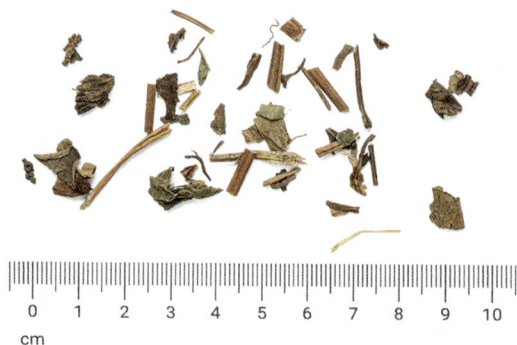

图 2-17 鱼腥草

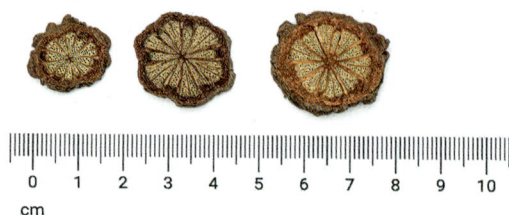

图 2-18 大血藤

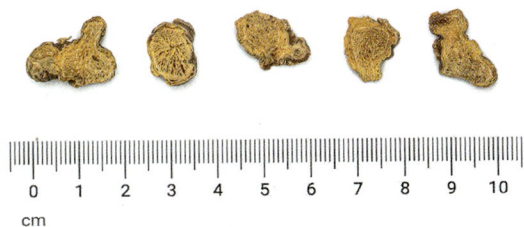

图 2 - 19　射干（鲜黄色、筋脉点、内皮层环纹）

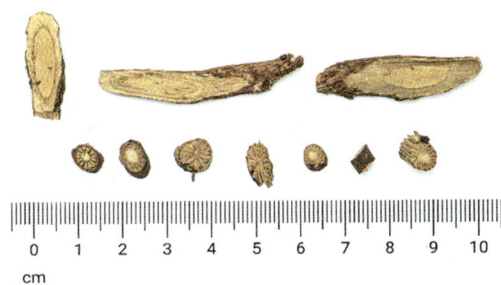

图 2 - 20　北豆根（上）　山豆根（下）

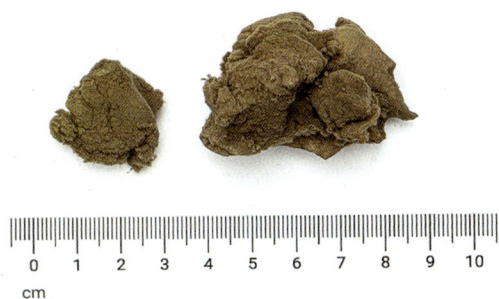

图 2 - 21　马勃

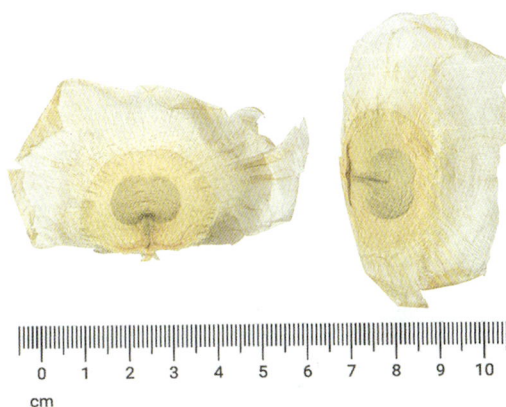

图 2 - 22　木蝴蝶

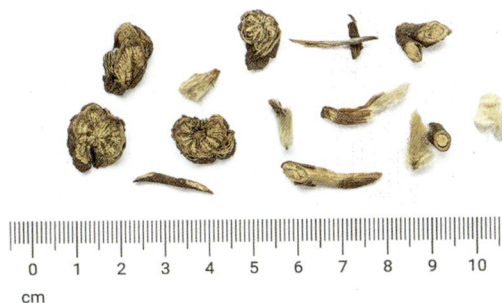

图 2 - 23　白头翁

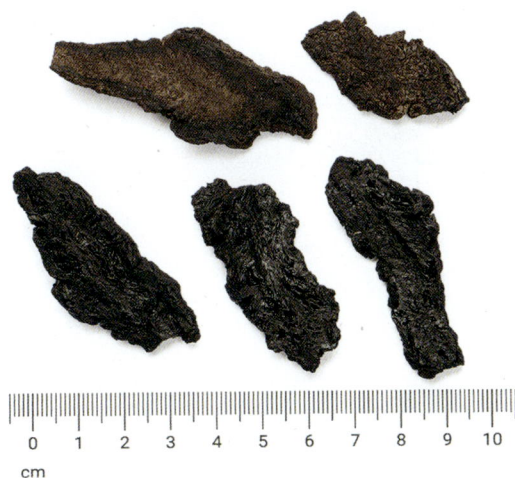

图 2 - 24　生地黄（上）　熟地黄（下）

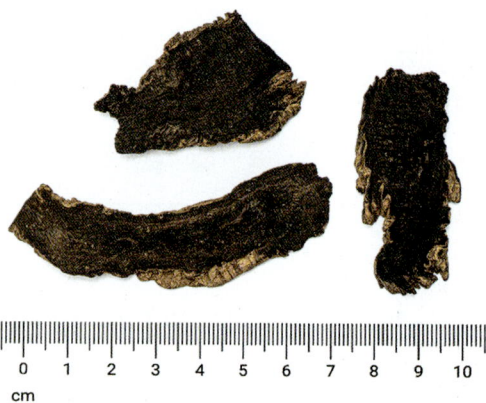

图 2－25　玄参

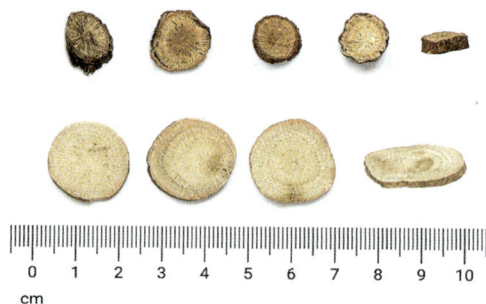

图 2－26　赤芍（上）　白芍（下）

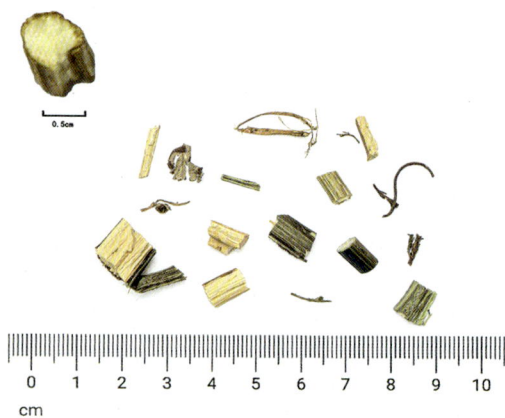

图 2－27　青蒿（表面绿色，纵棱，白髓）

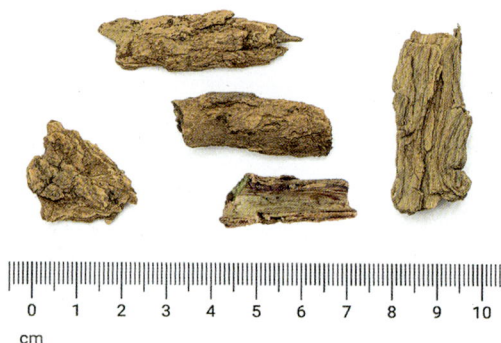

图 2－28　地骨皮（糟皮白里无香气）

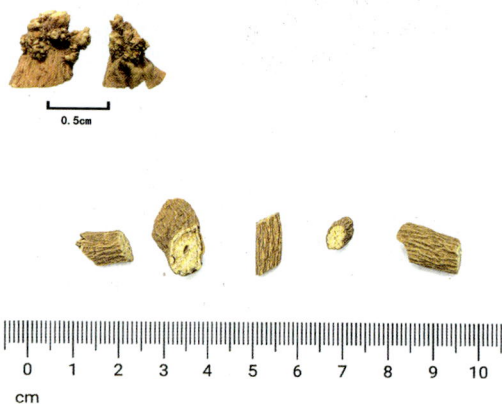

图 2－29　银柴胡（珍珠盘）

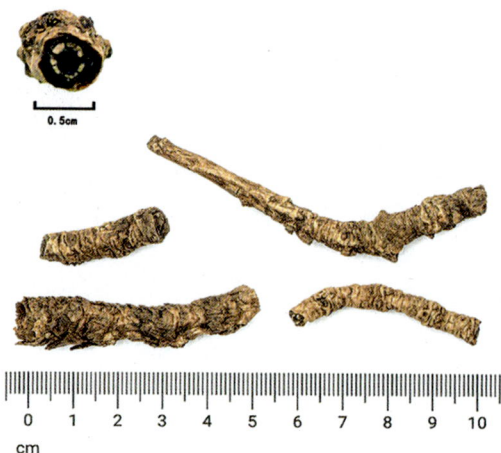

图 2－30　胡黄连（白色点状维管束成环）

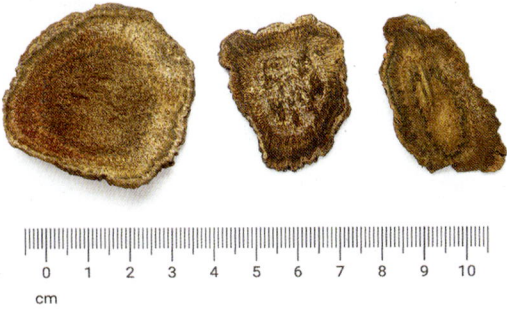

图 3 – 1　大黄

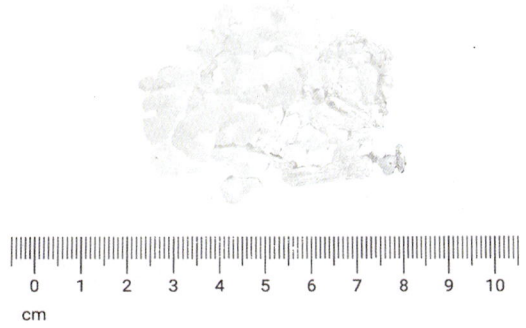

图 3 – 2　芒硝

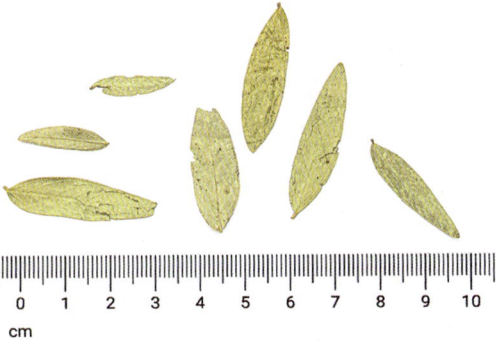

图 3 – 3　番泻叶（叶基稍不对称）

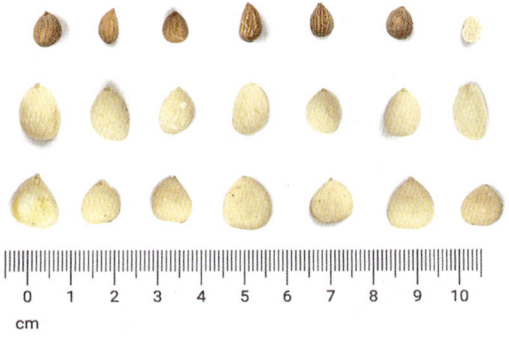

图 3 – 4　郁李仁　桃仁　苦杏仁（从上至下）

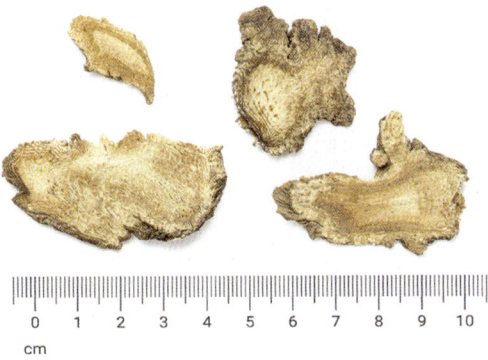

图 4 – 1　独活

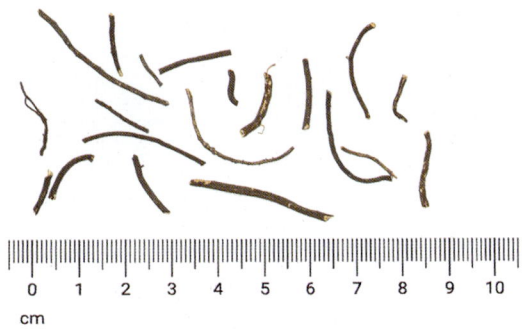

图 4 – 2　威灵仙（表面黑褐色）

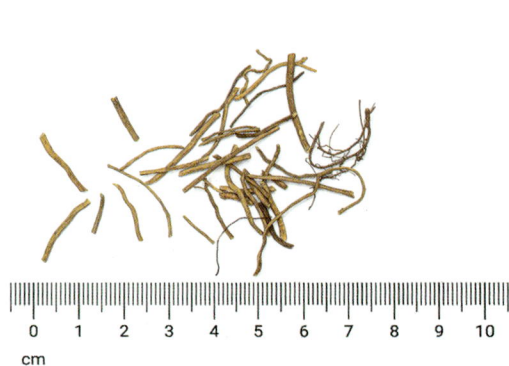

图 4-3 徐长卿（气香）

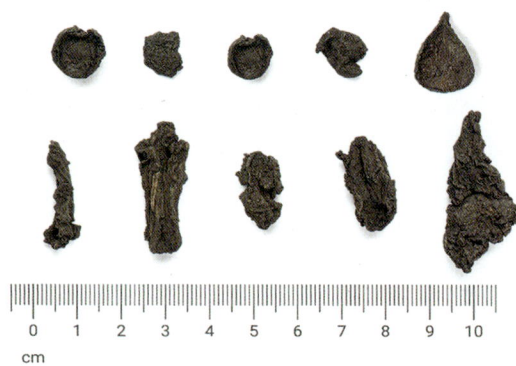

图 4-4 川乌（上） 草乌（下）

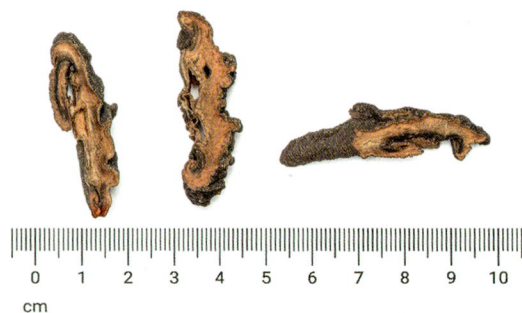

图 4-5 木瓜（皱皮木瓜）

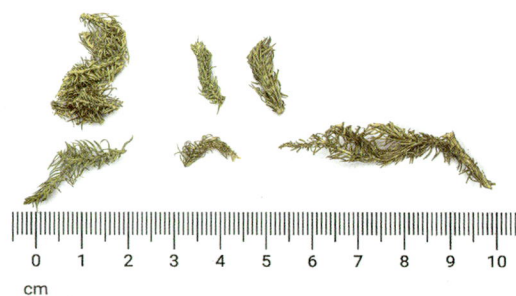

图 4-6 伸筋草

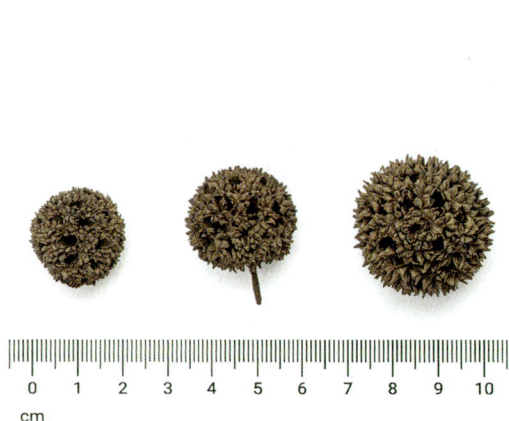

图 4-7 路路通

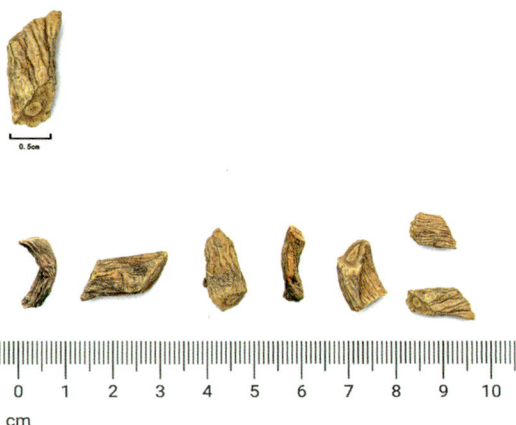

图 4-8 秦艽（扭曲纵皱纹）

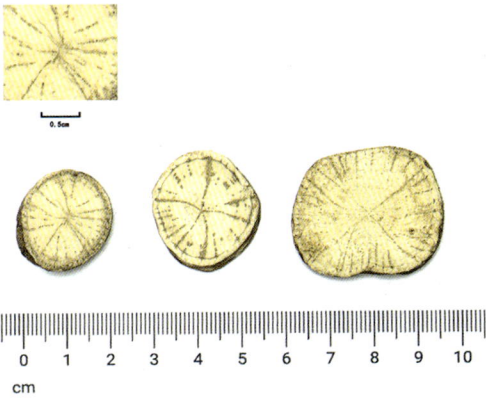

图 4 - 9　防己（车轮纹）

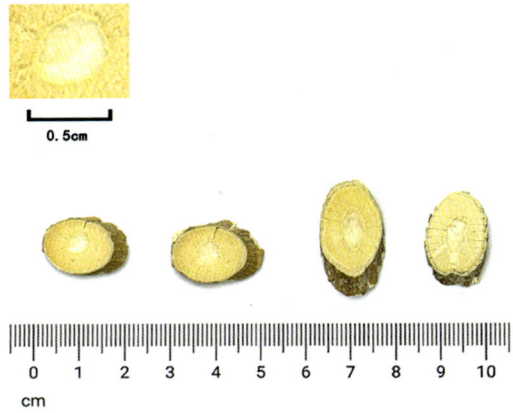

图 4 - 10　桑枝（白髓）

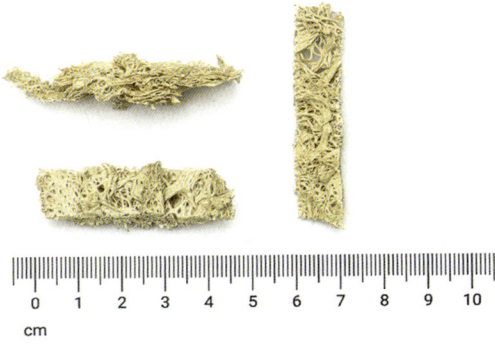

图 4 - 11　丝瓜络

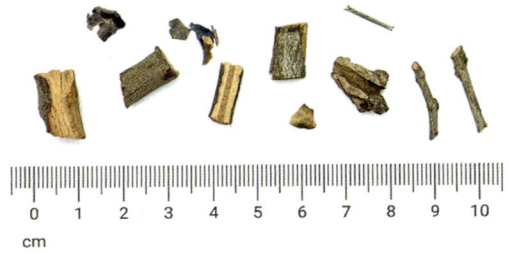

图 4 - 12　桑寄生

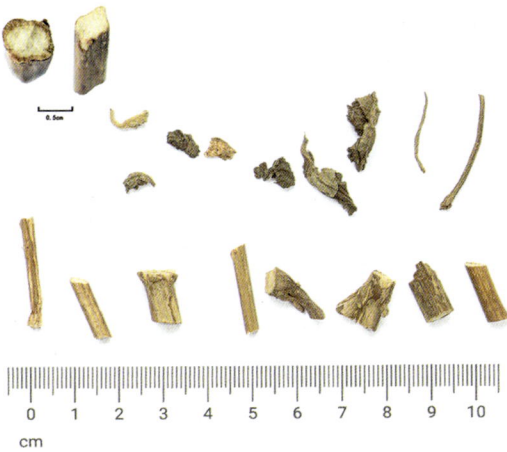

图 5 - 1　广藿香（茎方柱形，切面白髓）

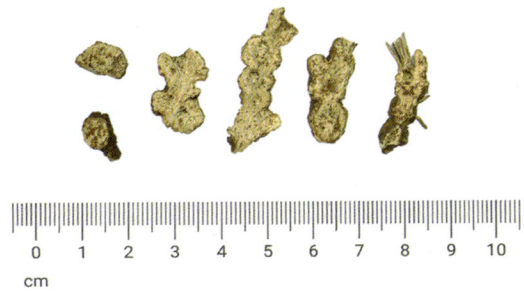

图 5 - 2　苍术（油点）

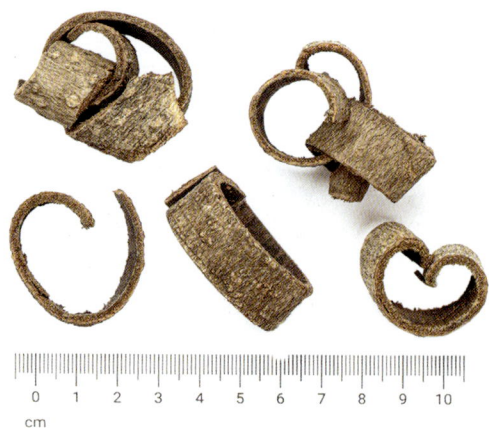

图 5 - 3　厚朴

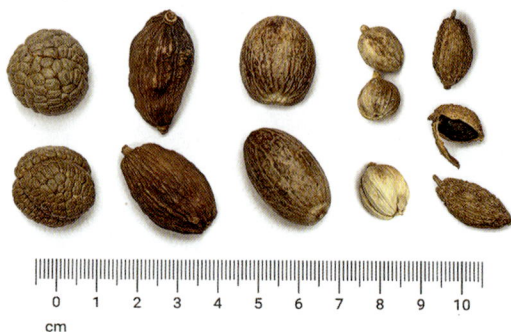

图 5 - 4　草豆蔻　草果　肉豆蔻　豆蔻　砂仁
（从左至右）

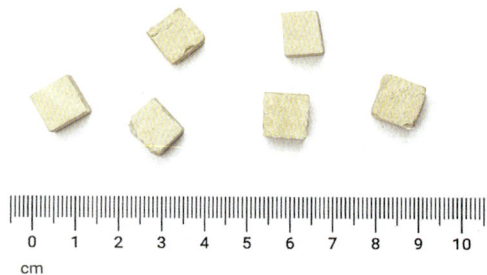

图 6 - 1　茯苓

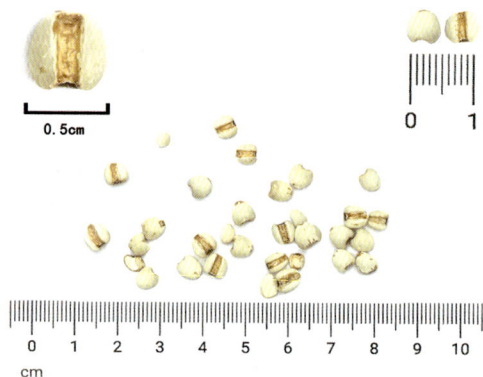

图 6 - 2　薏苡仁（纵沟）

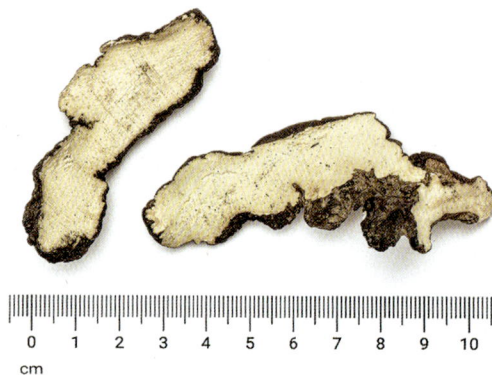

图 6 - 3　猪苓

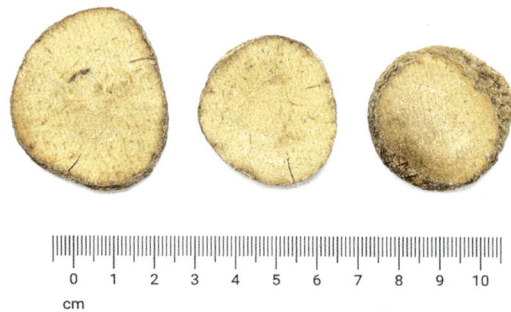

图 6 - 4　泽泻

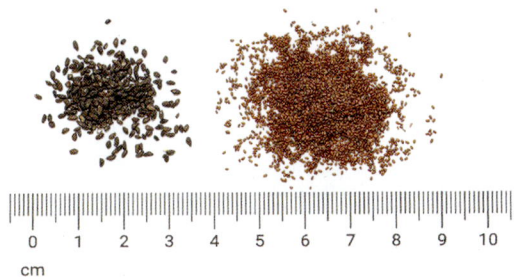

图 6-5　车前子（左）　葶苈子（右）

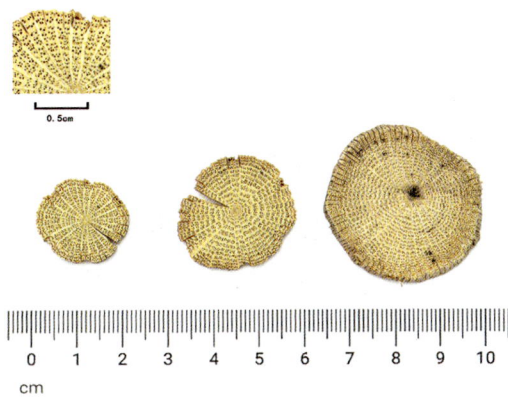

0.5cm

图 6-6　川木通（边缘不整齐）

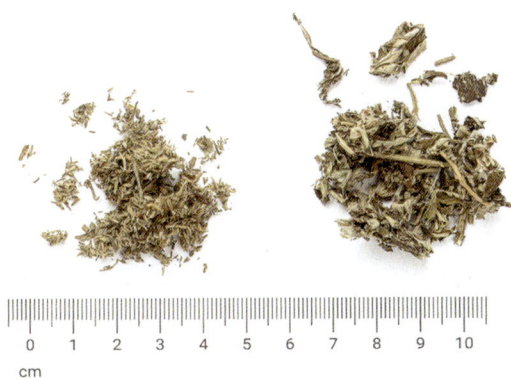

图 6-7　茵陈（左）　艾叶（右）

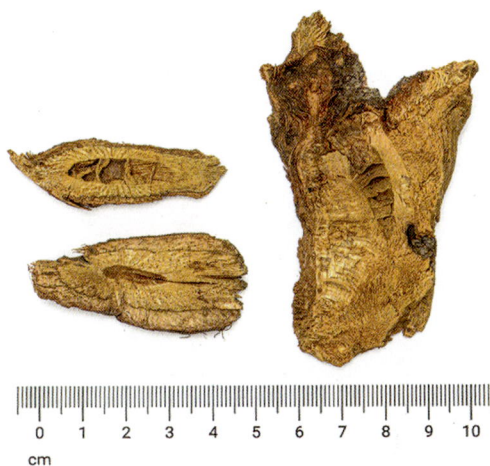

图 6-8　虎杖

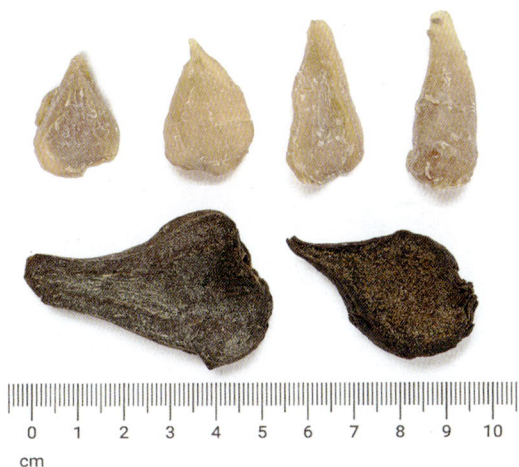

图 7-1　附子（白附片，上；黑顺片，下）

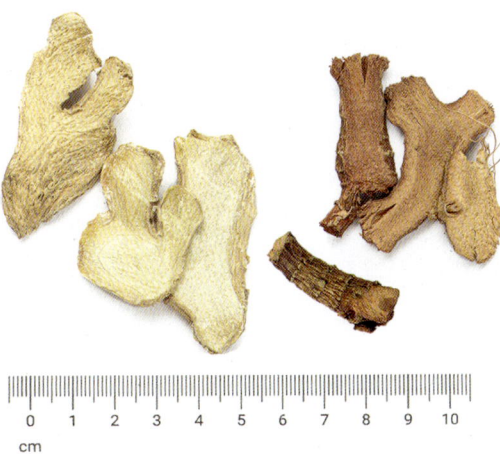

图 7-2　干姜（左）　高良姜（右）

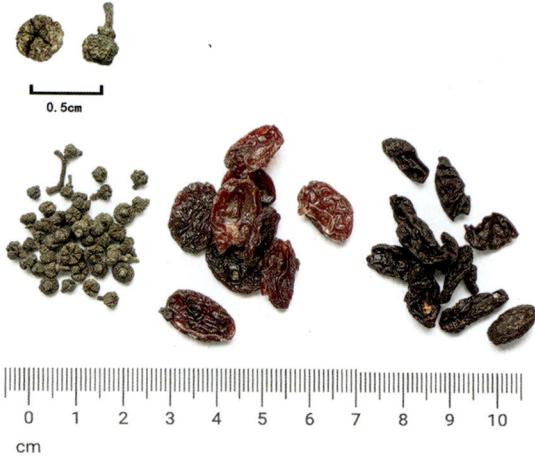

0.5cm

图 7-3　制吴茱萸　山茱萸（山萸肉　酒萸肉）
（从左至右）
细节图：制吴茱萸（左，五角星状裂隙；右，果柄）

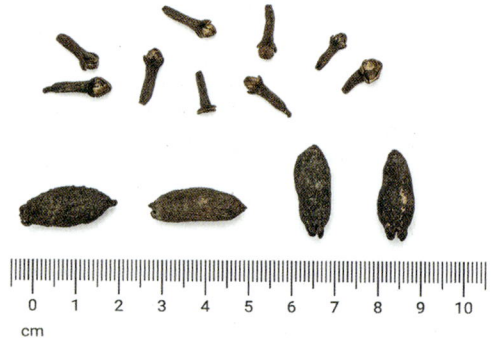

图 7-4　丁香（上）　母丁香（下）

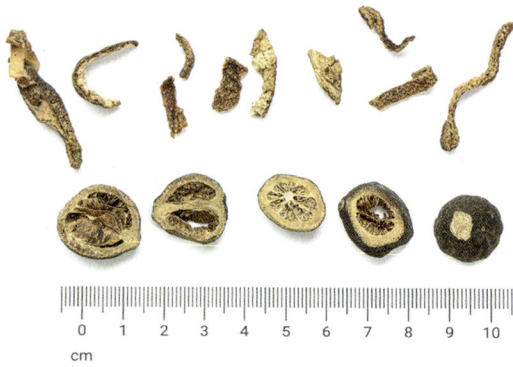

图 8-1　陈皮（上）　青皮（下）

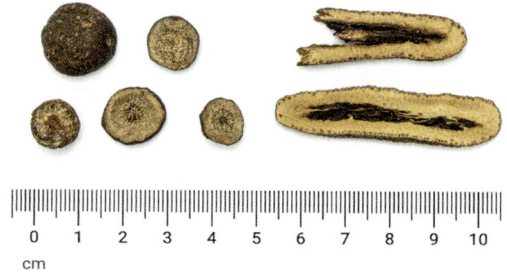

图 8-2　枳实（左）　枳壳（右）

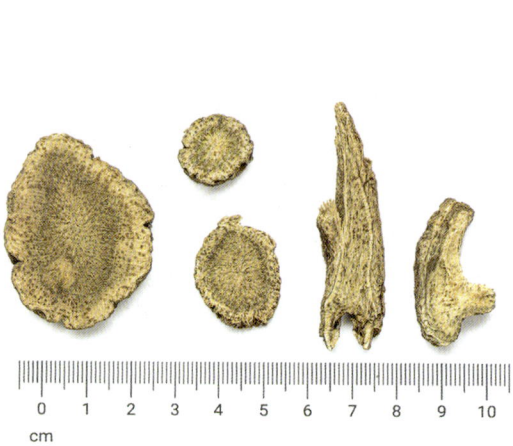

图 8-3　木香

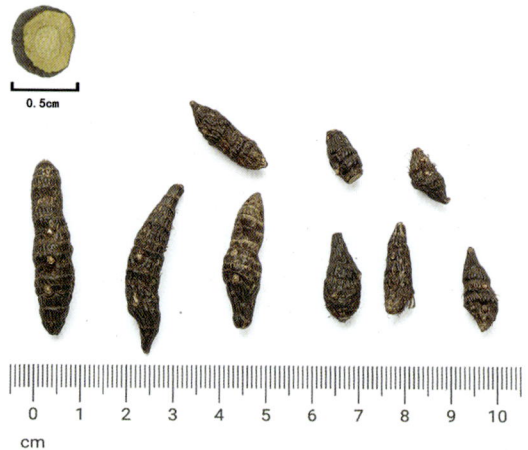

0.5cm

图 8-4　香附（切面环纹）

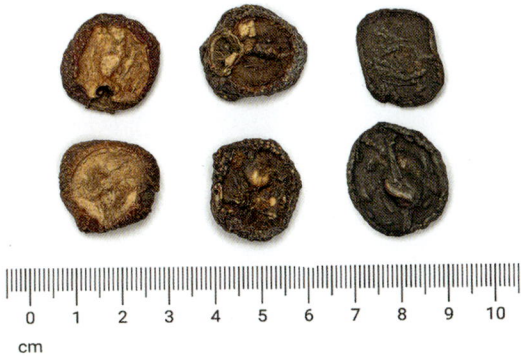

图 9-1　山楂　炒山楂　焦山楂
（从左至右）

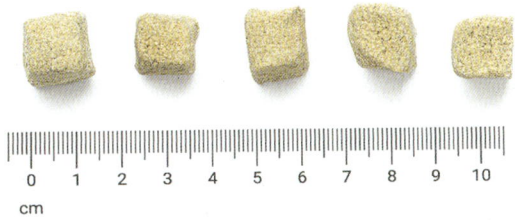

图 9-2　六神曲

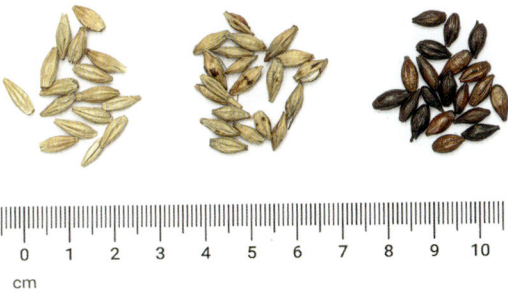

图 9-3　麦芽　炒麦芽　焦麦芽
（从左至右）

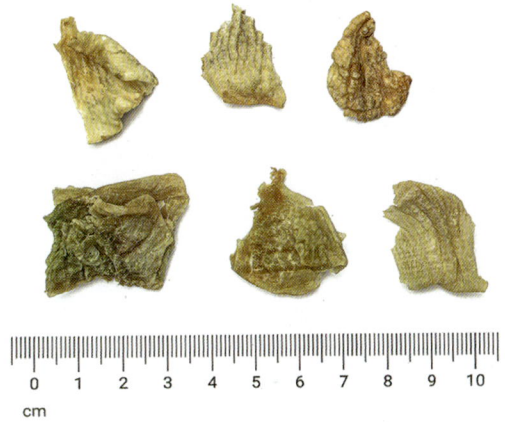

图 9-4　炒鸡内金（上）　鸡内金（下）

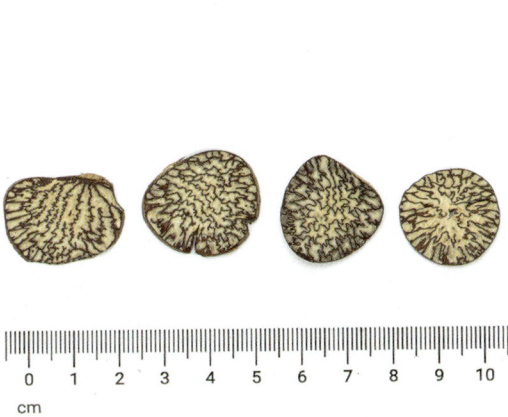

图 10-1　槟榔（大理石花纹）

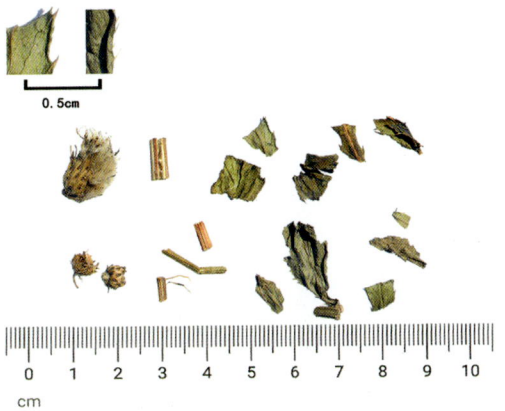

0.5cm

图 11-1　大蓟（上）　小蓟（下）
细节图：大蓟（左，基部宽的针刺）
小蓟（右，细针刺）

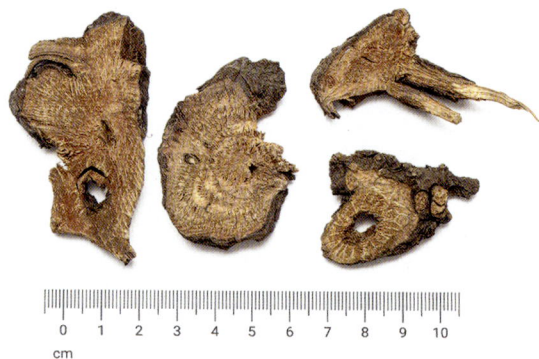

图 11 - 2　地榆

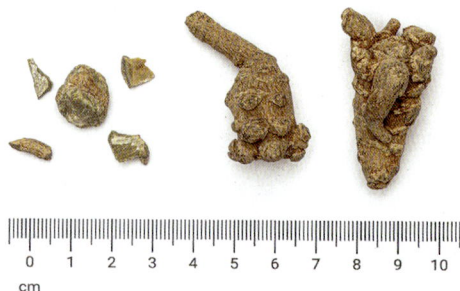

图 11 - 3　三七（铜皮、铁骨、疙瘩身）

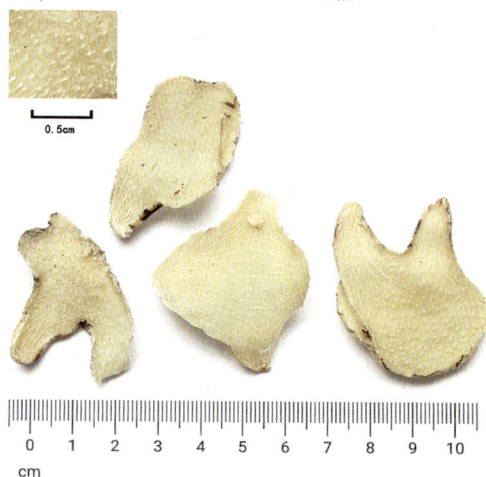

图 11 - 4　白及（指状分枝，维管束小点状）

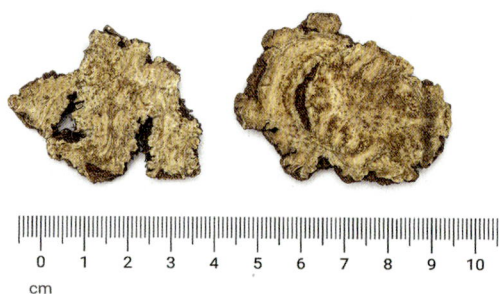

图 12 - 1　川芎（蝴蝶片）

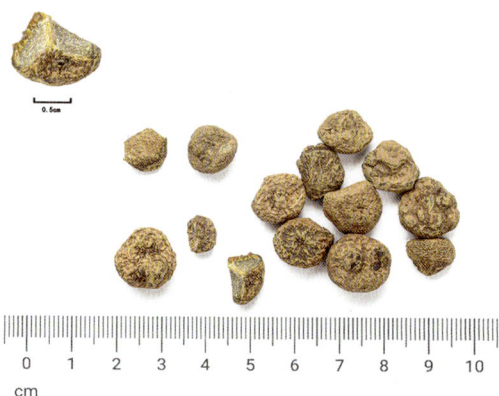

图 12 - 2　延胡索（切面黄色，角质样，蜡样光泽）

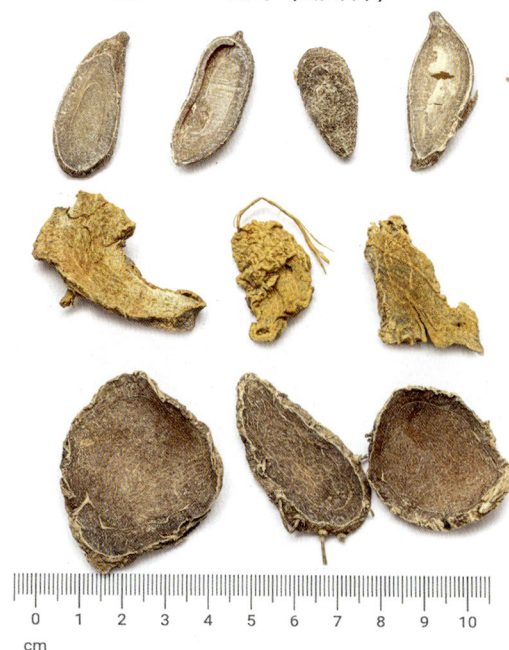

图 12 - 3　郁金　姜黄　莪术（从上至下）

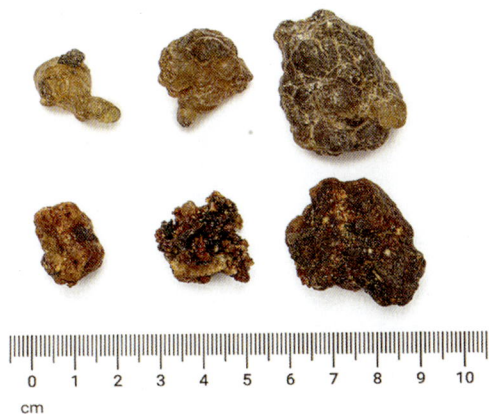

图 12 - 4　乳香（上）　没药（下）

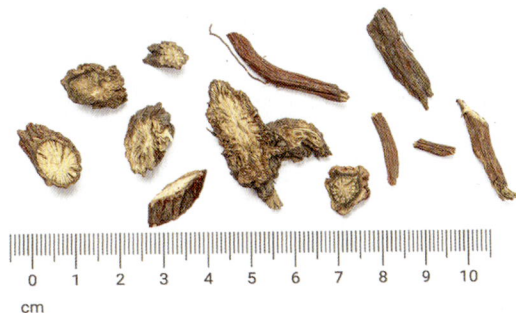

图 12 - 5　丹参

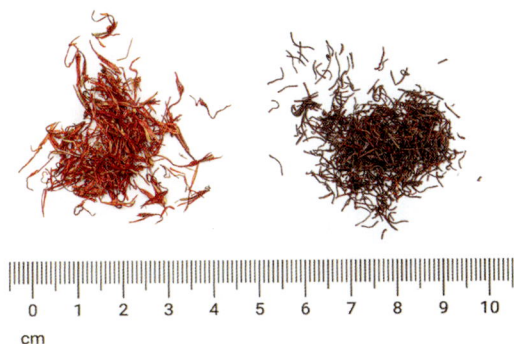

图 12 - 6　红花（左）　西红花（右）

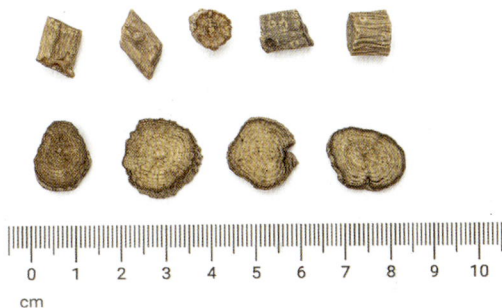

图 12 - 7　牛膝（上，同心环纹、胶质）

川牛膝（下，同心环纹）

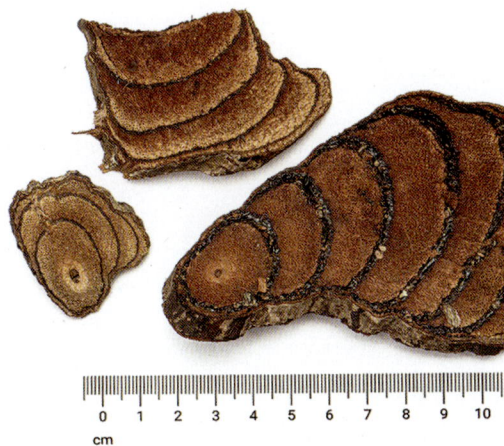

图 12 - 8　鸡血藤（偏心树脂环）

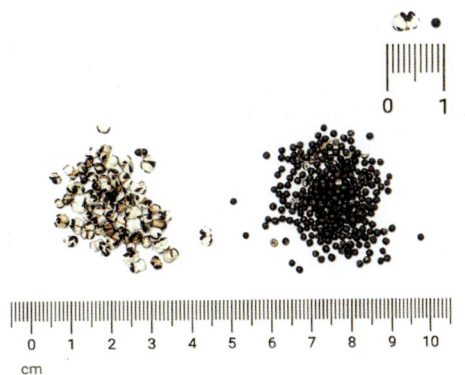

图 12 - 9　炒王不留行（左）　王不留行（右）

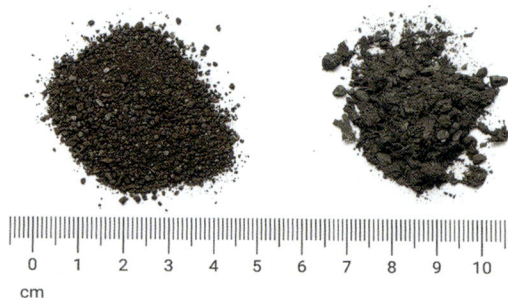

图 12 - 10　煅自然铜（左）　磁石（右）

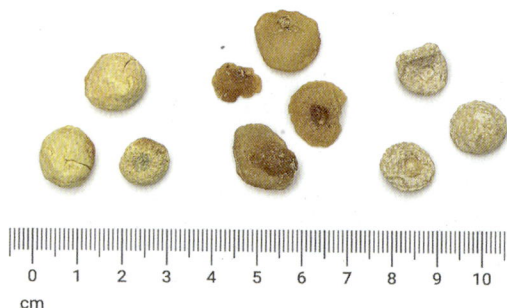

图 13 - 1　法半夏　姜半夏　清半夏

（从左至右）

0.5cm

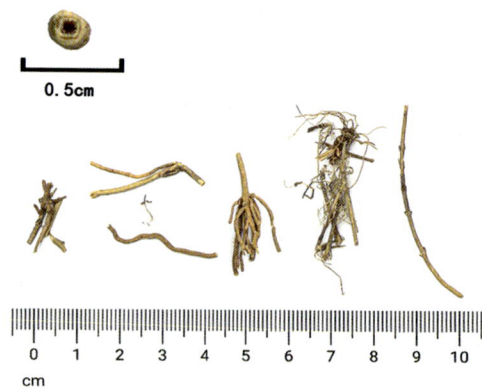

图 13 - 2　白前（空心）

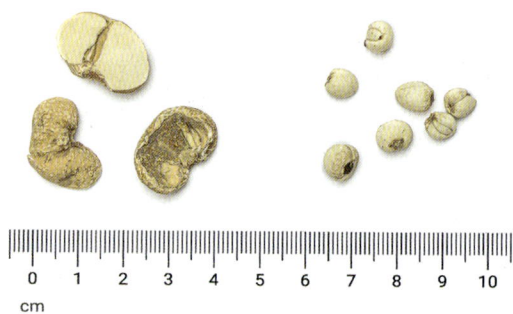

图 13 - 3　浙贝母（左）

川贝母（右，松贝，怀中抱月）

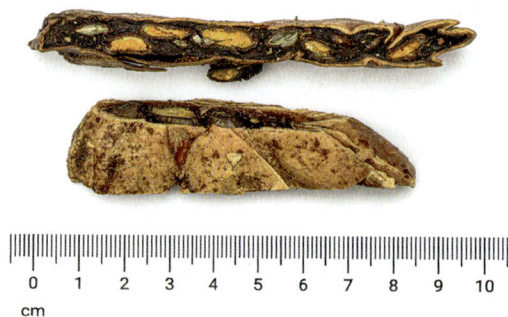

图 13 - 4　瓜蒌

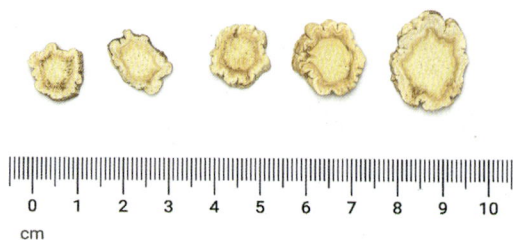

图 13 - 5　桔梗（金井玉栏）

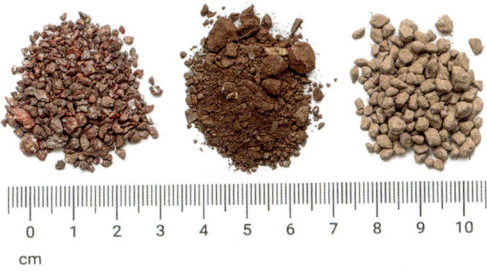

图 14 – 1　朱砂　赭石　赤石脂（从左至右）

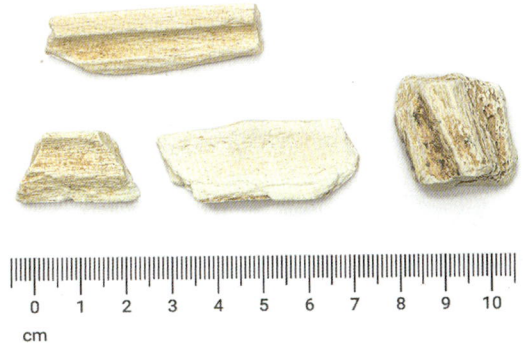

图 14 – 2　龙骨

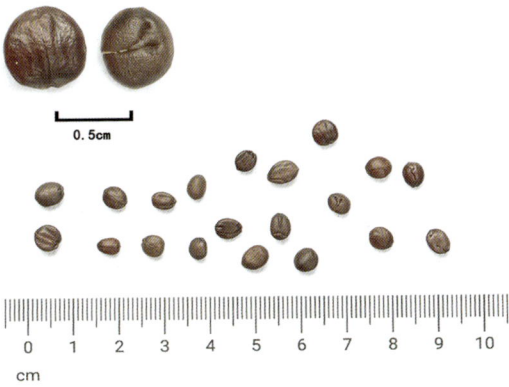

图 14 – 3　酸枣仁

细节图：左（隆起的纵线纹）右（裂纹）

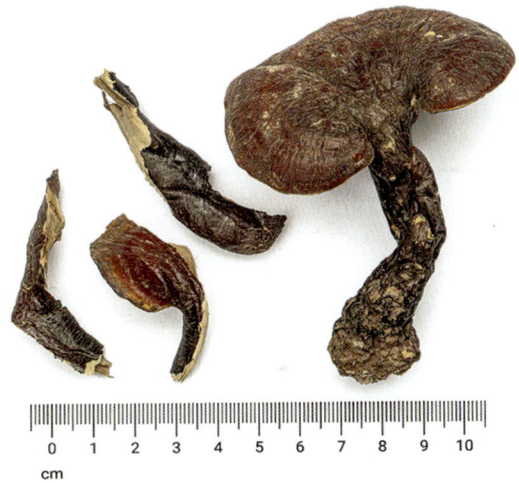

图 14 – 4　灵芝

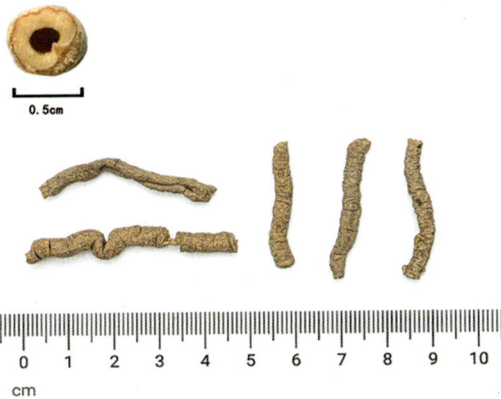

图 14 – 5　远志（抽去木心）

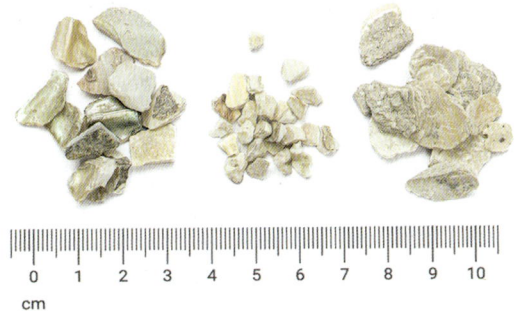

图 15 – 1　石决明　珍珠母　牡蛎（从左至右）

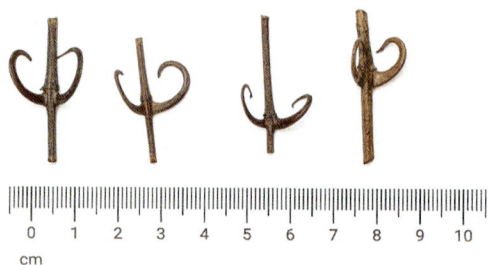

图 15-2 钩藤

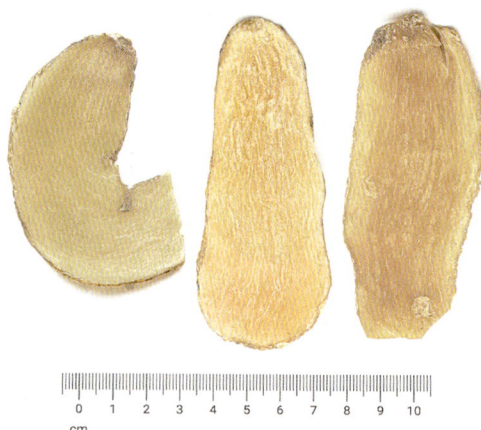

图 15-3 天麻

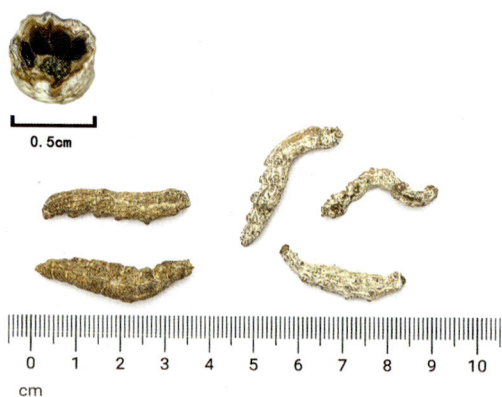

0.5cm

图 15-4 僵蚕（丝腺环）

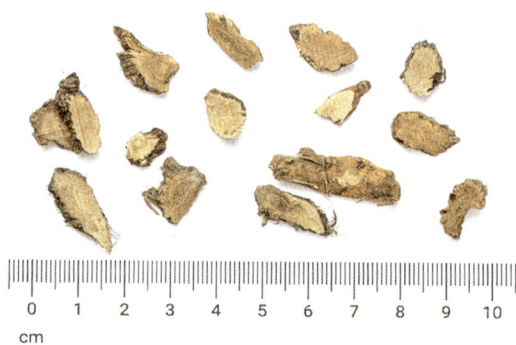

图 16-1 石菖蒲

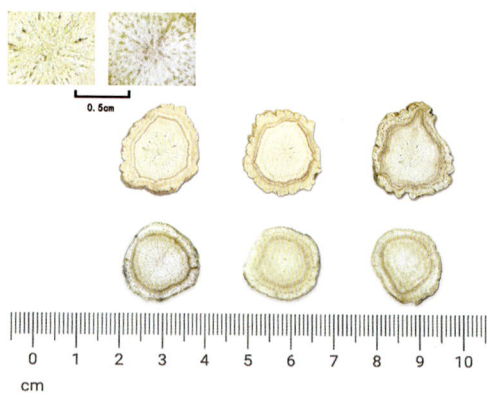

0.5cm

图 17-1 人参（上）西洋参（下）

细节图：人参（左，放射状裂隙）

西洋参（右，放射状纹理）

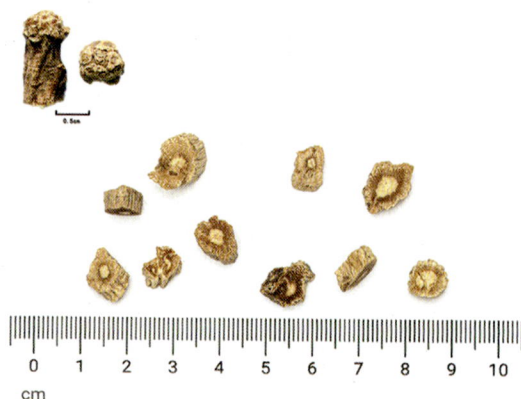

0.5cm

图 17-2 党参（狮子盘头）

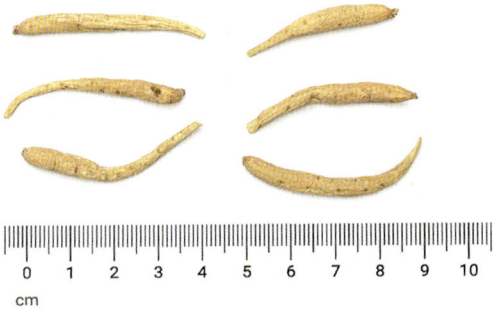

图 17-3 太子参

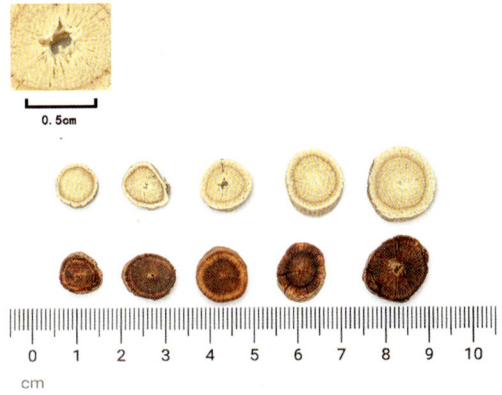

图 17-4 黄芪（上，皮黄、金盏银盘、菊花心）
炙黄芪（下，具蜜香气，味甜，
略带黏性，嚼之微有豆腥味）

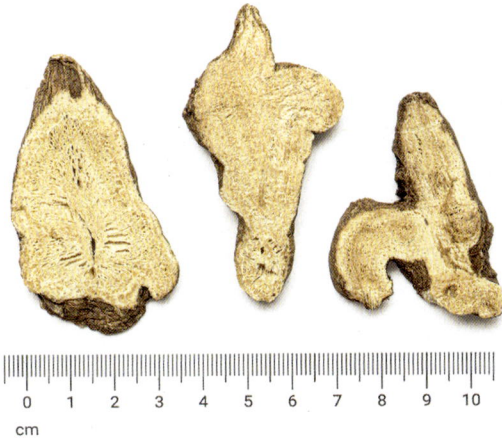

图 17-5 白术

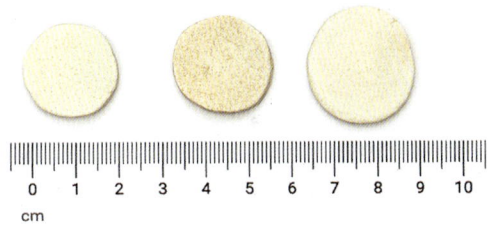

图 17-6 山药（粉性、筋脉点）

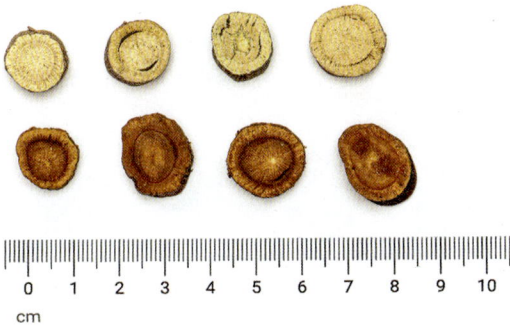

图 17-7 甘草（上，菊花心、皮棕红）
炙甘草（下，略有黏性，具焦香气，味甜）

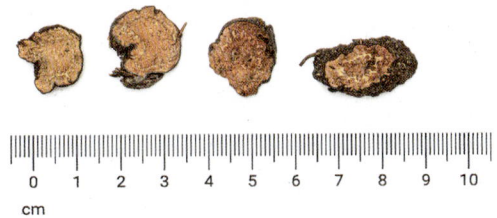

图 17-8 红景天

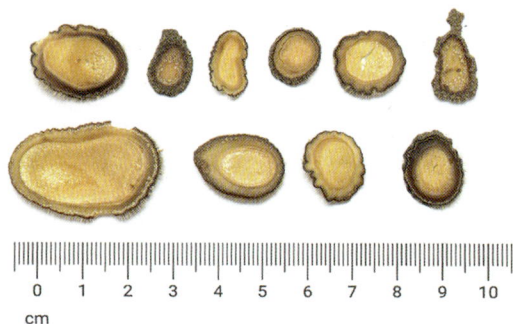

图 17-9　鹿茸

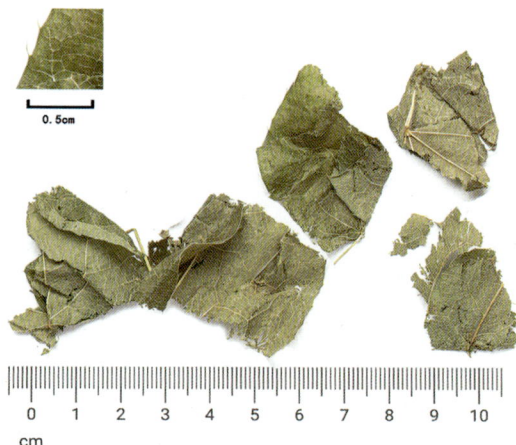

图 17-10　淫羊藿（网脉，细锯齿）

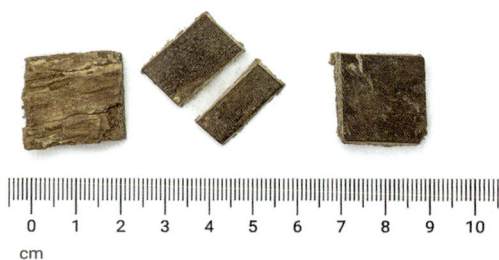

图 17-11　杜仲（银白胶丝）

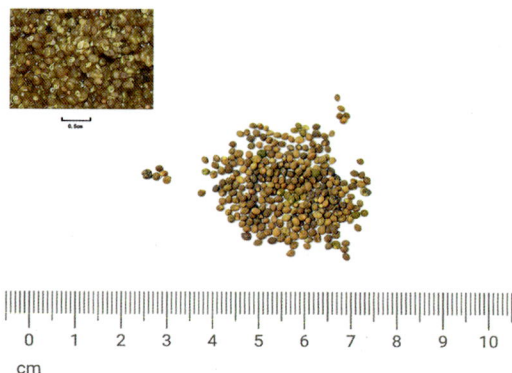

图 17-12　菟丝子（"吐丝"）

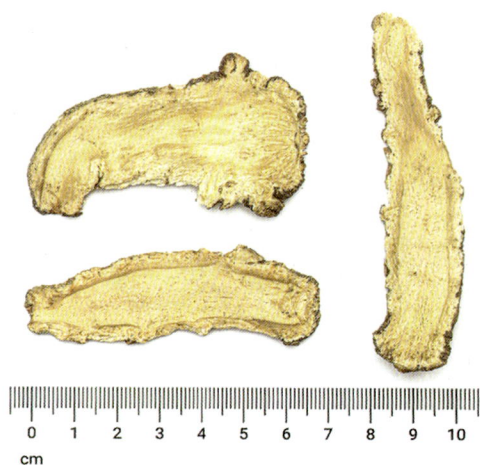

图 17-13　当归（油点、芳香味）

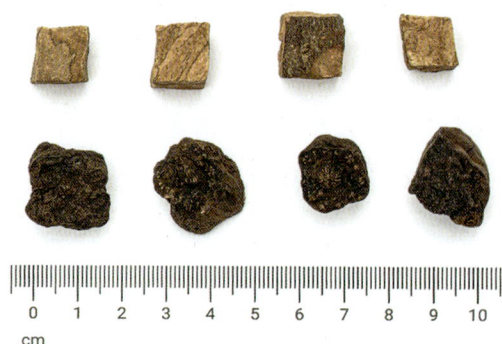

图 17-14　何首乌（上，云锦花纹）

制何首乌（下，云锦花纹）

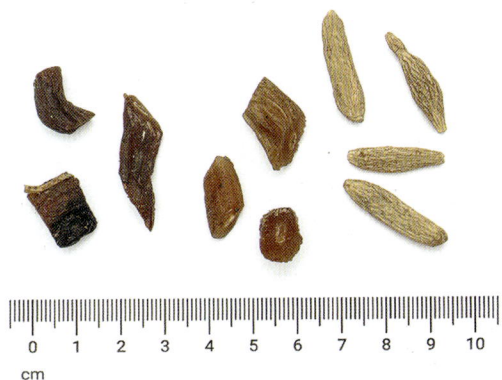

图 17 – 15　天冬（左）　麦冬（右）

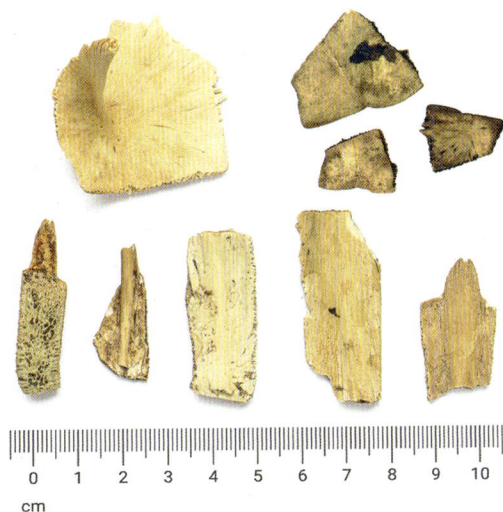

图 17 – 16　龟甲（上）　鳖甲（下）

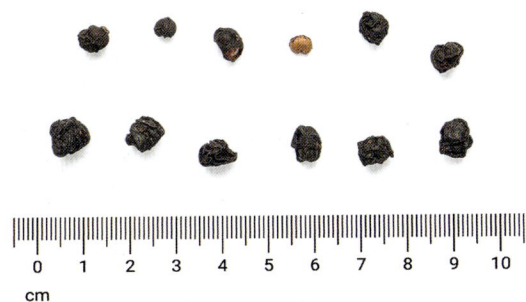

图 18 – 1　五味子

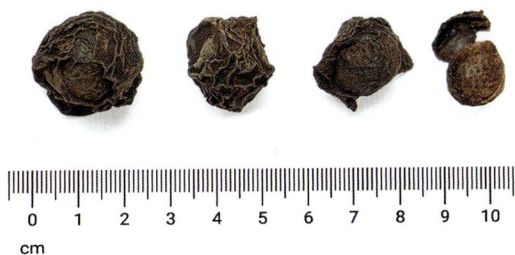

图 18 – 2　乌梅

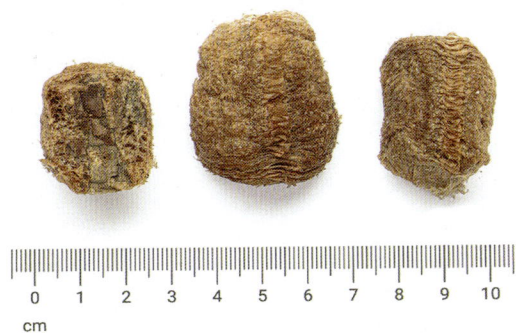

图 18 – 3　桑螵蛸

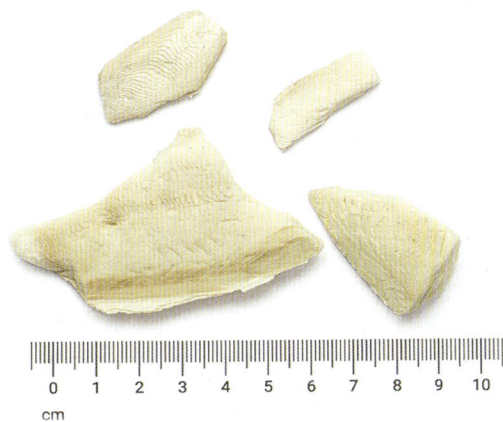

图 18 – 4　海螵蛸

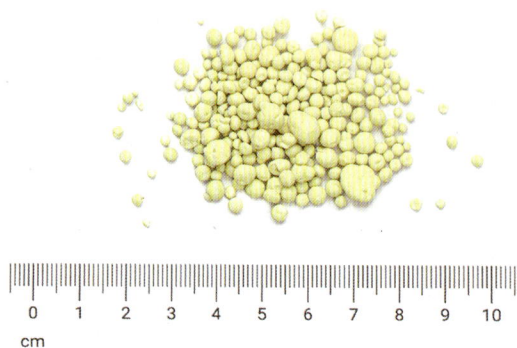

图 20 - 1 硫黄

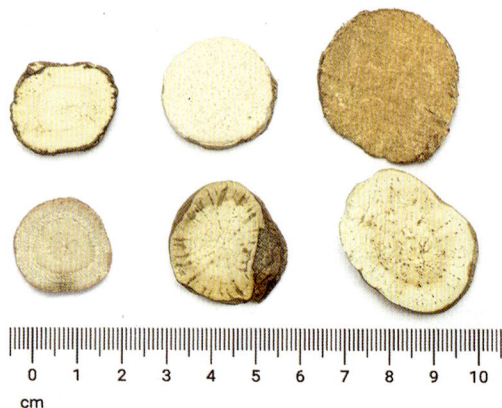

图对比辨识 - 1

白芷　山药　三棱（上三从左至右）

白芍　防己　天花粉（下三从左至右）

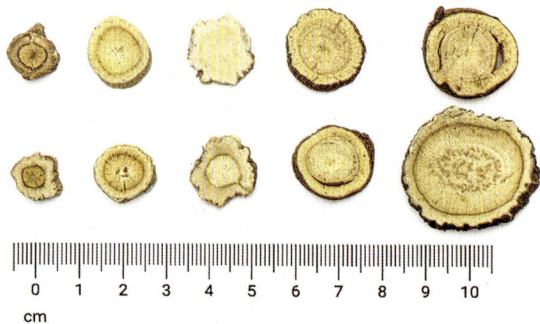

图对比辨识 - 2　板蓝根　黄芪　桔梗　甘草　苦参

（从左至右）

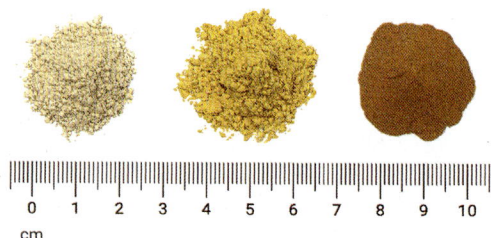

图对比辨识 - 3　琥珀　蒲黄　海金沙

（从左至右）

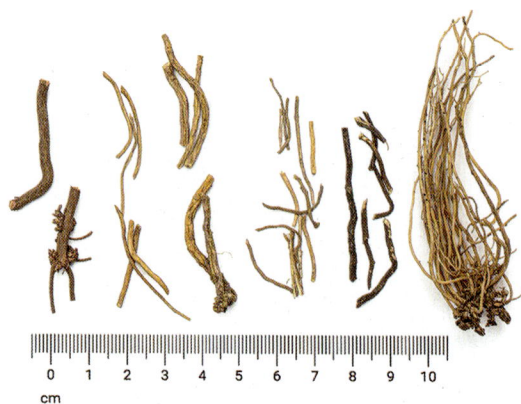

图对比辨识 - 4　茜草　白薇　龙胆

徐长卿　威灵仙　细辛

（从左至右）

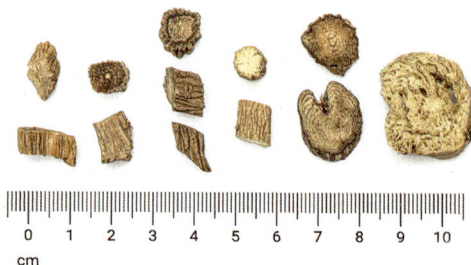

图对比辨识 - 5　秦艽　怀牛膝　续断

银柴胡　川牛膝　南沙参

（从左至右）